TRAITÉ COMPLET

DES

MALADIES CONTAGIEUSES

DES ORGANES GÉNITO-URINAIRES

PARIS. — IMP. V. GOUPY, RUE GARANCIÈRE, 5.

TRAITÉ COMPLET

DES

MALADIES CONTAGIEUSES

DES ORGANES GÉNITO-URINAIRES

DE L'HOMME ET DE LA FEMME

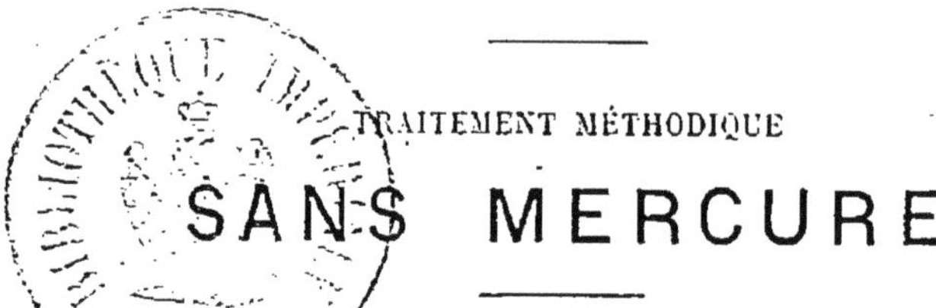

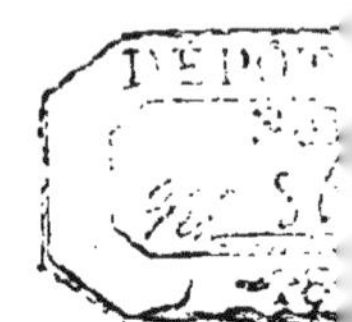

TRAITEMENT MÉTHODIQUE

SANS MERCURE

Blennorrhagies, Chaudepisses, Écoulements

PAR A. V. BONNIÈRE

DOCTEUR EN MÉDECINE

PROFESSEUR Pᴵᴱᴿ DE PATHOLOGIE GÉNITO-URINAIRE

Spécialement destiné aux gens du monde

SECONDE ÉDITION

ILLUSTRÉE D'UN TRÈS-GRAND NOMBRE DE FIGURES D'ANATOMIE

PARIS

ADRIEN DELAHAYE, LIBRAIRE-ÉDITEUR

PLACE DE L'ÉCOLE-DE-MÉDECINE

ET CHEZ L'AUTEUR, 81, BOULEVARD SÉBASTOPOL

1866

MOYEN

DE

RECONNAITRE LE MERCURE

DANS LES PRÉPARATIONS PHARMACEUTIQUES

Pour reconnaître si une préparation contient du mercure déguisé sous un faux nom, il suffit, si le médicament est liquide, d'y laisser séjourner quelques heures une lame de cuivre rouge bien décapée; si ce sont des pilules ou une pommade, on les délaie avec quelques gouttes d'*eau forte* (acide nitrique), on met le mélange dans un demi-verre d'eau et on y plonge une lame de cuivre comme ci-dessus : *Si la préparation contient du mercure, le cuivre prend une teinte blanche, argentine, brillante.*

Il semblerait..... que les médecins et les malades ont oublié qu'il ait jamais existé une autre cause que le virus syphilitique qui puisse produire des maladies dans ces parties (génitales) ou qui puisse au moins se propager par le coït.....

Combien n'ai-je pas vu de jeunes gens dupes et victimes malheureuses de ce préjugé, combien de femmes honnêtes faussement suspectées, combien de pères et de mères de famille troublés dans leur repos et leur bonheur domestique, combien de mariages ou d'unions les plus douces rompues et rendues malheureuses par cette idée, par ces jugements superficiels, hasardés, des médecins et des chirurgiens routiniers.

SWÉDIAUR, *Mal. vén.* t. I, p. 3.

Pour appliquer à propos au lit des malades les vérités les plus simples, les médicaments les plus énergiques, les découvertes les plus utiles, et les méthodes les mieux décrites, il faut, outre les connaissances, du jugement, et souvent même beaucoup de génie, qualités qui ne peuvent pas se communiquer par les livres. Il n'y a cependant aucune science, aucun métier où il soit moins permis, et où il soit plus dangereux d'être médiocre, que dans la pratique de la médecine.

IDEM, t. I, p. 5.

Rien ne retarde plus les progrès de la médecine que les erreurs propagées par des écrivains qui ont acquis quelque réputation.

IDEM, t. I, p. 7.

Toutes les fois que M. Ricord a affronté la controverse, il a prouvé qu'il n'y avait pas en lui l'étoffe d'un novateur sérieux ; et l'étrange dictature exercée par lui pendant vingt-cinq ans sur la syphilis, au moyen de doctrines erronées, — que lui-même a fini par abandonner, — est une des choses les plus curieuses de notre époque.

JOULIN, *Syphiliographes et syphilis*, p. 3.

Lorsqu'il me tombe entre les mains un livre nouveau sur a syphilis, l'envie me prend de le mettre en pièces; il semble que dans cette branche spéciale on soit obligé de marcher en arrière et de remonter le cours des siècles, pour faire des progrès, pour trouver la vérité. Pour moi, la syphilis est une des hontes de la médecine moderne, une espèce de rocher de Sisyphe sans cesse retombant sur la tête des imprudents qui veulent le hisser à travers les sentiers que leur imagination découvre. Un virus vertigineux semble avoir été inoculé à quelques syphiliologues, lesquels ont tout bouleversé, révolutionné, pour pouvoir édifier, sur les débris de la science passée, ce qu'ils appellent leur école.

IDEM; *idem*, p. 10.

Malgré tous les travaux dont elle a été l'objet, la syphilis est encore l'une des maladies qui présente le plus de points obscurs à étudier, et le plus de difficultés à résoudre.

BASSEREAU, *Aff. cut. syphilit.*, p. 5.

Je n'ai pas épuisé mon sujet; il reste encore beaucoup à faire : mais je crois que je me suis plus approché de la perfection, dans le traitement des maladies vénériennes, qu'aucun auteur qui m'ait précédé dans cette carrière.

Mon but était d'être utile, en faisant faire quelques progrès à cette partie de l'art de guérir. Je me flatte, non-seulement d'avoir réuni tout ce que les médecins les plus éclairés nous ont laissé relativement au traitement de ces maladies, mais encore que mes lecteurs trouveront peu de chapitres qui ne contiennent ou quelques vues nouvelles, ou quelques vérités neuves, tant sur la nature de ces maux que sur leur guérison.

SWÉDIAUR, t. I, p. 19.

INTRODUCTION

Malgré les nombreux ouvrages qu'on a publiés sur les maladies vénériennes, que de points resteraient à élucider, si l'on s'en rapportait à chacun des auteurs de ces traités, en particulier !

La cause de ces dissidences d'opinions, la raison qui fait voir blanc à l'un ce qu'elle montre noir à l'autre, se trouvent dans le point de départ même des auteurs. Au lieu d'étayer leurs théories sur l'observation pratique, ils ont fait cadrer les faits avec des théories préconçues ; il a fallu, bon gré mal gré, trouver des preuves, et, à l'aide d'interprétations plus que subtiles, ils sont arrivés chacun à des conclusions diamétralement opposées, et paraissant toutes aussi consciencieusement établies les unes que les autres.

La *conviction* est une bonne chose quand elle est bien placée ; mais quand elle a pour objet une erreur, c'est un véritable fléau; ce sont des convictions semblables qui ont arrêté la science à chaque pas qu'elle voulait faire dans la voie du progrès.

Dans ce livre, nous avons donné le résultat d'un long contrôle de toutes les opinions des auteurs. — Sans parti pris, nous avons étudié au lit du malade, et là nous avons pu voir où était la vérité, où était l'erreur... et nous avons la persuasion d'être dans le droit chemin.

Comme nous ne voulons déverser ni le blâme, ni même la critique sur qui que ce soit; comme nous ne voulons pas être accusé de dénigrement personnel, nous ne nommerons personne; lorsqu'une opinion nous sera propre, nous le dirons simplement et nous donnerons les preuves à l'appui de notre manière de voir.

Après avoir dit un mot sur l'incertitude qui règne encore sur la nature des maladies vénériennes, passons aux dissidences des auteurs sur le traitement de ces maladies.

« PEUT-ON TRAITER LES MALADIES VÉNÉRIENNES D'UNE MANIÈRE RATIONNELLE ET EFFICACE, SANS FAIRE USAGE DES PRÉPARATIONS DE MERCURE? »

La solution de ce problème entraîne d'une manière nécessaire l'examen des questions qui y ont donné lieu et que l'on peut formuler ainsi :

Qu'entend-on par maladies vénériennes ?

En existe-t-il de plusieurs espèces, et quelles sont-elles ?

Le mercure guérit-il ces maladies ?

Existe-t-il des moyens certains de les guérir ?

Nous répondrons :

IL EXISTE PLUSIEURS ESPÈCES DE MALADIES VÉNÉRIENNES.

LE MERCURE NE GUÉRIT AUCUNE DE CES MALADIES.

TOUTES SONT GUÉRISSABLES.

Qu'on ne nous accuse pas de parti pris, avant d'avoir pesé la valeur des raisons que nous apportons pour établir la vérité de pareilles assertions.

Nous sommes d'autant moins systématique que nous ne dénions pas au mercure toute espèce d'action ; loin de là, nous ferons voir que ce médicament fait disparaître les accidents secondaires, lorsqu'ils existent déjà ; qu'il les empêche de se manifester lorsqu'ils n'ont pas encore paru : en un mot qu'il s'oppose au développement *actuel et normal* de la syphilis; mais nous démontrerons que cette action n'est que passagère, et qu'après un laps de temps qui varie selon la constitution des individus, la vérole reparaît avec son cortége ordinaire de symptômes.

Nous pourrons alors, sans être en contradiction avec le principe général que nous avons établi, conseiller l'emploi du mercure, dans les cas où des organes importants sont menacés par les accidents secondaires, comme les yeux le sont par l'iritis syphilitique ; — dans ces cas nous ne donnons pas cet agent comme un moyen de guérison radicale de la syphilis, mais nous l'employons pour entraver son développement, pour sauver l'organe malade, avec la conviction que tôt ou tard le mal reparaîtra, et l'espérance qu'il se portera sur des parties moins importantes.

C'est dans l'intervalle qui sépare l'emploi du mercure de l'apparition retardée des accidents spéciaux de la vérole, qu'il importe de prémunir le malade contre des dehors qui pourraient lui inspirer une sécurité fâcheuse.

En effet, pendant ce laps de temps, rien ne vient trahir l'existence du mal qui a été comme masqué par le mercure ; trop souvent, le syphilitique se croit guéri ; il se marie et procrée des enfants malades qui infectent et leur mère et leur nourrice !

C'est pourquoi nous pouvons dire avec certitude : *Le mercure enferme le loup dans la bergerie*, et nous ne croyons pas le répéter trop ; car c'est une question qui intéresse la société tout entière, dans un siècle qu'on peut appeler avec plus de justice que le xve, *le siècle de la vérole*, tant le mal s'est généralisé, tant il a gagné en quantité ce qu'il a peut-être perdu en énergie !...

Ce résultat pourra paraître extraordinaire à ceux qui n'ont jamais pris la peine d'examiner sérieusement la question, et qui emploient chaque jour le mercure, sans s'être jamais rendu compte de son action, de son efficacité, à ceux qui calquent leurs ordonnances sur de vieilles formules toutes faites, parce qu'ils l'ont vu pratiquer ainsi par leurs maîtres et leurs devanciers ; mais les praticiens qu'une étude attentive a désabusés depuis longtemps, auxquels l'observation des faits cliniques a démontré l'impuissance de ce médicament, les vrais praticiens, dis-je, ne seront surpris que d'une chose, de n'avoir pas tiré de leur expérience la conclusion toute logique que nous déduisons des faits racontés par eux-mêmes !

Qu'on ne croie pas que nous exagérons ; si notre témoignage, si notre opinion bien motivée ne suffisent pas, nous irons chercher dans les livres de tous les auteurs qui ont écrit sur le sujet qui nous occupe ; nous trouverons chez tous, sans exception, les preuves isolées de ce que nous affirmons : nous les réunirons en un seul faisceau et nous en tirerons la démonstration la plus évidente de notre dire : le *mercure ne guérit pas les maladies syphilitiques ; — le mercure entrave leur guérison radicale : — il enferme le loup dans la bergerie !*

Et s'il reste encore de ces entêtements routiniers, malheureusement trop communs, sur le chemin des malades, nous dirons à ceux-ci : Vous avez la conviction générale de l'inutilité du mercure, refusez-vous à son emploi ; exigez de votre médecin qu'il l'écarte de ses ordonnances ; c'est votre droit, usez-en.

Puisse cette conviction profonde, absolue, passer dans l'esprit de tous nos lecteurs, et nous croirons avoir bien mérité de l'humanité.

Nous l'avons déjà dit, comme ce livre est essentiellement pratique, nous n'entrerons pas dans la discussion des innombrables théories qui sont émises chaque jour et qui trouvent tour à tour des prosélytes : nous donnerons purement et simplement notre opinion basée sur des faits irrécusables ; nous ne serons affirmatifs que sur les points qui ne laisseront rien de douteux ni de vague, aimant mieux nous abstenir que de donner aux lecteurs des idées fausses ou au moins d'une certitude problématique.

TRAITÉ COMPLET

ICONOGRAPHIQUE ET PRATIQUE

DES

MALADIES CONTAGIEUSES

DES ORGANES GÉNITO-URINAIRES

GÉNÉRALITÉS

On désigne, sous le nom de *maladies vénériennes*, toutes les maladies contractées dans l'acte vénérien, — ou leurs similaires.

Ces maladies ne peuvent être que de deux sortes, si on les envisage au point de vue de leur effet sur l'économie tout entière : elles seront *simples* ou *virulentes*, selon qu'elles se borneront à des lésions locales sur les parties malades, ou qu'elles étendront leurs effets sur tout le corps.

Mais, avant d'aller plus loin, je dois vous dire ce que c'est qu'une *maladie virulente*, qu'un *virus*.

On entend par ce mot un principe, dont on ne connaît pas encore bien la nature, contagieux, donnant généralement lieu à des accidents semblables à ceux sur lesquels on l'a puisé, et capable de produire dans tout le corps des modifications profondes, par son passage dans le sang.

Ainsi le virus vaccin, pris sur un bouton de vaccine, détermine des boutons de vaccine, et modifie tellement le corps qu'il donne à celui-ci une certaine immunité contre la petite vérole.

La morve, le farcin, la rage, etc., sont dus à des virus particuliers; nous démontrerons qu'il en est de même de la *syphilis* ou *vérole*.

Cela bien posé, nous ferons voir, après chaque espèce des maladies vénériennes, dans quelle catégorie on doit la classer, virulente ou non virulente.

Pour cela, nous diviserons les maladies vénériennes en trois grandes classes basées sur les formes qu'elles peuvent affecter :

1° **Maladies à symptômes inflammatoires.**	1° *Simples ou diathésiques.* 2° *Spécifiques ou dues à un principe particulier.*
2° **Maladies ulcéreuses.**	1° *Simples.* 2° *Virulentes.*
3° **Maladies hypertrophiques ou atrophiques.**	*Végétations.* *Rétrécissements.*

Après chacune de ces maladies, nous décrirons les accidents qui peuvent les compliquer ou qu'elles entraînent après elles.

PREMIÈRE CLASSE

MALADIES VÉNÉRIENNES

A SYMPTOMES INFLAMMATOIRES

On verra, par la description de ces maladies, *qu'elles n'entrent jamais dans le sang*, selon l'expression vulgaire; qu'elles n'entraînent pas après elles une modification morbide durable de l'économie; qu'elles ne sont jamais suivies d'accidents consécutifs : en un mot, qu'elles ne sont pas virulentes; la connaissance de leur origine, de leurs causes, suffirait, au besoin, pour établir d'une manière complète cette non-virulence absolue.

En effet, tous les agents irritants, mis en contact avec les parties sexuelles, peuvent occasionner des maladies inflammatoires de ces organes.

Ces agents peuvent être de deux sortes, si on les envisage sous le point de vue de leur nature, de leur provenance. En effet, ils seront le produit d'un contact impur, ou bien ils ne reconnaîtront pas pour cause la contagion vénérienne proprement dite.

Quand nous disons contact impur, nous ne prétendons pas que la personne incriminée soit nécessairement atteinte d'une maladie qu'elle ait elle-même été puiser ailleurs : on verra que toute surface suppurante est un foyer d'irritation, que le pus est un des agents les plus énergiques de la blennorrhagie, de quelque nature qu'il soit et de quelque lieu qu'il provienne.

Mais à côté de cette cause d'inflammation des organes génitaux, par mode de contagion ou plutôt par contact, il faut en placer une autre qui est loin d'être aussi inoffensive et qui provient toujours d'une maladie semblable à elle-même.

Leur caractère commun est d'être le fruit de rapports sexuels : on verra plus tard combien grandes sont leurs différences, sous les autres rapports.

De leur côté, les agents irritants qui ne prennent pas leur source véritable dans un contact impur peuvent se comporter de deux manières distinctes :

1° Ils seront appliqués extérieurement et agiront de dehors en dedans, en pénétrant par les ouvertures naturelles du corps.

2° Ils consisteront dans des modifications imprimées au sang et aux urines, sous l'influence de causes de nature plus ou moins appréciable, comme on le verra plus loin.

Outre ces causes, il en est d'autres dont l'action est plus complexe.

Ainsi la syphilis peut déterminer sur les parties génitales de véritables inflammations; elle peut occasionner dans les organes internes des ulcérations, des plaies qui se traduiront par des écoulements purulents et par une douleur plus ou moins vive;

Les affections dartreuses siégent fréquemment sur les mêmes organes, et leurs manifestations sont trop souvent prises pour de simples blennorrhagies ou maladies inflammatoires franches;

Les végétations du canal de l'urèthre ou du vagin sont aussi parfois la source d'écoulements que l'on ne parvient à guérir qu'après en avoir détruit la cause. Les rétrécissements sont dans le même cas; c'est à eux qu'il faut attribuer fréquemment ces suintements incoërcibles qu'on désigne sous le nom de *goutte militaire.*

On voit par cette exposé rapide combien sont nombreuses les causes des écoulements provenant des organes génitaux.

Cette multiplicité de causes tout à fait distinctes une fois admise, ne s'ensuit-il pas que l'on ne peut raisonnablement rapporter à un seul type parfaitement défini toutes les maladies qu'on désigne généralement sous le nom de blennorrhagie ?

C'est cependant ce que l'on a toujours fait jusqu'à ce jour. Ouvrez le premier auteur venu, et vous y trouverez écrite à chaque page, au moins implicitement, cette singulière phrase : « Ce qui réussit à guérir l'un est sans action sur un autre. — Il est des chaudepisses que tels médicaments guérissent et d'autres qui leur sont rebelles, etc. » Bien plus, nous lisons chez tous cette singulière assertion, — j'allais dire balourdise : — « Les moyens qui ont servi à guérir une première blennorrhagie chez un individu sont impuissants contre une seconde contractée par la même personne ; » — et cela les étonne au lieu de leur ouvrir les yeux, et de leur montrer qu'ils ont pris deux maladies d'origine, de nature et de caractères différents pour une seule et même maladie !...

Une restriction pourtant : dans ces derniers temps, on a admis deux espèces de blennorrhagies, l'une simple, l'autre spécifique : c'est un acheminement vers la vérité, mais ce n'en est qu'un bien faible.

Quant à nous, nous admettons que plusieurs espèces de maladies différentes peuvent donner lieu aux trois symptômes caractéristiques des inflammations génito-urinaires ; rougeur, écoulement, douleur ; ces espèces, considérées d'après les causes et la nature intime du mal, sont, entre autres, les suivantes :

1° Blennorrhagie simple par irritation locale directe.

2° Blennorrhagie simple par irritation indirecte.

3° Blennorrhagie inflammatoire franche ou catarrhale, sans cause appréciable suffisante.

4° Blennorrhagie produite par le contact du pus simple.

5° Blennorrhagies dartreuse et scrofuleuse.

6° Blennorrhagie rhumatismale.

7° Blennorrhagie due à la présence de produits morbides dans le canal de l'urèthre ou le vagin : végétations, etc.

8° Blennorrhagie produite par le contact du pus spécifique.

Ces divisions paraissent assez tranchées et elles le sont réellement; mais si l'on se donne la peine de réfléchir à leur nature, on voit qu'en définitive elles se rattachent à deux grandes séries : dans l'une, l'élément contagion entrera comme facteur; dans l'autre, il sera tout à fait étranger à la production de la maladie.

Quoique nous nous soyons déjà étendu sur les diverses causes des maladies dites inflammatoires des organes génitaux, nous allons y revenir encore en les groupant sous les deux chefs que nous venons d'énumérer, et faisant voir les rapports que les diverses parties de ces deux séries présentent entre elles.

PREMIÈRE SÉRIE.

Causes indépendantes de toute contagion.

PREMIÈRE VARIÉTÉ.

Causes provenant du dehors.

Cette variété comprend tous les agents irritants physiques, chimiques ou mécaniques.

Parmi ceux-ci, il faut placer en première ligne l'usage des sondes, l'introduction de corps étrangers dans le canal de l'urèthre ; il n'est pas rare de constater chez des enfants et des jeunes gens, des chaudepisses amenées par de pareilles manœuvres.

Combien de fois n'avons-nous pas vu des militaires se donner, par l'introduction de fragments de bois de garou dans le canal, des échauffements qui devaient les faire exempter de quelques corvées : triste compensation, qu'en dites-vous ?

Les injections de matières âcres, caustiques, prises dans un but de *préservation*, après un coït douteux, peuvent être elles-mêmes une cause d'écoulements que, dans ces cas, on ne manque jamais de rapporter à la personne suspecte...

L'excitation prolongée des organes génitaux, les érections de longue durée, sont aussi des mobiles actifs de la chaudepisse : nous en raconterons plus loin un exemple curieux ; — comme la masturbation exige généralement des efforts longtemps continués, elle est, ainsi que l'abus du coït ou sa durée excessive, une cause fréquente d'échauffements.

L'action de ces divers agents est facile à comprendre : tout le monde sait que des frottements réitérées sur une partie du corps y déterminent une inflammation plus ou moins vive ; on sait aussi que le contact de matières âcres sur les muqueuses, comme celle de l'œil, y détermine toujours de l'irritation ; la chaudepisse se produit exactement par le même mécanisme : nous n'insisterons par davantage sur ce point.

Les causes tirées de l'ordre physique n'interviennent que rarement dans la production des inflammations génitales.

Nous n'avons observé qu'un seul cas de balano-posthite due au contact d'une eau trop chaude employée comme lotion de toilette : il s'ensuivit une véritable chaudepisse qui dura près de quinze jours.

La réaction qui suit l'application de corps froids, comme la neige, l'eau glacée, peut aussi déterminer des inflammations des organes avec lesquels on les a mis en contact ; nous n'en connaissons aussi qu'un seul exemple : il s'agit d'une petite enfant de cinq ans à qui un jeune homme s'avisa de frotter les parties génitales avec de la neige, et qui présenta le lendemain un écoulement inflammatoire violent.... Il est vrai que cette enfant était scrofuleuse et était atteinte en même temps de blépharite et d'impétigo (*gourme*) de la face.

DEUXIÈME VARIÉTÉ.

1° *Causes accidentelles d'origine interne.*

Dans les cas précédents les agents proviennent du dehors, mais il n'en est pas toujours ainsi.

Comme on peut constater chaque jour des recrudescences d'anciens écoulements, à la suite de l'usage des mets épicés, des viandes salées ou fumées, du vin nouveau, de la bière, des asperges, des radis, du cresson, des coquillages, etc.; il n'est pas étonnant que l'ingestion de ces substances contribue pour une part très-grande, sinon entière, à la production d'un écoulement nouveau, et c'est ce que nous avons observé bien des fois; mais nous croyons que, dans ces cas, le malade était sous une des influences que nous allons examiner.

2° *Causes d'origine interne, herpétique ou scrofuleuse.*

Nous l'avons dit, les vices herpétique et scrofuleux se manifestent fréquemment sur les membranes muqueuses, et, lorsqu'ils se portent sur le canal de l'urèthre, ils peuvent déterminer des écoulements semblables aux précédents : nous avons été souvent témoin de pareils faits.

3° *Causes d'origine interne constitutionnelle catarrhale ou inflammatoire.*

Sous l'action de certaines influences atmosphériques, d'un courant d'air, d'un refroidissement subit, nous avons vu certaines personnes contracter des écoulements parfois très-rebelles et que les malades nous affirmaient ne pouvoir rapporter à d'autres causes.

Nous avons connu un jeune homme qui, tous les ans au mois de novembre, voyait apparaître un écoulement que rien ne pouvait tarir et qui durait jusqu'au mois de mai, pour reparaître l'hiver suivant : pendant quatre années, nous avons pu constater ce singulier phénomène. Depuis lors nous avons perdu de vue ce jeune homme et nous ne savons ce qu'il est devenu.

Il est évident que, dans ces cas, il faut admettre une prédisposition organique individuelle, une susceptibilité inflammatoire préexistantes, et qu'il pourrait aussi bien se développer une fluxion de poitrine qu'une chaudepisse.

4° *Cause de nature rhumatismale.*

Une personne sujette à des maladies de nature rhumatismale, se voit tout à coup, sous une influence plus ou moins appréciable, atteinte d'un écoulement des organes génitaux ; cet écoulement persiste pendant un laps de temps variable, puis, brusquement, il cesse et l'inflammation se porte, soit sur les testicules, soit sur les articulations..... Nous n'hésitons pas à rattacher, dans la plupart des cas, ces sortes d'écoulements à la diathèse rhumatismale. — Nous en traiterons très-longuement à l'article blennorrhagie rhumatismale.

DEUXIÈME SÉRIE.

Causes de nature contagieuse.

PREMIÈRE VARIÉTÉ.

Contagion simple.

Nous l'avons déjà dit, le pus est un agent d'irritation d'une grande énergie pour la muqueuse des organes génitaux. Mettez ces parties en contact avec une surface en suppuration, et vous verrez souvent une chaudepisse se développer : ce résultat n'est pas nécessaire, fatal, mais il est fréquent; il est vrai que certaines personnes jouissent d'une immunité remarquable à cet égard, — d'autant plus remarquable qu'elle est plus rare; chez d'autres, au contraire, la susceptibilité de contracter des inflammations est telle que le contact du sang des règles, des flueurs blanches les plus bénignes, suffit pour déterminer des échauffements considérables; il y a là une prédisposition naturelle manifeste.

Nous venons de parler des flueurs blanches : qu'on ne se méprenne pas sur la valeur de ce mot; on ne doit entendre par là qu'un écoulement de matières d'apparence laiteuse, provenant d'une sécrétion trop abondante des glandules du vagin et des autres parties. Si ces pertes contiennent du pus, elles dérivent d'une inflammation ou d'une ulcération de quelqu'un des organes génitaux et le nom de flueurs blanches ne doit plus leur être appliqué : c'est un écoulement purulent qui est presque toujours contagieux par le pus qu'il contient.

Par ce qui précède, on voit que ce mode de

production de l'inflammation ne diffère de celui que nous avons décrit sous le titre de *Causes provenant du dehors* que par sa seule origine; c'est l'action d'un liquide irritant provenant du dehors qui détermine la chaudepisse; aussi ne décrirons-nous pas ces deux variétés séparément : ce sont elles qui nous fourniront la matière de notre première description des inflammations génito-urinaires.

DEUXIÈME VARIÉTÉ.

Contagion spécifique.

Outre cette variété des inflammations des organes génito-urinaires, il en existe une seconde présentant à peu près les mêmes symptômes, mais souvent à un degré plus élevé encore; ce qui la caractérise surtout, c'est le pouvoir contagieux extrême dont elle est douée : le moindre contact du pus qui en provient peut déterminer des accidents redoutables sur les muqueuses avec lesquelles on le met en contact, surtout sur la muqueuse de l'œil.

Il y a là quelque chose de particulier dont la

nature nous échappe, mais dont nous connaissons bien les effets.

Ce n'est pas un virus, attendu que l'économie n'éprouve pas une altération morbide saisissable; ce n'est pas une inflammation simple, vu sa grande contagiosité et sa grande violence...

On verra, en outre, qu'elle présente un élément anatomique particulier : la *granulation*, qu'on ne retrouve pas dans les inflammations pures et simples et que M. Thiry, de Bruxelles, a le premier signalée.

Dans ces derniers temps, on a voulu assigner à cette maladie une cause, une nature qui, quoique tout hypothétiques, ont déjà eu leurs prôneurs : on leur a attribué une origine parasitaire (1). Nous raconterons comment un mot jeté par nous-même dans une conversation a servi de base et de point de départ à tout un édifice semblable de suppositions et d'hypothèses.

Ce serait à cette dernière variété des maladies

(1) *Parasites*. On donne ce nom à tout être animé, végétal ou animal, susceptible de vivre sur l'homme, de s'y développer et de s'y multiplier : ce qui ne peut se faire qu'aux dépens et souvent au détriment des personnes sur lesquelles ces parasites ont élu domicile.

inflammatoires, caractérisée par la présence des granulations — ou des parasites — qu'il faut donner le nom de *blennorrhagie* spécifique.

Nous allons étudier successivement ces diverses variétés, d'abord chez l'homme, puis chez la femme.

Nous nous sommes étendu à dessein sur la manière dont se produisent les maladies inflammatoires des organes génitaux : afin d'être plus facilement compris, nous avons créé des divisions qui permettent de saisir aisément les relations de cause à effet et de trouver immédiatement la raison et la nature du mal.

Une seule difficulté se présente : la chaude-pisse est-elle le produit d'une irritation simple, ou provient-elle d'une blennorrhagie spécifique? Pour résoudre la question, l'examen au spéculum est presque toujours indispensable· nous donnerons à l'article *Blennorrhagie spécifique* les moyens d'établir nettement le diagnostic différentiel de l'inflammation simple et de la blennorrhagie dont il s'agit.

De ce qui précède, il résulte clairement qu'il

existe plusieurs espèces de maladies inflammatoires des organes génitaux ; nous allons faire voir, en outre, que ces variétés peuvent se combiner entre elles ou se produire réciproquement, en racontant un fait qui éclaircira nos données sur la nature des causes de la chaudepisse et sur leur mode de propagation.

Comme nous connaissions de longue date les deux personnes dont il va être question, nous pouvons affirmer la vérité des détails qui suivent :

Le 16 avril 1862, M. X...., premier clerc d'agréé, passe la soirée avec une personne qui lui tient rigueur depuis sept heures et demie jusqu'à une heure du matin; il s'est beaucoup échauffé pendant ce temps; mais, je le répète, cela a été en pure perte.

Le lendemain soir, M. X.... arrive chez moi : il se plaint de douleurs dans toute la verge; le gland est rouge, les lèvres du méat boursouflées : on perçoit déjà un léger écoulement.....

(Notez que ce jeune homme n'avait pas eu de rapports sexuels depuis près de deux mois, attendu que pendant ce laps de temps il n'avait pu quitter la chambre où il était retenu par une autre maladie.)

Je recommande des lotions d'eau de guimauve, un grand bain et par dessus toutes choses une sagesse absolue.....

M. X.... n'a rien de plus pressé que de courir chez la même personne.....

Bref, huit jours après la femme et lui étaient atteints tous les deux d'échauffements graves..... Et cependant je pouvais certifier que cette femme était saine auparavant et n'avait jamais eu d'inflammations génitales...

Que s'était-il passé là ?...

A la suite des érections prolongées et de la vive excitation auquel M. X.... avait été en proie pendant toute une soirée, une chaudepisse s'était déclarée ; pendant les premières heures de sa visite du lendemain, une excitation nouvelle avait hâté l'explosion complète de la maladie ; du pus en avait été la conséquence et M. X.... avait, sans s'en douter, communiqué à la jeune personne une vulvite qui ne dura pas moins de trois semaines. Nul doute que si, pendant ce laps de temps, cette personne avait eu des relations avec d'autres individus, elle n'eût pu devenir à son tour, pour eux, un foyer de contagion.

Ainsi donc un individu pourra, par des excès vénériens, *sans que la femme soit réellement malade*, contracter une inflammation, une véritable chaudepisse, et le *pus* (1) qui en proviendra pourra lui-même, dans certains cas, déterminer des maladies semblables sur les parties génitales des femmes avec lesquelles cet homme aura commerce, sans qu'il y ait là autre chose qu'une simple inflammation causée par le contact d'un corps irritant.

Parfois ces inflammations seront portées à un haut degré; elles seront accompagnées de douleurs violentes et présenteront des sécrétions très-abondantes; — d'autres fois la douleur sera nulle ou à peu près, quoique l'écoulement soit considérable; — dans certains cas, on n'observera qu'un suintement à peine perceptible, et le malade n'accusera d'autre douleur qu'un léger picotement en urinant.

C'est à la première de ces formes que doit

(1) Nous verrons, quand il sera question des maladies ulcéreuses, des chancres, que le pus qu'ils sécrètent peut déterminer seulement des chaudepisses et non des chancres, et dans quelles circonstances ce fait doit avoir lieu.

être réservé le nom de *chaudepisse simple*, *uréthrite*, *balanite* ou *posthite* chez l'homme : chez la femme, elle constitue la *vulvite*, la *vaginite*, etc., comme on le verra plus loin. — Passée à l'état chronique, cette maladie constitue la *blennorrhée* ou chaudepisse chronique.

CHAPITRE PREMIER

DE LA BLENNORRHAGIE

PRODUITE PAR LE CONTACT DE CORPS IRRITANTS

OU TRAUMATIQUE

1° CHEZ L'HOMME

Nous avons déjà énuméré quelques-unes des causes qui peuvent occasionner la chaudepisse : contact de corps irritants, de matières purulentes; abus du coït, de la masturbation; introduction de corps étrangers, sondes ; érections trop prolongées, excitations trop vives des organes génitaux ; contact du pus provenant d'ulcérations du col de la matrice ou de l'intérieur de cet organe, de flueurs blanches purulentes, de sanie cancéreuse, d'écoulements inflammatoires, du sang des règles, etc.

C'est généralement dans les deux jours qui suivent l'application de la cause, que la mala-

Figure 1

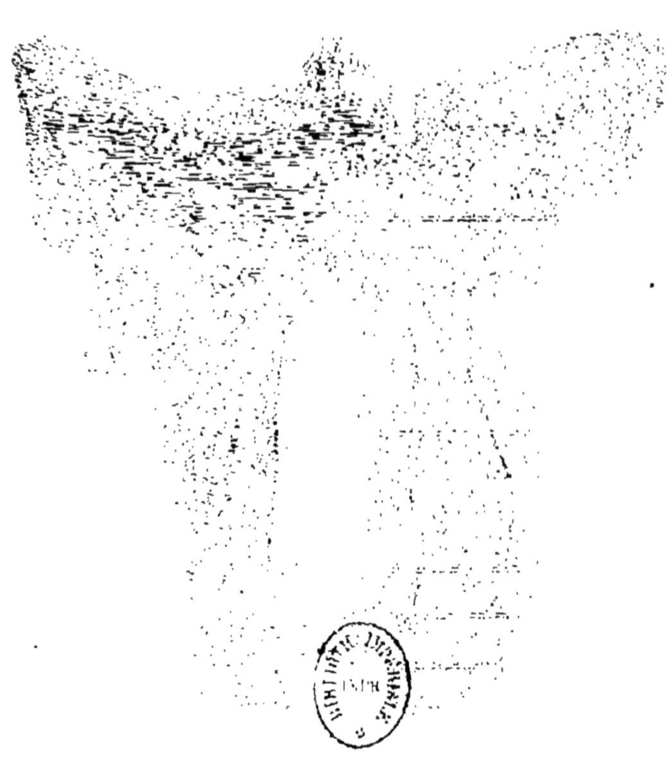

Imp. [illegible] r. des Boulangers 13.

die apparaît, lorsqu'elle est due à des manœuvres irritantes de médiocre intensité; lorsque ce sont des agents caustiques, les premiers symptômes suivent immédiatement l'application de ces agents.

Comme ces symptômes varient avec la cause qui leur a donné naissance, nous distinguerons deux variétés, selon qu'elles sont dues à des actions irritantes simples, ou à une action réellement caustique.

1° Irritation simple ou mécanique
(*Échauffement*)

1re *et* 2e *périodes.* — Lorsqu'elle est due à des nœuvres irritantes ou à l'action de substances irritantes, *mais non caustiques*, la chaudepisse débute par un sentiment de malaise, de picotement, de douleur, siégeant dans la région qui a été l'objet de cette irritation; du gonflement, puis un écoulement muqueux, filant, incolore, ou aqueux et blanchâtre, ou sanguinolent, se produisent en même temps que la douleur; ces symptômes sont en rapport avec l'activité de la cause qui les a déterminés. En quelques heures, deux jours au plus, la maladie a atteint son summum d'intensité ; elle persiste dans cet état pendant un temps plus ou moins long : elle est arrivée à la troisième période. Sa description se confond alors avec celle de la variété suivante arrivée au même degré.

2° Chaudepisse produite par des agents caustiques

En dehors des prédispositions diathésiques que nous étudierons plus tard, la chaudepisse produite par les cautérisations offre une marche et des symptômes bien définis, d'une intensité en rapport avec la puissance corrosive des agents caustiques.

Cette espèce de chaudepisse, dans sa simplicité, n'est à proprement parler qu'une brûlure superficielle de la muqueuse ; par suite la guérison en est facile, lorsque le sujet n'est pas sous l'influence de l'une des diathèses inflammatoire, dartreuse, scrofuleuse, etc., car, alors, le traitement de la diathèse devra être adjoint à celui de la brûlure.

Cette forme a une grande importance, car on

verra (p. 372) que c'est à elle qu'on ramène la *véritable chaudepisse* ou *blennorrhagie spécifique* pour obtenir la guérison de cette dernière.

Supposons qu'un caustique énergique ait été mis en contact avec la muqueuse des organes génitaux : son premier effet sera de mortifier les couches superficielles de la muqueuse ; généralement celle-ci prend une teinte blanchâtre ou grisâtre ; une douleur intense se fait sentir ; bientôt un écoulement aqueux, abondant, se produit ; la couche superficielle (épithélium) de la

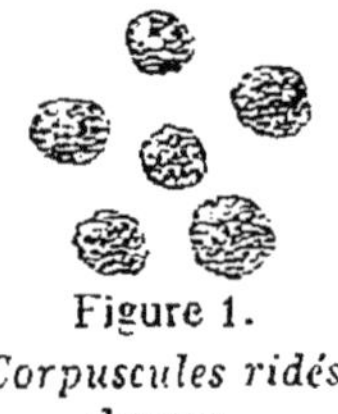

Figure 1.
Corpuscules ridés du pus.

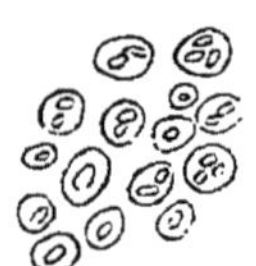

Figure 2.
Globules du pus à noyaux.

muqueuse se détache ; alors l'écoulement devient rougeâtre, sanguinolent ; les douleurs augmentent d'intensité ; au bout d'un laps de temps, variable de deux à cinq jours, il se passe sur les parties dénudées ce qu'on observe sur la surface d'un vésicatoire récent : la sérosité est remplacée par du pus : on en retrouve les éléments au microscope (*fig.* 1 *et* 2).

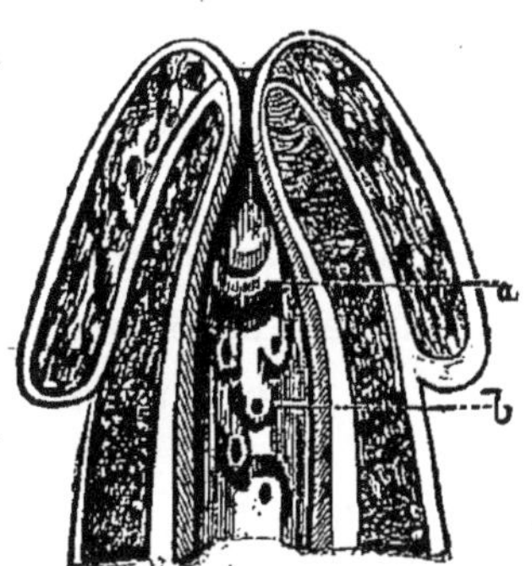

Fig. 3.
Représentant la paroi inférieure de l'urèthre.

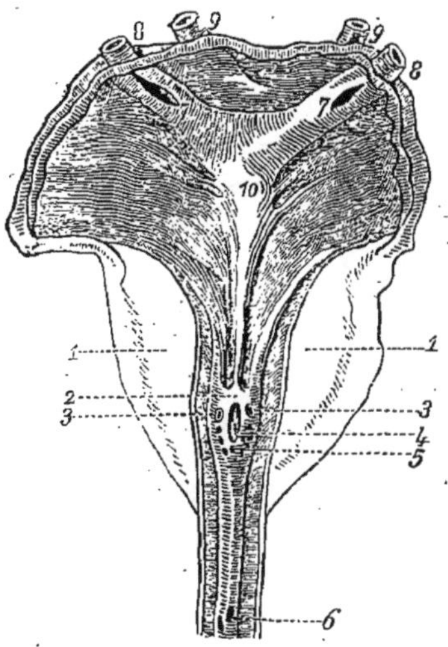

Fig. 4.
Régions prostatique et membraneuse de l'urèthre.

L'écoulement, de jaunâtre qu'il était, est devenu verdâtre, — ou même rougeâtre, s'il renferme une certaine quantité de sang : il tache fortement le linge.

Quand la chaudepisse est d'une grande violence, l'inflammation peut se propager au corps spongieux de l'urèthre ; alors la verge affecte la

Fig. 5.

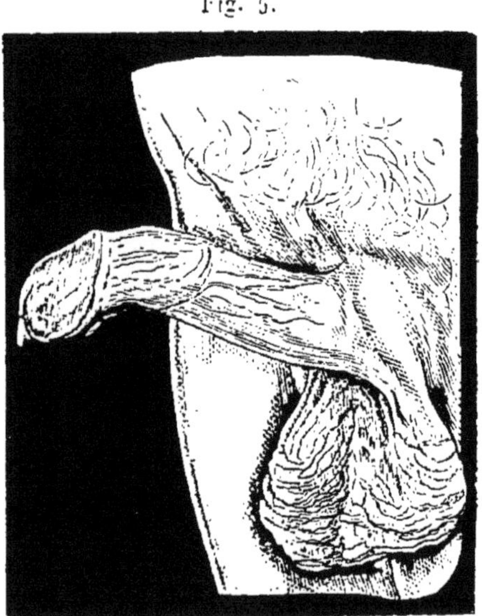

Représentant la verge en état d'érection cordée.

forme connue sous le nom de chaudepisse cordée (*fig.* 5). J'ai vu un fait curieux de ce genre :

Figure 6.

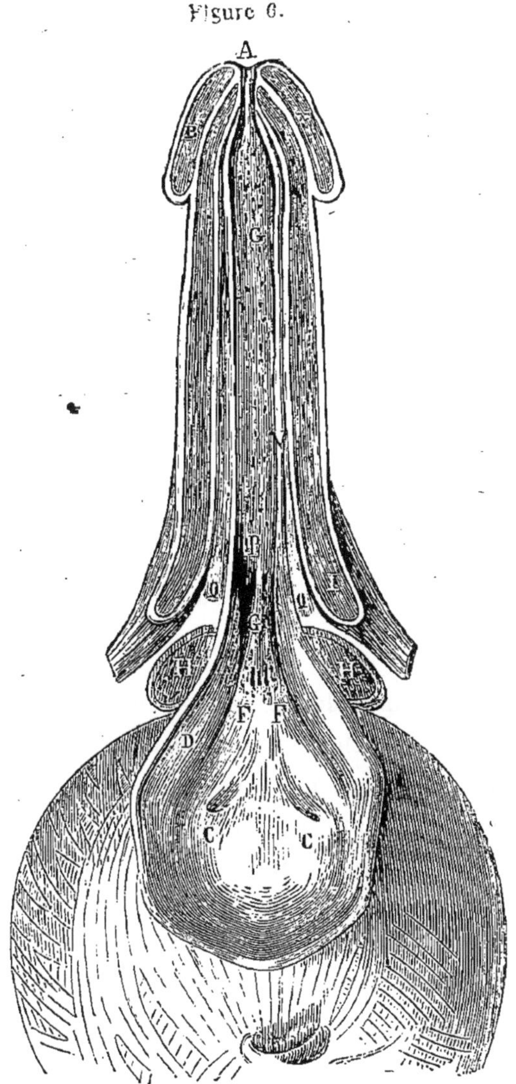

EXPLICATION DE LA FIGURE 6.

Représentant la verge dont la partie supérieure a été enlevée pour laisser voir la moitié inférieure du canal de l'urèthre et les ouvertures des conduits qui y aboutissent.

A Méat urinaire.
B Tissu spongieux du gland.
C Les embouchures des uretères dans la vessie.
D Portion de la vessie retournée.
F Partie postérieure du *verumontanum* où l'on voit s'ouvrir, au milieu, la lacune prostatique, et sur les côtés les orifices des canaux éjaculateurs.
G Canal de l'urèthre ouvert dans toute son étendue, où l'on voit les embouchures des lacunes de Morgagni.
H Les portions de la prostate dont les parties supérieures sont enlevées.
I Corps caverneux.
P Ouverture des glandes de Méry ou de Cowper.
Q Bulbe de l'urèthre.

c'était chez un collégien qui s'amusait à se sonder avec le manche de son porte-plume, et qui était vierge de tous rapports sexuels!

Cette complication est assez fréquente : nous en parlerons plus longuement en traitant des complications de la chaudepisse.

Dans tous les cas, les érections sont extrêmement douloureuses ; elles occasionnent des insomnies très-pénibles, et souvent le malade, pour les calmer, est obligé de se plonger la verge dans l'eau froide, ce qui lui procure un soulagement de courte durée, ou bien de la maintenir pliée entre les cuisses à l'aide d'un cordon.

3e PÉRIODE : *Etat et décroissance*. Au bout d'un laps de temps qui peut varier de quinze jours à trois mois, l'écoulement diminue, la douleur cesse, tous les symptômes s'apaisent et ne reparaissent qu'à la suite d'excès intempestifs ; si le malade mène une vie sobre et ne se livre pas à de nouveaux actes vénériens, l'écoulement finit presque toujours par disparaître complétement.

Dans les cas où la chaudepisse, après avoir perdu de son acuité, ne présente plus qu'un suintement léger le jour, ou même lorsqu'on ne trouve plus qu'une goutte le matin, blanche et épaisse comme de la crême, c'est que la maladie s'est réfugiée et limitée dans les glandes de Cowper (*fig.* 2, *h*, et *fig.* 4, 6), les lacunes de Morgagni (*fig.* 3, *b*, *c*, et *fig.* 6, G), dans la lacune prostatique (*fig.* 4, 4), etc. ; cette terminaison est rare pour la chaudepisse provoquée par des agents irritants extérieurs ; on peut presque toujours rapporter à une cause interne la persistance de l'écoulement. Je m'explique : Une personne se trouve sous l'influence d'une diathése dartreuse ; la moindre excitation du canal de l'urèthre y détermine un inflammation, une chaudepisse ; l'état aigu se calme mais il reste un écoulement dû à l'affection dartreuse, comme nous le verrons au chapitre spécial à cette maladie. — Dans ces cas, on dit que *la maladie a passé à l'état chronique ;* elle est devenue ce que l'on appelle vulgairement une *goutte militaire* ou *blennorrhée*, et, dans cet état, elle est incomparablement plus difficile à guérir que dans la période aiguë; aussi n'est-il pas rare d'en rencontrer qui datent de 10, 15, 20 et même 40 ans.

— Ceci nous rappelle le mot d'un professeur à un pauvre malade : « Depuis combien de temps avez-vous cela? — Depuis bientôt vingt-cinq ans, *malheureusement*. — Malheureusement! malheureusement! Eh! que dirai-je donc, moi, qui en ai une depuis quarante ! — » répond le professeur.

La durée de la chaudepisse simple, lorsqu'elle est convenablement soignée, ne dépasse guère quinze jours ou trois semaines, à moins que la guérison ne soit entravée par des excès intempestifs, ou que le malade, se croyant guéri, ne cesse le traitement avant le moment convenable, comme nous le dirons plus loin.

Traitement de l'uréthrite simple provoquée par des agents exterieurs (1)

1re *et* 2e *Périodes.*

Le traitement de l'uréthrite simple ou traumatique est celui de toutes les inflammations : les émollients et les adoucissants en font tous les frais pendant les deux premières périodes ; ainsi on prescrira les tisanes de chiendent, de guimauve, de graine de lin, le petit lait, le nitrate de potasse à la dose de 2 à 4 grammes par jour ; l'orgeat et le sirop de gomme seront aussi conseillés avec succès ; mais la préparation que nous préférons à toutes les autres est la suivante :

℞	Sucre de lait.	60 grammes.
	Extrait de chiendent. . .	5 grammes.
	Sel de nitre.	4 grammes.
	M. F. S. A.	

Faire dissoudre à froid dans deux litres d'eau qu'on prendra par verres dans la journée.

(1) Toutes les préparations marquées d'une astérisque (*), ne peuvent se délivrer que sur une ordonnance signée d'un médecin.

Cette tisane apaise presque immédiatement les douleurs causées par le passage de l'urine sur les parties enflammées, et calme beaucoup les érections auxquelles les malades ne sont que trop généralement sujets.

Outre sa puissance diurétique, ce mélange est très-facile à employer, et n'exige aucun de ces appareils que commandent les autres tisanes, et qui sont souvent inexécutables pour les jeunes gens.

L'usage des bains est aussi très-favorable dans cette période : ils doivent être pris tièdes et très-prolongés ; les bains de siége sont rarement utiles.

Les injections doivent être sévèrement proscrites durant la période aiguë de l'uréthrite.

Nous parlerons plus loin du régime à suivre dans le cours du traitement de la chaudepisse.

Lorsque, sous l'influence des moyens précédents, l'inflammation est devenue moins aiguë, lorsque le passage de l'urine dans le canal ne cause plus que des douleurs très-supportables, on doit commencer l'emploi des remèdes propres à arrêter l'écoulement purulent.

Il est évident que les chaudepisses qui n'ont jamais présenté d'état inflammatoire d'une grande acuité, peuvent être attaquées dès le début par ces sortes de médicaments.

3e *Période.*

Lorsque la maladie est arrivée à cette période, on prescrit ordinairement des injections astringentes, selon l'une des formules suivantes, afin de dessécher complétement le canal de l'urèthre.

Injection astringente.

℞ Acétate de plomb liq., 0.20 centigrammes.
Eau distillée. . . . . . 100 grammes.
M.

Autre.

℞ Tannin. . . . . . . 0.10 centigrammes.
Vin rouge du Midi, 125 grammes.
M.

Autre.

℞ Sucre en poudre. . . . . 30 grammes.
Vin de roses de Provins. 100 grammes.
M.

Mais le moyen que nous préférons à tous les autres, c'est l'emploi des injections d'*Alcoolé de guaco de Pascal*, dont l'action presque spécifique sur les productions purulentes, de quelque nature qu'elles soient, est aujourd'hui un fait acquis à la science, et que nous avons constaté maintes et maintes fois; à la dose d'une cuillerée à bouche pour trois ou cinq cuillerées d'eau, nous avons toujours vu ce médicament tarir les écoulements les plus rebelles du canal dans l'espace de huit ou dix jours au plus. Nous y reviendrons plus loin.

En même temps, on devra faire prendre au malade du sirop de citrate de fer et de Tolu, des pilules de térébenthine et de goudron.

Sirop de citrate de fer et de Tolu.

℞	Sirop de citrate de fer. . .	750 grammes.
	Baume de Tolu.	100 grammes.

Laissez en contact pendant huit jours, en secouant fréquemment le mélange.

Prendre, chaque jour, trois cuillerées de ce sirop, au moment des repas.

Pilules de térébenthine et de goudron.

℞ Térébenthine au citron . . 15 grammes.
Goudron de Norwége . . 2 grammes.
Magnésie calcinée, Q. S.
M. F. S. A. et divisez en 100 pilules.

Prendre chaque jour 15 de ces pilules, en les espâçant le plus possible les unes des autres, mais sans observer de distance entre elles et les repas.

On devra, en outre, si la saison le permet, prescrire les bains froids de rivière.

Quand la maladie s'est réfugiée dans les petites glandes (*fig.* 4 et 5), que nous avons nommées, il est très-difficile de l'en déloger, car les médicaments n'y pénètrent que difficilement. Nous conseillons alors les pommades astringentes; on les introduit à l'aide d'une bougie de gomme, percée de deux trous, et dans laquelle se meut une autre bougie non perforée, qui agit à la manière d'un piston : on fait pénétrer la première bougie, chargée de pommade, jusqu'au niveau de la région malade; on pousse la petite bougie-piston et le médicament sort par les ouvertures pour se mettre en contact avec les parties malades.

Pommade astringente.

℞ Alun calciné, de 0.25 à 0.75 centigrammes.
Pommade Rosat, 30 grammes.
M. F. S. A.

Autre.

℞ Perchlorure de fer à 30°. 0.10 centig.
Axonge. . . . . 30 grammes.
M. F. S. A.

MANIÈRE DE PRENDRE UNE INJECTION.

Nous avons été témoin maintes et maintes fois de l'inhabileté des malades à prendre les injections; c'est pourquoi nous avons cru utile de faire représenter et d'expliquer minutieusement la manière d'opérer.

La seringue étant remplie aux deux tiers du liquide à injecter, on la prend entre le pouce d'une part et le medius et l'annulaire de la main droite d'autre part.

L'index est placé dans l'anneau ou sur le bouton qui termine le piston ;

D'un autre côté, on saisit l'extrémité du gland entre le pouce et l'index de la main gauche ; on introduit la canule de la seringue dans l'intérieur du canal jusqu'à une profondeur telle, qu'en exerçant une pression avec les doigts qui main-

Figure 7.

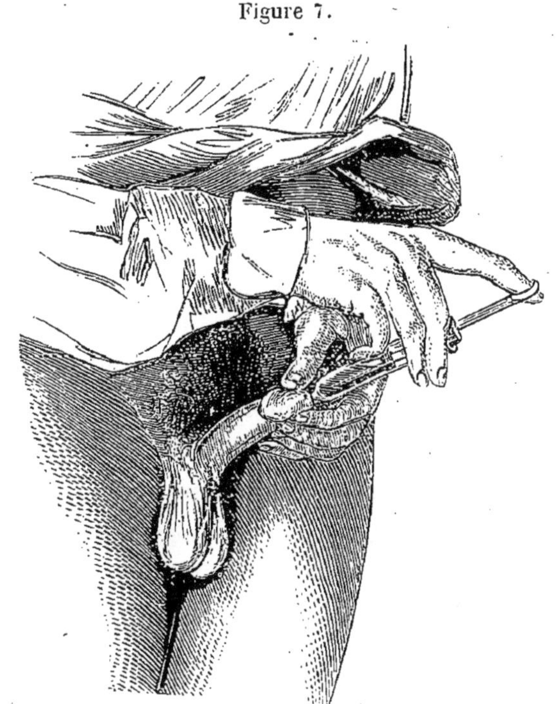

Représentant la manière de prendre les injections.

tiennent l'extrémité du gland, on puisse comprimer celui-ci contre les parois de la canule, assez fortement pour que la liqueur ne reflue pas lorsqu'on vient à pousser le piston; l'introduction de la matière à injecter doit être lente et progressive; lorsque tout le liquide a pénétré dans le canal, on retire la seringue en continuant la compression du gland pendant trois ou quatre minutes; de cette manière l'injection pénètre profondément et elle reste en contact parfait avec tous les points du canal qu'il est nécessaire d'atteindre.

Si, malgré l'emploi des moyens ci-dessus, l'écoulement ne disparaissait pas d'une manière absolue, se transformait en blennorrhée ou goutte militaire, on verra plus loin quelle serait la conduite à tenir; mais nous croyons qu'il faut toujours dans ce cas attribuer la non-guérison à des écarts de régime, à des imprudences du malade ou bien à la présence d'une des diathèses qui seront l'objet de chapitres spéciaux.

DU RÉGIME.

Doit-on soumettre les malades atteints d'une chaudepisse simple à une abstention absolue de toutes les boissons réputées excitantes et de tous les aliments échauffants?

En thèse générale, nous répondrons qu'on ne doit proscrire que les excès, qu'un régime sobre doit être permis; nous ne faisons d'exception que pour les trois ou quatre premiers jours, lorsque l'inflammation est très-aiguë; mais lorsque, sous l'influence des moyens ci-dessus, cette acuité a disparu, lorsqu'il n'existe aucune des complications que nous décrirons plus loin, nous conseillons aux malades de revenir graduellement à leurs anciennes habitudes, si elles étaient celles d'un homme sobre, mais d'éviter tous les excès; ainsi ils prendront de l'eau rougie aux repas, en augmentant peu à peu la quantité du vin; ils se remettront à l'usage du café en suivant la même marche; les alcooliques proprement dits ne devront être employés qu'avec une extrême précaution; la bière, même prise modérément, ne pourra être permise.

Nous savons parfaitement que la chaudepisse est un peu plus difficile et plus longue à guérir lorsqu'on en agit ainsi; mais cette méthode a de grands avantages. En effet, il est souvent de toute impossibilité de modifier du jour au lendemain, sans raison plausible apparente, sa façon de vivre : les relations sociales s'y opposent presque toujours d'une manière absolue ; ce n'est pas un des moindres désagréments de ces sortes de maladies que celui de forcer les malades à garder un régime sévère. — Outre ces considérations, il en est une autre qui a une importance plus grande encore : il arrive presque toujours, lorsque le traitement a été suivi sous l'influence d'une diète absolue des substances dites excitantes, lorsque la maladie est guérie depuis un certain laps de temps, il arrive souvent, dis-je, que l'inflammation reparaît lorsqu'on recommence à faire usage de ces substances..... Nous avons été maintes fois témoin de ces récidives. Au contraire, lorsque la guérison a été obtenue pendant que le malade en faisait un usage modéré, on n'a pas à craindre cet inconvénient, pourvu, encore une fois, qu'on ne se livre à aucun excès.

Il nous semble inutile de répéter ce que nous avons dit au commencement de ce livre, en parlant des aliments qui jouissent de la propriété d'engendrer des chaudepisses par leur seule ingestion, comme les asperges, les coquillages, etc.; il est évident qu'on devra s'en abstenir d'une manière complète, ce qui n'offre aucune difficulté sociale.

DES RAPPORTS SEXUELS.

Nous n'envisagerons pas ici la question des dangers de contagion qu'il y aurait pour les personnes avec lesquelles auraient lieu les relations ; elle fera l'objet d'un chapitre spécial ; nous ne parlerons que des règles à suivre par la personne malade, dans son intérêt personnel.

Dans le cours d'une chaudepisse, tous les rapports sexuels doivent être absolument interdits, car ils ne peuvent qu'amener une surexcitation de l'inflammation.

Lorsque la maladie est guérie, que l'écoulement a disparu complétement, on doit attendre au moins quinze jours à se livrer au coït ; je sais que cette règle est quelquefois difficile à observer, — chez les personnes mariées, par exemple. — Mais son inobservation entraîne presque toujours des rechutes, que l'on ne manque pas d'imputer au médecin ou aux médicaments.

On conseille parfois aux personnes qui se sont rendues coupables d'une imprudence de cette nature de prendre, immédiatement après l'acte vénérien, des injections astringentes ; cette pratique est désastreuse ; nous l'avons vue presque constamment suivie d'une récidive de la maladie : cela est aisé à comprendre, à l'excitation normale des organes on joint l'irritation médicamenteuse, et le mal s'aggrave ou reparaît.....

Dans ce cas, nous conseillerions seulement de tenir la verge plongée dans de l'eau froide pendant quelques minutes et ensuite de la maintenir enveloppée dans un linge mouillé pendant quelques heures ; mais, comme nous sommes loin de garantir l'efficacité de ce moyen, encore une fois nous adjurons les malades de garder la continence la plus absolue..... pendant le plus de temps qu'ils le pourront.....

CHAPITRE II

DE LA BLENNORRHAGIE

PRODUITE PAR UNE CAUSE INTERNE

Quand un individu se trouve, par suite d'une viciation des liquides ou des solides de l'économie, dans un état tel que, sous l'action d'une cause occasionnelle quelconque, il se développe une maladie d'un caractère déterminé, on dit qu'il y avait une prédisposition individuelle, que le malade était sous l'influence d'une *diathèse* ou d'une *affection morbide;* dans ces cas, la manifestation locale a des caractères généraux constants, quelles que soient les parties atteintes, mais elle revêt des apparences diverses en rapport avec les organes affectés.

Ainsi une personne se trouve sous l'influence de la diathèse herpétique; à la première occasion des dartres se porteront sur la peau, ou bien les membranes muqueuses deviendront le siége des manifestations herpétiques ; et comme l'enveloppe cutanée a des caractères anatomiques propres, comme ses fonctions ne sont pas les mêmes que celles des muqueuses, la maladie ou manifestation locale présentera des apparences distinctes, selon qu'elle occupera les uns ou les autres de ces organes.

Ces explications étaient nécessaires pour bien faire comprendre ce qui va suivre; nous sommes obligé d'entrer dans d'assez longs développements, car c'est un sujet tout à fait neuf et que nous sommes le premier appelé à traiter, personne n'ayant jamais songé à décrire d'une manière méthodique les différentes espèces d'écoulements des organes génito-urinaires.

Toutes les diathèses peuvent siéger sur les membranes muqueuses des parties génitales; nous n'avons à nous occuper ici que de celles qui peuvent déterminer un écoulement; en première ligne il faut placer la diathèse inflammatoire, ensuite viennent les affections herpétique et scrofuleuse et en dernier lieu le vice rhumatismal: nous allons les examiner successivement.

Etablissons que, toutes les fois que nous dirons blennorrhagie inflammatoire, blennorrhagie herpétique, etc., ce sera par artifice de langage, pour éviter des longueurs et que ces expressions signifieront toujours chaudepisse causée par la diathèse inflammatoire, par la diathèse dartreuse, etc.

DE LA BLENNORRHAGIE INFLAMMATOIRE OU PHLEGMONEUSE

Nous avons vu dans le chapitre précédent que tous les agents physiques ou mécaniques d'irritation pouvaient, par leur seule force, déterminer la chaudepisse, en l'absence de toute prédisposition ; cela revient absolument à dire que tout le monde peut être atteint de brûlure et le sera inévitablement s'il se met en contact avec un corps brûlant ; mais si l'action du corps irritant est tellement peu intense qu'elle ne saurait suffire à expliquer le développement d'une inflammation, si même toute cause appréciable paraît manquer complétement, il faudra bien reconnaître qu'il y avait une prédisposition latente.

Ne voit-on pas tous les jours une réunion de personnes subir en même temps des variations atmosphériques considérables, et seulement une ou un très-petit nombre d'entre elles en éprouver des conséquences fâcheuses, contracter, par exemple, une fluxion de poitrine ou un rhumatisme articulaire? Celles-ci étaient sous l'influence de la diathèse rhumatismale, et les autres sous celle d'une affection inflammatoire ; elles ont été frappées, tandis que les personnes dont la constitution était saine et ne renfermait aucun élément morbide latent ont été indemnes de tout mal.

Si nous passons à l'énumération des causes capables de mettre en jeu les manifestations de la diathèse inflammatoire ou fluxionnaire, nous retrouverons dans leurs rangs toutes celles que nous avons déjà signalées dans le chapitre précédent, toutes les fois que, par leur peu d'intensité, elles n'auraient pu suffire à développer mécaniquement l'inflammation. Nous n'y reviendrons que pour faire ressortir une conséquence qui a pu être pressentie par nos lecteurs ; c'est que ces causes d'irritation, quelle que soit leur puissance, peuvent, outre l'inflammation mécanique décrite, mettre en jeu la diathèse latente, et alors à l'inflammation pour ainsi dire traumatique, se joindra une véritable inflammation d'origine interne ; c'est ce qui explique la difficulté que l'on éprouve parfois à tarir les écoulements provoqués par des manœuvres sur le canal de l'urèthre : la prédisposition subsiste et tend à maintenir l'état inflammatoire des organes.

Un autre ordre de causes se trouve dans l'ingestion d'aliments irritants par eux-mêmes ou imprimant aux urines un semblable caractère, nous avons déjà cité les asperges, les radis, les coquillages, la bière récemment préparée, etc., qui semblent avoir sur la membrane muqueuse de l'urèthre une action irritative spéciale : ces aliments et ces boissons doivent toujours être proscrits dans le cours de la chaudepisse (1).

Le passage brusque d'une température élevée à une température basse, la suppression brusque de la sueur, le refroidissement des pieds, etc., peuvent aussi devenir des mobiles de l'inflammation des organes génitaux.

Symptômes. — Les principaux caractères de la chaudepisse inflammatoire diathésique sont : 1° de se manifester dans les vingt-quatre heures qui suivent l'application de la cause ; 2° d'être

(1) Il en est de même de l'eau de Seltz et des sirops acides dont l'action irritante nous a été démontrée dans ces derniers temps.

précédée d'un malaise général, de courbature, quelquefois d'un frisson plus ou moins violent; 3° d'envahir à la fois toute l'étendue du canal de l'urèthre; 4° de se manifester par une douleur plus ou moins vive *qui précède toujours l'apparition de l'écoulement;* ainsi la sensation de chatouillement, que nous avons signalée à propos de la chaudepisse traumatique, s'étend de l'extrémité de la verge ou du méat jusqu'à la région anale; l'écoulement est abondant et éprouve rapidement les formes successives que nous avons décrites: d'abord muqueux, puis purulent et épais, il ne tarde pas à prendre une teinte verdâtre, qui macule fortement le linge; au lieu de se tarir au bout d'une quinzaine de jours comme dans l'espèce précédente, si l'art n'intervient pas, il tend à s'éterniser, en diminuant d'abondance; la douleur va en augmentant à mesure que la muqueuse s'altère plus profondément, des ulcérations peuvent en être la conséquence et plus tard la cicatrisation amènera des rétrécissements; — la forme *cordée* est très-fréquente, nous l'étudierons dans un chapitre spécial.

Enfin la maladie finit par décroître; la douleur disparaît peu à peu; l'écoulement devient blanchâtre et diminue en quantité; la chaudepisse est

5

transformée *en chaudepisse chronique* ou *blennorrhée*, nous y reviendrons bientôt.

Traitement. — Le traitement des deux premières périodes de la chaudepisse inflammatoire est tout à fait le même que celui de la chaudepisse traumatique : nous y renvoyons le lecteur.

Si des érections fréquentes viennent tourmenter les malades et déterminer des douleurs violentes, nous prescrivons les préparations suivantes :

** Pilules anaphrodisiaques.*

℞ Extrait de belladone. . . . 0,30 centigr.
Camphre pulvérisé. . . . . 3 gramm.
M. f. s. a. 20 pilules.

On prendra trois ou quatre de ces pilules, trois heures au moins après le repas du soir.

Solution anaphrodisiaque.

℞ Bromure de Potassium. . . . 5 gramm.
Eau de Laitue. . . . . . . 300 gramm.

Prendre chaque jour matin, midi et soir, une cuillerée à bouche de cette solution.

En même temps on fera porter un bon suspensoir au malade; on interdira les lits de plume, les couchers moelleux, les lectures d'ouvrages lascifs, etc.

Lorsque, sous l'influence des moyens que nous avous indiqués, la douleur a fini par disparaître, lorsque l'écoulement est redevenu blanchâtre et légèrement filant, on doit combattre l'inflammation persistante et tarir l'écoulement par des médicaments spéciaux que l'expérience à démontrés propres à amener ce résultat.

Quoique la thérapeutique présente un grand nombre de substances jouissant de la propriété de combattre la maladie dont il s'agit, il en est quelques-unes qui méritent d'être employées de préférence aux autres : nous allons les étudier séparément, en commençant par les plus actives, pour arriver en dernier lieu à celles qui ne doivent être prescrites que dans les cas exceptionnels que nous indiquerons.

1° DU COPAHU.

Le *copahu*, ou, pour parler plus exactement, le *baume de copahu*, est une résine provenant d'un arbre qui croît spontanément au Brésil, le *copaifera officinalis;* on l'en retire en pratiquant des incisions sur le tronc, comme cela se fait pour l'extraction des autres baumes ou résines: c'est donc un produit exclusivement végétal. — Nous entrons dans ces explications, parce qu'il ne se passe pas de jour que l'on ne nous demande s'il entre du mercure dans le copahu, le cubèbe et les autres substances que nous allons examiner; nous le disons une fois pour toutes, aucune de ces préparations ne renferme un atome de ce métal.

Le baume de copahu se présente sous la forme d'un liquide, ou plutôt d'une masse gluante, transparente, à peine colorée en jaune-brun, d'une odeur particulière très-vive, d'une saveur spéciale que n'oublient jamais ceux qui en ont goûté une seule fois.

Le baume de copahu ne se dissout pas dans l'eau pure. En additionnant l'eau d'une certaine quantité de sous-carbonate de potasse, d'ammoniaque liquide ou de tout autre alcalin, le copahu se saponifie et devient en partie soluble. — Cette forme serait la plus active et celle qu'on devrait administrer de préférence; c'est elle qui fait la base de la potion de Chopart; mais l'extrême dégoût que provoque bientôt ce breuvage, dont la saveur est réellement nauséabonde et infecte, a forcé les praticiens à chercher un autre mode d'administration de ce médicament.

On a d'abord masqué le composé de copahu et même le copahu liquide sous des enveloppes de sucre et d'amidon : on en a fait des dragées, l'inconvénient grave qu'elles présentaient était d'être à la fois très-volumineuses et de ne contenir qu'une très-petite quantité de la substance active. — Dans les cas où l'odeur qu'exhalent toujours les capsules de copahu dont nous allons parler, quelque bien préparées qu'elles soient — dans les cas, dis-je, où cette odeur, ou tout autre cause de dégoût, exciterait chez les malades une répugnance invincible, on pourrait prescrire avec avantage ces sortes de dragées; celles que nous faisons préparer contiennent chacune 0,50 centigrammes de copahu pur mélangé avec une petite quantité de magnésie anglaise, qui favorise l'absorption du baume, et prévient les renvois désagréables qu'occasionne toujours l'emploi de cette substance.

Le mode d'administration du copahu, auquel on doit donner la préférence, est celui qui consiste à enfermer le médicament dans une enveloppe mince et facilement soluble dans les sucs de l'estomac.

On a d'abord employé la gélatine pure, puis le gluten, pour fabriquer ces enveloppes, auxquelles on a donné le nom de *capsules :* on y renfermait le copahu pur ou solidifié par la magnésie; ces préparations étaient peut-être bonnes, mais elles doivent céder le pas à celles que fait aujourd'hui préparer M. Challonneau, et qui renferment jusqu'à 2 grammes de copahu, tout en conservant un mince volume; le mélange de gélatine, de gomme et de sucre qui constitue ces capsules est soluble même dans l'eau froide et ne se durcit jamais, ce qui permet de les avaler avec une grande facilité. — Lorsque le copahu pur produit des nausées et des renvois abondants, nous conseillons l'emploi des capsules au copahu saponifié; mais il faut en prendre un plus grand nombre, car elles contiennent une fois moins de baume que les autres.

Enfin lorsque le copahu ne peut absolument être toléré sous aucune de ces formes, nous le faisons prendre en lavement; mais son action est infiniment moindre, lorsqu'on l'administre par cette voie, que lorsqu'on le fait prendre par la bouche : il en faut employer quatre ou cinq fois davantage pour produire les mêmes résultats.

Quel que soit le mode de préparation dont on ait fait choix, excepté lorsqu'il est donné en lavements, le copahu produit toujours les effets suivants lorsqu'il est pris à une dose, un peu élevée, de 10 à 20 grammes : on observe une sensation de chaleur, de pesanteur, de gêne, dans la région de l'estomac ; — des renvois désagréables présentant l'odeur de la résine ; — quelquefois des nausées et des vomissements se déclarent dès le premier jour de son administration ; mais le plus souvent on ne remarque ce phénomène qu'après plusieurs jours de l'emploi du médicament, phénomène fâcheux en ce qu'il empêche de continuer l'usage de ce remède, et qu'il force de recourir à d'autres moyens beaucoup plus incertains ; — souvent il survient de la diarrhée, et l'action du copahu est alors beaucoup moins intense que lorsqu'il est parfaitement toléré ; — une demi-heure après l'ingestion du médicament, les urines en présentent déjà l'odeur d'une manière remarquable ; elles sont plus abondantes qu'auparavant, et cependant leur passage dans le canal de l'urèthre produit une sensation de cuisson qui n'est pas désagréable : c'est plutôt un chatouillement qu'une douleur (1).

(1) Au moment de mettre sous presse, nous venons d'observer et de publier un fait assez singulier démontrant l'action énergique que le copahu peut déterminer sur certaines orga-

Tous ces inconvénients peuvent être combattus jusqu'à un certain point par l'adjonction au copahu de substances étrangères qui ne nuisent aucunement à son efficacité.

nisations; quoique cette observation ait été publiée par presque tous les journaux de médecine, nous la transcrivons ici :

M. X..... vient à ma consultation le 9 septembre; il est atteint d'une chaudepisse qui date de 8 jours environ et qui s'est manifestée le lendemain du coït. L'écoulement est abondant et jaunâtre, la douleur presque nulle. J'ai déjà soigné M. X....., en 1862 et en 1863, pour de semblables maladies, et la guérison avait été complète, sans laisser le moindre suintement blennorrhéique.

Je prescris : Prendre le soir avant de se mettre au lit :

Six capsules de copahu et de goudron à 0,50 centig.
Douze capsules de copahu et cubèbes à 0,50 »

La dose de copahu était par conséquent de 4 à 5 grammes.

M. X..... arrive le lendemain matin chez moi, vers neuf heures; il se plaint d'une douleur assez vive à la partie inférieure du mollet gauche; il la compare à celle que l'on éprouve après de longues fatigues de marche : je prescris une friction au chloroforme et au laudanum.

A deux heures de l'après-midi, il me fait appeler. Je le trouve étendu sur son lit, poussant des cris de douleur; le mal s'est étendu du mollet au pli de la fesse; l'extension du membre entier est impossible; la cuisse est droite, mais la jambe est en flexion complète; il y a là évidemment une névropathie sciatique. Je prescris à l'intérieur :

Pr. Extrait thébaïque . . . 0 gr. 15 centigr.
Valérianate de quinine . 0 » 50 »

En 15 pilules, que le malade prendra à vingt minutes d'inter-

Ainsi les renvois perdront de leur saveur nauséabonde si l'on associe au baume un quart de son poids de goudron de Norwége ; les nau-

valle, jusqu'à cessation des douleurs. — Application de linges chauffés le long du trajet du nerf et frictions avec le liniment suivant :

Alcoolé de cantharides	10	grammes.
Ammoniaq. liq.	2	»
Chloroforme	25	»
Laudanum du Sydenham . . .	15	»

A cinq heures, je revois le malade : les douleurs se sont exaspérées encore sous l'influence de la chaleur et paraissent atroces ; le pouls donne 105 pulsations ; la respiration est haletante ; la peau est couverte de sueur ; le malade ne pousse que des cris entrecoupés et ne peut répondre à mes questions ; comme la chaleur a paru augmenter les douleurs, je fais appliquer le long du membre des linges contenant de la glace, et je fais respirer du chloroforme, persuadé que tout cet appareil effrayant de symptômes n'est dû qu'à la douleur.

Sous l'influence de ces deux moyens, les cris cessèrent peu à peu, la respiration devint plus calme, et, sans qu'il fût besoin d'aller jusqu'à l'anesthésie, la douleur disparut au bout de quelques minutes.

A six heures, le malade voulait se lever.

Le 11 septembre, M. X..... revient me voir. L'écoulement a diminué ; les douleurs sont nulles.

Je savais bien qu'on avait accusé les balsamiques et les résines de déterminer des troubles nerveux gastro-intestinaux, de la céphalalgie ; je savais aussi qu'on préconise, avec raison, la térébenthine dans les névralgies sciatiques, mais je n'aurais pas cru à une action si homœopathiquement conforme au

sées et les vomissements sont combattus avec succès par la combinaison du copahu avec la chaux ou la magnésie ; la diarrhée sera souvent

fameux *similia similibus*, et je ne pouvais attribuer à une aussi faible dose de copahu une action nervo-pathogénique aussi intense ; c'est pourquoi je prescrivis la même dose de copahu, sous les mêmes formes et à la même heure (dix heures et demie du soir).

Comme après la première dose de ce médicament, des douleurs se firent sentir vers sept heures du matin, le malade m'envoya chercher ; mais j'étais absent et ne pus me rendre près de lui que vers quatre heures.

Au lieu de se porter sur le nerf sciatique, la névropathie occupe tous les muscles intercostaux dans toute leur étendue. Quand j'arrive près de lui, je trouve la face violacée, les yeux injectés, le pouls à 125, la peau couverte d'une sueur visqueuse, mais d'une température assez élevée; le malade ne pousse que des cris monosyllabiques arrachés par des douleurs ancinantes partant successivement de tous les points de la poitrine.

On a, pendant tout le temps de mon absence, réitéré les frictions que j'avais prescrites, mais sans résultat. Je fais couvrir les jambes et les cuisses de sinapismes, appliquer des compresses froides, à défaut de glace qu'on ne peut trouver à l'instant, et je pratique une saignée de 500 grammes. A midi, le pouls donne 135 pulsations, les cris sont moins aigus, plus rauques ; la peau a perdu un peu de chaleur. J'envoie chercher la solution suivante :

Pr. Acétate de morphine.	.	0 gr. 05 centigr.
Eau distillée	. . . .	4 »

De dix en dix minutes, je pratique une injection hypo-der-

arrêtée par l'addition d'une petite quantité d'opium ou de ratanhia, etc.

On trouve aujourd'hui des capsules préparées

mique aux côtés de la poitrine ; après la deuxième injection, un mieux manifeste se fait sentir; le malade commence à s'occuper de son entourage et répond par signes ; au même moment, on apporte de la glace que je fais appliquer le long de la colonne vertébrale, depuis le cou jusqu'à la région lombaire ; je fais faire quelques inhalations d'éther sulfurique et j'injecte la troisième dose d'acétate de morphine. A partir de ce moment, les accidents disparurent comme par enchantement, et, à huit heures du soir, le malade n'éprouvait plus qu'un peu de céphalalgie ; comme il venait d'uriner, je demandai à voir le liquide excrété ; celui-ci présentait l'odeur caractéristique à un extrême degré. — Je conseillai au malade de se donner des injections toutes les heures avec cette urine imprégnée de principes médicamenteux.

Ce matin, 13 septembre, je viens de le revoir ; il a suivi mon conseil pendant presque toute la nuit ; l'écoulement ne consiste plus que dans un suintement muqueux : on continuera aujourd'hui les injections avec la même urine. Comme il n'y avait pas eu de selles depuis le commencement du traitement, j'avais prescris hier soir, conditionnellement, un lavement au miel ; le malade le prend en ma présence et bientôt il rend quelques matières qui ne présentent qu'à peine une faible odeur de copahu ou plutôt de goudron : tout le médicament paraît avoir été absorbé. M. X..... me rappelle qu'en 1863 je dus cesser le copahu qui lui donnait des migraines affreuses et le traiter seulement par le cubèbe ; il ne s'est souvenu de cette particularité que cette nuit

(*Mouvement Médical*, 20 septembre.)

avec ces divers mélanges et contenant les quantités suivantes de copahu :

Capsules de copahu au goudron n° 2.

Copahu.	0,75 centig.
Goudron.	0,25 centig.

Capsules de copahu au goudron n° 1.

Copahu.	0,35 centig.
Goudron.	0,15 centig.

Capsules de copahu solidifié n° 2.

Copahu.	0,50 centig.
Magnésie.	q. s.

Capsules de copahu solidifié n° 1.

Copahu.	0,25 centig.
Magnésie.	q. s.

Capsules de copahu astringentes n° 2.

Alun pulvérisé.	0,10 centig.
Copahu.	0,50 centig.
Extrait de ratanhia.	0,20 centig.
Extrait d'opium.	0,003 millig.

Capsules de copahu astringentes n° 1.

Copahu.	0,25 centig.
Alun.	0,05 centig.
Extrait d'opium.	0,001 millig.
Extrait de ratanhia.	0,20 centig.

Capsules de copahu composées.

Copahu.	0,25 centig.
Chaux ou magnésie.	0,25 centig.
Alun.	0,10 centig.
Goudron.	0,10 centig.
Extrait de ratanhia.	0,10 centig.
Extrait d'opium.	0,001 millig.

Nous avons donné les formules exactes de ces préparations, afin que l'on sache le nombre de capsules qu'il faut prendre pour ingérer une quantité donnée de copahu pur.

Nous prescrivons habituellement les capsules de copahu et de goudron; nous commençons par dix capsules n° 2. prises de deux en deux heures, afin de moins fatiguer les organes digestifs, qu'une grande quantité de copahu ingérée à la fois trouble toujours assez fortement.

S'il survient de la diarrhée et des vomissements, nous en venons aux capsules composées à la dose de 25 ou 30 et même plus, par jour, en les espaçant le plus possible.

Nous avons l'habitude de recommander aux malades de ne manger que des potages légers au gras ou au maigre, pendant les quatre ou cinq premiers jours de l'usage du copahu : en agissant ainsi, le baume se digère plus aisément, et on peut se contenter d'en prendre une moins grande quantité.

Autant que l'estomac le permet, nous augmentons progressivement la dose du copahu, et nous ne nous arrêtons que lorsque l'écoulement disparaît ou lorsque l'intolérance survient ; dans le premier cas, nous ordonnons au malade de continuer, à la même dose, le médicament pendant deux ou trois jours, puis de diminuer progressivement, de manière à revenir en une dizaine de jours à la première dose prescrite ; quand l'intolérance survient avant la cessation de l'écoulement purulent, nous engageons le malade à prendre le plus grand nombre de capsules possible ; s'il y a impossibilité absolue d'en supporter une quantité représentant au moins 3 grammes de copahu, nous conseillons de prendre chaque jour trois lavements composés comme il suit :

Lavement de copahu composé.

℞	Copahu pur solidifiable	20 grammes.
	Jaune d'œuf n° 1.	
	Extrait thébaïq.	0,05 centig.
	Extrait de ratanhia. . .	2 grammes.
	Eau de grande consoude	125 —

M. F. S. A. Pour un lavement.

Afin de garder plus longtemps ce lavement, il est bon de déblayer d'abord les intestins avec un lavement entier d'eau de guimauve, ou de graine de lin, ou même d'eau tiède pure.

Parfois l'ingestion du copahu détermine des éruptions cutanées caractérisées par des taches rouges, siégeant surtout à l'angle du coude, aux genoux, sur le dos des mains, sur le front, etc., et pouvant s'étendre à tout le corps. Ces taches, dont les dimensions varient de celles d'une tête d'épingle à celles d'une pièce de 2 francs, sont accompagnées d'une vive démangeaison.

On a donné à cette éruption le nom de *roséole copahivique*, en raison de la cause qui la produit.

Si l'on suspend l'usage du médicament, ces taches ne tardent pas à pâlir et à disparaître ; mais si l'on reprend l'emploi du copahu, elles se montrent de nouveau et deviennent un véritable obstacle à son administration. — Les bains alcalins, les frictions avec la pommade camphrée, les lotions d'eau salée, sont les moyens qui nous ont paru les plus propres à combattre les démangeaisons de la *roséole copahivique*.

C'est surtout lorsqu'on administre le copahu

dans les cas où l'inflammation est due à un principe dartreux que cette éruption se manifeste souvent : dans ce cas l'action du copahu ne se fait sentir sur les organes malades que par une recrudescence du mal. La connaissance de ce fait explique cette phrase qu'on trouve stéréotypée dans presque tous les traités spéciaux : « Il est des cas bizarres où l'inflammation, au lieu d'être combattue efficacement, est, au contraire, exaspérée par les préparations balsamiques. »

Si l'on avait connu la nature des inflammations auxquelles on opposait le copahu, dans ces sortes cas on n'aurait pas été étonné du résultat : ce n'est pas un des moindres mérites de notre division des maladies inflammatoires des organes génitaux d'après leur cause réelle et leur origine, que d'éviter une telle confusion.

Il est encore un mode d'administration du copahu dont nous hésitons à parler, car son *originalité* est telle qu'elle paraît presque une mystification, et cependant son efficacité est réelle.

Le copahu n'agit qu'en passant dans le sang, en se mêlant à l'urine par l'intermédiaire des reins, et en imprimant à la sécrétion urinaire des propriétés spéciales sur les inflammations des membranes muqueuses.

Ce fait est prouvé par de nombreuses expériences; nous nous contenterons de rapporter les suivantes :

Un individu est atteint d'une uréthrite avec balano-posthite : sous l'influence du copahu, le canal de l'urèthre se guérit, mais la balano-posthite ne reçoit aucun amendement; on conseille au malade des lotions avec son urine chargée de copahu, et l'inflammation préputiale disparaît rapidement.

Un jeune homme présente un vice de conformation de la verge assez fréquent : le gland est perforé, mais son conduit ne communique pas avec le canal de l'urèthre et celui-ci s'ouvre plus bas. Une chaudepisse survient, on la traite par le copahu; l'uréthrite disparaît, mais l'inflammation continue dans le conduit qui pénètre dans le gland et que l'urine n'a pas encore baigné. — Que l'on pratique des injections avec cette même urine dans le canal borgne et la guérison ne tarde pas à avoir lieu.

C'est sur la connaissance de ce mode d'action du copahu qu'est basé le procédé dont nous voulons parler, et que nous avons vu mettre en pratique dès 1854, dans les circonstances suivantes :

Deux officiers d'un régiment de ligne avaient contracté une chaudepisse : l'un d'eux ne pouvait supporter la moindre dose de copahu sans éprouver des vomissements affreux. D'après le conseil d'un de ses amis, il se mit à prendre des injections réitérées avec l'urine émise par son compagnon d'infortune, et chargée des principes balsamiques que celui-ci digérait avec la plus grande facilité. Sous l'influence de ces injections, la chaudepisse fut guérie plus rapidement chez le premier que chez celui qui avalait personnellement le copahu.

Depuis cette époque, j'ai été à même de répéter plusieurs fois cette expérience, et toujours avec un succès égal à celui que j'aurais pu attendre du copahu pris en nature (1).

(1) C'est la connaissance de ces faits qui m'a amené, dans ces derniers temps, à instituer un système de traitement que je crois appelé à rendre de grands services, dans certains cas; le voici en peu de mots.

Je suppose vingt personnes atteintes d'une chaudepisse, d'une uréthrite réclamant l'usage du copahu. — Une de ces personnes prend le soir une dose de 12 à 15 grammes de copahu; avec l'urine qu'elle rend dans la nuit et dans la matinée, on donne cinq ou six injections aux dix-neuf autres

Nous parlerons encore de l'application de cette idée au traitement de l'ophthalmie purulente.

On a aussi essayé l'usage de l'eau distillée de copahu; nous l'avons employée avec assez de succès, mais combinée à d'autres agents médicamenteux; nous renvoyons, à ce sujet, le lecteur au traitement de l'uréthrite chronique.

2° DU POIVRE CUBÈBE.

Le *poivre cubèbe* est le fruit d'une variété de poivrier; il se présente sous la forme de petites baies brunâtres, sèches, ridées, munies d'un pe-

personnes. — Il est indispensable de faire bouillir l'urine et de la filtrer sur du charbon avant de s'en servir, de crainte qu'on ne vienne à communiquer, par son intermédiaire, une diathèse virulente existant chez la personne qui l'a sécrétée l'ébullition détruit tout le pouvoir contagieux, sans altérer les propriétés de l'urine copahivique.

Le lendemain une autre personne absorbe une égale dose de copahu et son urine sert aux autres, et ainsi de suite. — De la sorte, il est rare qu'un même individu ait à avaler plus d'une fois du copahu dans le cours d'un traitement, et ceux qui connaissent par expérience ce médicament sont à même de juger de l'importance de cette innovation.

tit appendice, d'où le nom de *poivre à queue* qui a été donné aussi à ce médicament.

L'odeur du poivre cubèbe est forte et pénétrante, sa saveur âcre; mais l'une et l'autre sont infiniment moins désagréables et moins nauséabondes que celles du copahu : il est vrai que l'action en est beaucoup moins énergique que celle de ce baume.

L'ingestion du cubèbe détermine rarement des nausées et des vomissements, moins souvent encore de la diarrhée.

Le cubèbe s'emploie en poudre délayée dans de l'eau, ou en capsules, ou mélangé avec d'autres substances comme le copahu, le fer, le ratanhia.

La dose du cubèbe est de 20 à 40 grammes par jour : on doit suivre dans son administration les mêmes règles que dans celle du copahu; souvent on l'associe à ce dernier pour terminer le traitement de la chaudepisse.

Voici une formule que nous employons fréquemment et dont nous avons retiré les meilleurs effets :

Capsules de copahu et cubèbe composées.

℞	Copahu.	0,20 centig.
	Goudron.	0,05 centig.
	Magnésie.	0,10 centig.
	Cubèbe pulvérisé.	0,50 centig.
	Ratanhia.	0,15 centig.
	Extrait thébaïque.	0,002 millig.

De 20 à 40 par jour.

Nous avons employé avec assez de succès l'extrait éthéré de cubèbe; mais son prix excessif n'est compensé que jusqu'à un certain point par le seul avantage qu'il présente sur le cubèbe en nature, celui de s'employer sous un très-petit volume et en très-petite quantité: aussi ne le prescrivons-nous que dans des cas tout à fait exceptionnels à la dose de 2 à 5 grammes et en capsules.

On a encore préconisé le baume de Tolu, la résine de térébenthine, les bourgeons de sapin, le goudron et autres substances semblables: nous n'en avons jamais retiré d'avantages aussi marqués que ceux obtenus avec le copahu et le cubèbe; ce sont d'excellents adjuvants lorsqu'on peut les employer concurremment avec les deux substances dont nous venons de parler; mais où ils trouvent leur emploi rationnel, concurremment avec les ferrugineux et les reconstituants, c'est à la fin des traitements qui ont dû se prolonger parce que la guérison se faisait attendre, lorsque l'estomac fatigué ne supporte plus le copahu ni le cubèbe; nous les administrons alors sous les formes que nous avons indiquées, pages 61 et 62, et nous nous en trouvons très-bien.

DE LA BLENNORRHÉE SIMPLE OU CHAUDEPISSE CHRONIQUE

Il ne sera question, dans ce chapitre, que de la blennorrhée essentielle : nous renvoyons le lecteur à l'article *rétrécissements*, pour établir le diagnostic différentiel de la chaudepisse chronique simple et de celle qui est liée à une coarctation du canal de l'urèthre; nous nous contenterons seulement de dire qu'il est toujours indispensable, lorsqu'un écoulement date depuis plus de trois mois, de s'assurer qu'il n'existe aucune dégénérescence des parois du canal, capable de le produire ou de l'entretenir : une main exercée armée d'une bougie à boule, à tige mince, constatera d'une manière certaine la présence ou l'absence de pareilles lésions ; lorsqu'un malade nous arrive dans de semblables conditions, c'est toujours notre premier soin ; car il est impossible de distinguer, à d'autres caractères, si un écoulement est le symptôme d'un rétrécissement à sa période initiale, ou s'il n'est dû qu'à une inflammation chronique de la muqueuse ou des glandes de l'urèthre. Nous supposons donc que cette constatation a été faite et que le canal ne présente aucun point rétréci ou en voie de rétrécissement, et nous entrons en matière.

La blennorrhée uréthrale est caractérisée par un écoulement indolore de matières muco-purulentes, plus ou moins abondantes, provenant du canal de l'urèthre.

Tantôt on ne trouve qu'une goutte blanchâtre ou transparente et striée de filets blancs, qu'on fait sortir le matin, en comprimant l'extrémité antérieure de la verge : c'est à cette forme que l'on donne le nom de *goutte militaire;* dans une autre variété, on constate un écoulement continuel de muco-pus plus ou moins blanc et contenant, par conséquent, une quantité plus ou moins grande de globules de pus.

Il ne faut pas confondre avec cette sécrétion

colorée et morbide, un écoulement visqueux et tout à fait transparent, semblable à du blanc d'œuf et ne contenant aucun globule de pus; cet écoulement, qu'on observe souvent à la suite d'une uréthrite guérie, n'est qu'une augmentation de la sécrétion normale des glandes du canal et n'offre rien de pathologique; c'est une conséquence de l'excitation sécrétoire imprimée à ces organes par l'inflammation dont ils ont été le siége; aussi, pour poser un diagnostic exact, doit-on toujours s'assurer, à l'aide d'un microscope à fort grossissement, si le liquide sécrété contient ou ne contient pas de produits purulents, car tout le traitement repose sur cette donnée; contrairement à l'opinion de M. Robin, nous croyons que les sécrétions des muqueuses ne contiennent des leucocytes ou globules purulents avec ou sans noyaux (fig. 8) que dans les cas seulement où les fonctions et la structure de leurs glandes sont altérées ou lorsqu'elles sont enflammées.

La blennorhée peut occuper une étendue plus ou moins considérable de l'urèthre: la quantité des matières excrétées varie avec la surface malade; le plus souvent, c'est dans les glandes des parties profondes du canal que la maladie réside, comme nous l'avons vu précédemment, mais tous les points du conduit uréthral peuvent être le siége de l'inflammation chronique qui produit l'écoulement blennorrhéique.

Cet état morbide ne provoque ordinairement aucune douleur; les malades éprouvent cependant parfois une sorte de picotement, des élancements rapides et passagers dans le point enflammé; le passage de l'urine peut aussi causer une légère douleur; mais, en général, ces symptômes sont marqués.

Outre l'écoulement dont nous venons de parler, on observe quelquefois dans l'urine des filaments blanchâtres que les malades prennent pour de petits vers et qui ne sont constitués que par du mucus concrété.

« En général, cet état ne détermine, pendant fort longtemps, aucun accident fâcheux; mais, après un laps de temps qu'on ne peut préciser, ou sous l'influence de quelque écart de régime, les envies d'uriner deviennent plus fréquentes, une douleur se fait sentir jusque dans le rectum, il y a sensation comme d'un corps étranger qui obstrue les voies urinaires. Lorsque le malade se lève ou s'assied, il sent au col de la vessie une chaleur très-vive, qui produit un ténesme vésical. Les efforts pour uriner deviennent de plus en plus pénibles, et ce n'est souvent qu'après plusieurs tentatives que le malade rend une petite quantité d'urine qui lui brûle le canal en passant; il n'est pas rare que les dernières gouttes soient colorées par un peu de sang, mais toujours en petite quantité, à moins que, par des excès, l'uréthrite ne soit revenue à l'état aigu; une injection trop astringente ou caustique peut amener le même résultat; l'inflammation a atteint les parties profondes, et s'est propagée jusqu'au col de la vessie.

« Dans cet état, le besoin d'uriner se montre quelquefois si impérieux, que les malades sont obligés de se présenter au vase toutes les heures, toutes les demi-heures, et même toutes les dix minutes, et les nuits se passent en partie sans sommeil. L'urine s'échappe involontairement ou, après la miction, l'occlusion de la vessie se trouvant incomplète, et les parois du canal impuissantes à repousser les dernières gouttes de liquide, une partie s'échappe après coup, tombe goutte à goutte et souille les effets du malade (1). »

(1) Allorge, thèse de Paris, 1863.

La blennorrhée s'est alors compliquée d'une cystite ou inflammation de la vessie que nous étudierons plus tard.

La blennorrhée, comme toutes les maladies chroniques, a une grande tendance à s'éterniser; mais nous ne sommes pas de l'avis de M. Langlebert (1), qui la regarde comme une affection redoutable lorsqu'elle occupe les parties profondes du canal et qui ajoute : « Relativement à la durée de l'uréthrite, le médecin soucieux de sa réputation doit être très-circonspect dans le pronostic qu'il peut être appelé à porter; qu'il ait toujours présent à l'esprit cette maxime dont tant de gens ont constaté la vérité à leurs dépens : *une chaudepisse commence, qui peut dire quand elle finira!* »

Il est vrai que M. Langlebert regarde comme des obstacles à la guérison le tempérament lymphatique, la scrofule, le rhumatisme, le vice dartreux, etc. Il est évident que si l'on oppose à chacune des chaudepisses causées par des causes si diverses un seul et même traitement, on ne devra arriver à aucun autre résultat... C'est un

(1) Langlebert, *Maladies vénériennes*, p. 37.

des grands avantages des divisions rationnelles que nous avons établies, de pouvoir, à coup sûr, opposer à chacun des cas qui se présentent, un traitement en rapport avec la nature du mal. C'est ce qu'a pressenti M. Cullerier : « Il y a des écoulements qui ne peuvent être modifiés, ni par les balsamiques, ni par les moyens locaux dont nous venons de parler : ce sont ceux qui sont entretenus par un état constitutionnel... C'est cet état général qu'il faut traiter pour tarir l'écoulement... Les sulfureux *intus et extra*, qui quelquefois augmentent l'écoulement, ne sont cependant pas à négliger lorsque la blennorrhée se lie à une constitution herpétique (1). » Si M. Cullerier avait pris le soin d'étudier et de déterminer les caractères de la chaudepisse herpétique, il n'aurait pas donné, dans des cas où la maladie était due à une autre cause, des sulfureux qui devaient en augmenter l'écoulement ou rester sans action puisqu'ils n'étaient pas indiqués...

Quant à nous, nous ne voyons dans la Blennorrhée qu'une maladie sans gravité réelle ; nous croyons qu'elle guérit parfaitement et

(1) Cullerier, *Maladies vénériennes*, p. 51.

même sans beaucoup de difficulté lorsqu'on l'attaque d'une manière convenable.

L'inconvénient le plus grave que nous lui reconnaissions est celui d'affecter péniblement le moral des malades ; il n'est pas rare en effet de voir des blennorrhéiques frappés de l'idée que leur mal est grave et incurable, devenir hypocondriaques, perdre l'appétit et le sommeil, et finir par tomber dans un état de marasme très-profond.... On en cite même que le désespoir aurait entraînés au suicide....

On a accusé la blennorrhée de produire la stérilité, ce reproche n'est peut-être pas sans fondement ; il peut arriver que le mélange ou le contact du pus blennorrhéique ait pour effet de tuer les spermatozoaires ; mais nous croyons que c'est plutôt à une altération des vésicules séminales, à une vésiculite chronique, par exemple, qu'il faut attribuer ce résultat ; dans ces réceptacles, le sperme séjourne quelquefois très-longtemps, le muco-pus a le temps d'exercer son action délétère ; tandis que, dans le canal, le passage de la liqueur séminale est si rapide, que celle-ci n'aurait pas le temps de subir l'influence de la sécrétion blennorrhéique ; au reste, si nous avons souvent constaté la mort des spermatozoïdes chez les malades atteints de blennorrhée très-ancienne, nous avons, d'un autre côté, quelquefois trouvé ces animalcules parfaitement vivants et frétillants chez des individus atteints d'une blennorrhagie très-aiguë à sa deuxième ou

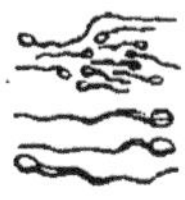

Fig. 8.
Représentant les animalcules de l'homme à des grossissement de 600 et 1500 diamètres.

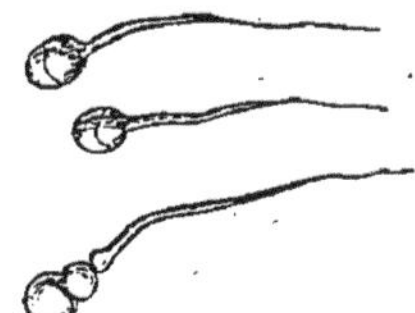

Fig. 9.
Représentant les spermatozoaires morts.

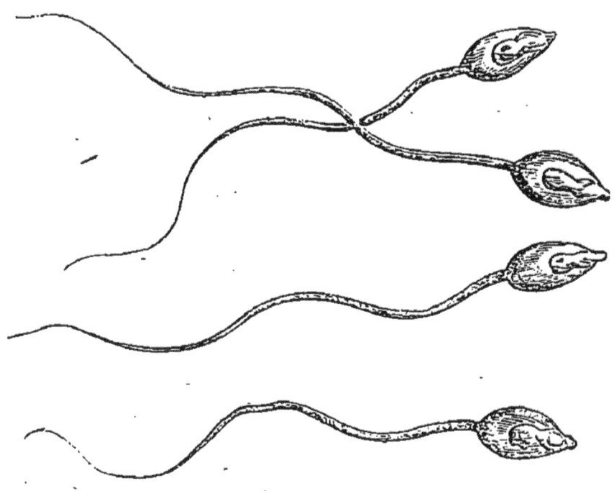

Fig. 10.
Grossissement idéal des spermatozoaires de l'homme.

à sa troisième période, lorsque le pus devait être bien plus activement meurtrier ; c'est pourquoi nous croyons qu'il faut attribuer à d'autres maladies la stérilité qui s'observe dans le cours de la blennorrhée.

Traitement de la blennorrhée simple.

Le traitement de la chaudepisse inflammatoire passée à l'état chronique, est celui de toutes les inflammations arrivées à la même période ; il comprend des moyens locaux et une médication interne, en rapport avec la situation constitutionnelle des malades.

1° *Traitement local.*

Les injections astringentes occupent le premier rang parmi les moyens que l'on doit opposer à la blennorrhée ; aux formules que nous avons données page 60, nous joindrons les suivantes, dont l'activité va en croissant de la première, qui est celle dite de Ricord, à la dernière qui nous est propre et que nous employons le plus fréquemment.

INJECTIONS ASTRINGENTES

1re Formule

℞	Sulfate de zinc.	1 gr.
	Acétate de plomb.	2 gr.
	Teinture de cachou.	} āā 4 gr.
	Laudanum de Sydenham.	
	Eau de roses	200 gr.

2e Formule

℞	Azotate d'argent.	0,15 centigr.
	Eau distillée.	50 gr.

3e Formule

℞	Perchlorure de fer à 30°.	1 gr.
	Eau distillée.	200 gr.

4e Formule

℞	Alcoolat de Copahu à 22°.	200 gr.
	Perchlorure de fer à 30°. . .	0,50 centig.

Quelle que soit celle de ces formules que nous conseillions, voici notre manière d'agir constante : le matin, en s'éveillant, le malade prend une injection d'une des préparations ci-dessus ; une heure après, il tâche d'expulser au moins quelques gouttes d'urine, et aussitôt il injecte une pleine seringue de la préparation ci-après :

Injection isolante n° 1

℞ Carbonate de plomb pulvérisé	
ou bi-oxyde de plomb	30 gr.
Eau de Copahu	200 gr.
M.	

ou bien de la suivante, qui serait peut-être préférable, si le prix n'en était si élevé :

Injection isolante n° 2

℞ S.-nitrate de bismuth.	30 gr.
Eau de Copahu.	100 gr.
M.	

De temps en temps dans la journée, et régulièrement toutes les fois qu'on vient d'uriner, on prend une de ces injections qui ont pour but d'isoler les parois du canal, de les empêcher de s'échauffer par suite d'un contact prolongé. Dans les conditions normales de la vie, cet effet d'échauffement n'a pas lieu, parce que la muqueuse sécrète une liqueur qui lubréfie les parois du conduit uréthral ; mais lorsque l'inflammation vient modifier la structure des organes sécréteurs, il ne se produit que du muco-pus ou du pus qui sont irritants au lieu d'être lubréfiants....

Le soir, une heure avant de se mettre au lit, le malade prend une seconde injection astringente, puis, au moment de se coucher, il urine et prend une dernière injection isolante; comme le matin.

2° *Médication générale.*

Nous avons donné des formules de préparations de cubèbes et de copahu (pages 72, 73 et suivantes); souvent les malades ont déjà pris de ces médicaments sous diverses formes, et ne sont pas guéris, soit par suite d'écarts de régime, d'imprudences, soit que les drogues fussent frelatées ou de mauvaise qualité, soit enfin qu'elles n'aient pas été administrées d'une manière convenable ou opportune.

Employées seules, — dans la blennorrhée simple, surtout lorsqu'il ne reste qu'une goutte le matin, — les préparations de copahu et de cubèbes suffisent rarement à guérir la maladie; mais elles constituent un précieux adjuvant et doivent être prescrites dans presque tous les cas; on insistera même d'autant plus sur leur emploi que le malade n'en aura jamais fait usage pendant la période aiguë du mal....

Lorsque l'écoulement muco-purulent est très-abondant, il est dû en grande partie à une hypersécrétion des glandes, comme nous l'avons dit précédemment; il est alors indispensable d'adjoindre aux moyens ci-dessus l'usage des iodures — et en particulier des iodures de potassium ou de fer — qui jouissent de la propriété d'atrophier le système glandulaire ou au moins d'en modifier les sécrétions :

Solution d'iodure de potassium

℞	Iodure de potassium.	10 gr.
	Eau.	500 gr.

Prendre matin et soir une cuillerée à bouche de cette solution, une demi-heure avant les repas.

Sirop d'iodure de fer

℞	Soluté officinal de protoiodure de fer.	6 gr.
	Sirop de Tolu.	250 gr.

Prendre chaque jour trois cuillerées à bouche de ce sirop au moment des repas.

C'est surtout lorsque le flux muqueux s'observe chez des personnes d'une constitution débilitée ou d'un tempérament lymphatique que cette dernière préparation sera administrée avec avantage.

On se trouve quelquefois bien, surtout lorsque

l'écoulement est très-ancien et très-rebelle, de l'application réitérée de vésicatoires volants à la partie interne des cuisses ou à la partie inférieure du ventre ; mais il faudrait bien se garder d'en poser sur la verge elle-même ou sur les bourses, car ils pourraient déterminer la gangrène de ces organes.

Il est très-rare que la blennorrhée résiste à l'emploi méthodique des moyens que nous venons d'exposer ; dans le cas où le suintement purulent persisterait, il faudrait en venir à l'usage des bougies médicamenteuses qu'on peut préparer de la manière suivante :

On se procure des bougies en cire d'un moyen calibre — de 2, 3 ou 4 millimètres de diamètre, par exemple ; après les avoir fait chauffer à la flamme d'une lampe à alcool, on les roule dans une poudre préparée selon l'une des formules suivantes :

Poudre astringente

℞ Alun calciné.	2 gr.
Tuthie préparée.	10 gr.
Sucre pulvérisé.	50 gr.

M.

Autre formule

Sulfate de fer pulvérisé.	1 gr.
Sucre pulvérisé.	50 gr.
M.	

Autre formule

Tannin.	1 gr.
Poudre de Tan.	5 gr.
Sulfate de plomb.	50 gr.
M.	

Autre formule

Bi-oxyde de plomb.	20 gr.
Carbonate de plomb.	20 gr.

C'est à cette dernière préparation que nous donnons la préférence ; aussi tenons-nous constamment des bougies toutes fabriquées selon cette formule, à l'usage de nos clients.

On introduit ces bougies, — après les avoir humectées avec de l'huile ou un corps gras quelconque, — dans le canal de l'urèthre, et on les y laisse séjourner le plus longtemps possible.

Quant au régime, nous renvoyons le lecteur à ce que nous avons dit au sujet de la chaudepisse aiguë.

DES PROPRIÉTÉS CONTAGIEUSES DE L'ÉCOULEMENT SIMPLE OU PHLEGMONEUX.

A quelle époque, à quelle période de la maladie l'écoulement cesse-t-il d'avoir des propriétés contagieuses ?

Cette question présente d'autant plus d'intérêt qu'elle a été résolue d'une manière tout à fait opposée par les auteurs.

Les uns, — et nous nous rangeons complétement à leur avis, — veulent que l'on s'abstienne absolument des rapports sexuels aussi longtemps que l'écoulement blanchâtre persiste, soit qu'il se présente sous la forme d'un suintement continuel, ou qu'il ne soit constitué que par une simple *goutte militaire;* pour ces auteurs, comme pour nous, la présence des éléments du pus suffit pour donner à la sécrétion des caractères contagieux : il est prudent de s'abstenir.

Les autres prétendent que les rapports sexuels peuvent être autorisés lorsque la douleur a disparu, lorsque l'écoulement est peu abondant et filant... On a même été jusqu'à conseiller le coït, dans ces cas, comme un moyen de guérison! Nous regardons de semblables assertions comme de telles énormités que nous ne croyons pouvoir trop mettre les malades en garde contre elles.

Nous savons bien que parfois le coït, dans de telles circonstances, n'a pas été suivi de la contamination des personnes saines avec lesquelles il avait eu lieu; nous avons vu des individus atteints de goutte militaire cohabiter pendant des années avec des femmes sans leur communiquer le moindre mal; mais, en revanche, que de fois les unions les mieux assorties n'ont-elles pas été troublées par des accidents inflammatoires survenus après quelques semaines de ménage, lorsque le mari, — confiant en la parole imprudente du médecin, — n'avait consenti à une alliance, que sur l'assurance qui lui avait été donnée que son mal n'était plus contagieux!...

Combien d'hommes ont communiqué à leurs femmes, dès les premiers jours de leur mariage, des blennorrhagies que l'on regardait comme des échauffements causés par les premières approches conjugales, et qui, n'étant pas convenablement traitées, perdaient bientôt leur caractère inflammatoire et passaient à l'état chronique!... Souvent alors le mari voyait revenir le mal à l'état aigu et attribuait la recrudescence de l'inflammation à l'excitation produite par un coït difficile, lorsqu'elle n'était due qu'au contact du pus irritant de la vaginite récente de sa compagne!... A son tour, ne voyant là qu'une irritation momentanée, le mari faisait comme sa femme, il se contentait de quelques boissons rafraîchissantes et son uréthrite repassait aussi à l'état chronique, et tous les deux vivaient ainsi, cohabitant ensemble, parfaitement acclimatés l'un à l'autre et portant parallèlement leurs écoulements chroniques!... Mais alors malheur à ceux ou à celles avec qui on donnait des coups de canif dans le contrat et qui ne jouissaient pas du bénéfice de l'acclimatation!...

Ces faits se produisent si fréquemment que nous ne pouvons comprendre comment des médecins réellement éclairés aient pu hasarder de pareilles maximes... Les uns, parfaitement honorables, ne peuvent parler ainsi qu'avec conviction ; — les autres, dépités de n'avoir pu tarir des écoulements rebelles, n'ont pas osé avouer leur impuissance; ils ont voulu persuader à leurs malades qu'ils étaient guéris, et se sont rendus coupables d'un abus de confiance dont leurs complices innocents n'ont pas tardé à subir les funestes effets...

Ce n'est certes pas dans la catégorie de ces hommes, — qui n'ont de véritables médecins que le diplôme, — qu'il faut ranger M. Cullerier; aussi avons-nous peine à comprendre qu'il ait pu écrire les lignes suivantes[1] :

« Les individus atteints de blennorrhée poussent souvent trop loin les précautions et s'abstiennent quelquefois complétement de femmes, dans la crainte de les infecter. Dans ces cas-là, cependant, le coït modéré ne peut leur être nuisible, IL FAUT MÊME LE LEUR CONSEILLER ; car les érections fréquentes, occasionnées par la continence, fatiguent bien plus que le rapprochement sexuel; seulement vous aurez soin, bien entendu, d'attendre que l'écoulement ait perdu ses propriétés contagieuses. »

Que des écoulements aient disparu après un coït répété, lorsque l'abstinence avait été longue, c'est un fait que nous ne révoquerons pas

(1) *Affections blennorrhagiques*, p. 78.

en doute, car nous l'avons constaté deux ou trois fois; mais de ce qui n'est qu'une exception rare, tirer une conclusion si exorbitante, donner des conseils si étourdiment dangereux, c'est ce que nous ne pouvons comprendre..... et nous ne sommes pas seul de cette opinion, voici ce qu'écrivait à ce sujet un des publicistes spéciaux les plus spirituels de Paris, le docteur Joulin :

« IL FAUT MÊME LE LEUR CONSEILLER!!! Et à quels signes l'auteur reconnaît-il que l'écoulement n'est plus contagieux? Comment M. Cullerier, qui admet l'identité entre tous les écoulements uréthraux, pourrait-il démontrer qu'une blennorrhée est moins contagieuse qu'une uréthrite aiguë, déterminée par le passage d'une sonde ou l'évolution dentaire? J'ajouterai que, pour les praticiens, qui ont une médiocre croyance à l'étymologie anodine de la blennorrhagie, — et j'avoue que je suis de ceux-là, — dans l'immense majorité des cas, la blennorrhée est fille d'une chaudepisse contractée dans un coït infectant.

« Il est des erreurs doctrinales qui n'ont qu'une médiocre importance, mais l'erreur sur certains points de pratique peut présenter de sérieux dangers, et il me paraît incontestable que, tant qu'on n'aura pas fourni — ce qui dans l'état actuel de la science est impossible — les caractères auxquels on peut reconnaître qu'un écoulement n'est plus contagieux, on ne sera point autorisé à conseiller le coït en pareille circonstance. Il est, en morale, un principe élémentaire trop souvent méconnu, qui consiste à ne point communiquer une maladie contagieuse. On peut même dire que celui qui transgresse ce principe commet une infamie ; il est des gens qui regardent cela comme une plaisanterie, qu'on raconte aux amis entre deux chopes, mais ce n'en est pas moins un acte indigne d'un honnête homme. Et, sur ce point, je suis certain de trouver M. Cullerier de mon avis. Je crains cependant que la permission qu'il veut accorder à ses malades ne présente de sérieux dangers. Beaucoup de gens sont retenus dans la voie de la continence par un bon sentiment ; si l'on renverse cette faible barrière, si on leur laisse croire que le mal peut ne pas être contagieux, ils ne prendront conseil que de leur tempérament, se feront juges eux-mêmes de l'opportunité du moment, et contamineront, avec approbation du médecin et en toute sûreté de conscience, les femmes qu'il leur plaira de visiter.

« Une pareille permission serait une patente nette, un brevet de circulation accordé à la blennorrhagie ; ce serait, — qu'on me passe le néologisme, — de la *blennorrhagiculture* pratiquée sur une grande échelle (1). »

Ainsi, tout écoulement blennorrhéique doit entraîner une prohibition absolue des rapports sexuels ; nous avons vu que la présence du pus était le caractère d'une sécrétion morbide du

(1) *Syphiliographes et syphilis*, p. 18.

canal; que l'exhalation d'un liquide filant et ne contenant pas les éléments des productions purulentes, ne devait être regardé que comme une exagération des fonctions des glandes uréthrales et n'avait rien de maladif. Il est donc important de connaître les caractères physiques du pus : le microscope va nous les montrer.

Examinons à un grossissement de 150 diamètres une gouttelette de pus; nous trouvons d'abord une certaine quantité de petits corps arrondis ridés (*fig.* 11), semi-opaques; puis des corpuscules arondis ou légérement ovalaires, les uns contenant un, deux ou trois noyaux (fig. 12), les autres vides et homogènes, sans

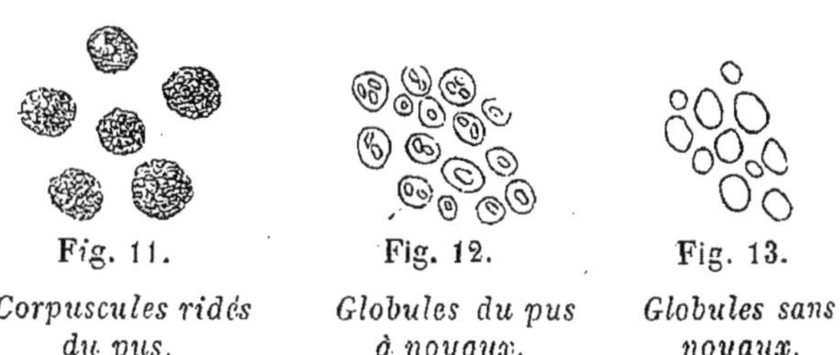

Fig. 11. *Corpuscules ridés du pus.*

Fig. 12. *Globules du pus à noyaux.*

Fig. 13. *Globules sans noyaux.*

noyaux intérieurs (*fig.* 13); parfois quelques cellules épithéliales (*fig.* 14), provenant des débris de la muqueuse; des globules graisseux (*fig.* 15). Enfin on peut y trouver aussi des globules sanguins (*fig.* 16); tous ces éléments se trouvent mélangés, comme on le voit à la figure 17. — Le mucus physiologique contient

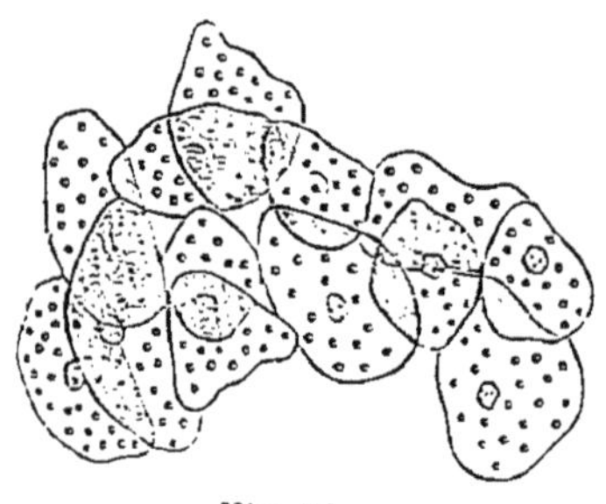

Fig. 14.

Représentant des cellules épithéliales.

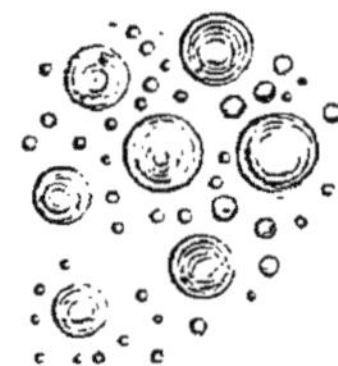

Fig. 15.

Représentant des globules graisseux.

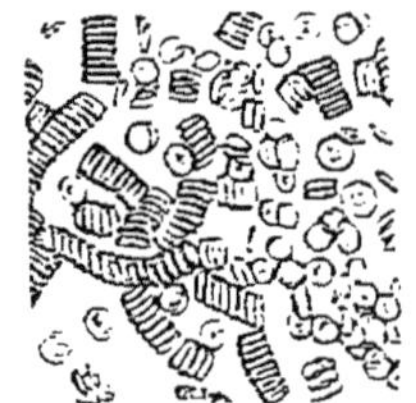

Fig. 16.

Représentant des globules sanguins.

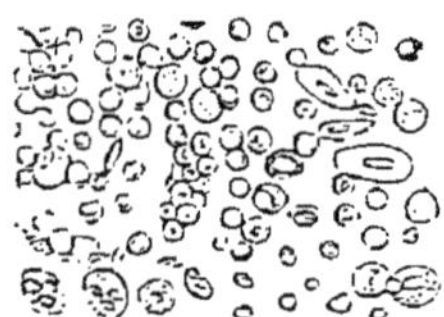

Fig. 17.

Représentant les divers éléments d'une goutte de pus.

bien quelques cellules épithéliales et des globules sans noyaux, mais on n'y observe des globules ridés ou à noyaux que lorsque la muqueuse est altérée : la présence ou l'absence de ces produits pathologiques servira donc de critérium à la détermination de la contagiosité d'un écoulement : si celui-ci en contient, on devra défendre les rapports sexuels, — s'il n'en renferme pas, on pourra permettre sans crainte les relations : la sévérité dans ce cas est moins dangereuse que la complaisance.

CHAPITRE III

COMPLICATIONS DE LA BLENNORRHAGIE CHEZ L'HOMME

1° DE LA BALANO-POSTHITE.

Au lieu de rester bornée à l'intérieur du canal, la chaudepisse peut envahir encore le gland et le prépuce : c'est une complication fréquente chez les personnes qui ne peuvent habituellement ramener le prépuce en arrière du gland, découvrir ou décalotter, comme on dit vulgairement; en outre, ces maladies peuvent encore se déclarer indépendamment de toute inflammation du canal de l'urèthre et sous l'influence des causes que nous avons étudiées déjà : irritations extérieures, contact de matières purulentes, diathèse inflammatoire, etc.

Nous allons décrire séparément chacun des

accidents que l'on observe habituellement dans ces cas, quoiqu'ils soient rarement isolés et qu'ils se compliquent les uns les autres ou se succèdent fréquemment.

1° POSTHITE SIMPLE.

On donne le nom de posthite à l'inflammation de la muqueuse du gland (*fig.* 18).

Cette maladie est assez rare chez les personnes qui peuvent découvrir cet organe et qui se livrent à des soins convenables de propreté : elle est presque inconnue chez les Israélites et chez toutes les sectes où la circoncision est une pratique réligieuse obligatoire.

La plupart des causes de la chaudepisse sont aussi celles de la posthite ; nous mettrons en première ligne la masturbation, l'abus du coït, et surtout le contact prolongé du pus provenant d'une chaudepisse.

Une cause fréquente de posthite se trouve dans l'incurie de certains individus qui n'ont pas le soin de tenir la verge dans un état de propreté suffisante... En effet les petites glandes de la rainure balano-préputiale, sécrètent incessamment une matière qui se coagule et forme assez rapidement une sorte d'enduit blanchâtre, caséeux, qui ne tarde pas à s'aigrir et à acquérir des propriétés irritantes.

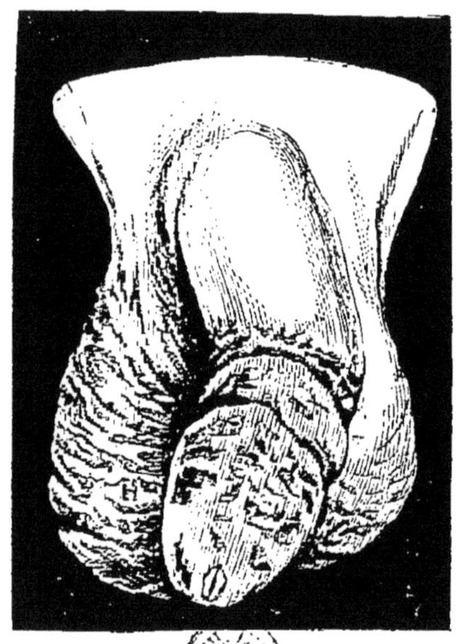

Figure 18.

Représentant la verge atteinte de balano-posthite ulcéreuse simple et de paraphimosis.

La posthite peut aussi survenir spontanément, sans cause appréciable suffisante; mais cette origine, purement catarrhale, est rare; presque toujours cette inflammation est liée à la diathèse dartreuse et doit être comparée à l'érythème de la peau; de même le psoriasis, localisé sur le gland, y détermine de la rougeur, mais la sécrétion purulente fait défaut dans la plupart des cas.

Les symptômes de la posthite varient selon la possibilité ou l'impossibilité de découvrir le gland.

Dans le premier cas, la maladie est caractérisée par de la rougeur et du gonflement de cet organe; elle donne lieu à des sécrétions analogues à celles de la chaudepisse, mais plus abondantes; souvent l'irritation causée par la présence du pus est telle que la muqueuse du gland s'ulcère (*fig.* 18) et que celui-ci paraît comme *pelé*.

Dans certains cas, l'ulcération peut être portée au point de détruire une partie de l'organe: nous avons vu prendre des accidents semblables pour de véritables chancres; on verra, quand il sera question de ceux-ci, les signes par lesquels on les différencie des ulcérations inflammatoires simples ou herpétiques.

Lorsque l'étroitesse du prépuce ne permet pas de découvrir les parties malades, on peut être embarrassé de savoir si l'inflammation siége sur le gland, ou si l'écoulement provient du canal de l'urèthre. On arrive à poser un diagnostic certain à l'aide des données suivantes :

Les douleurs de l'uréthrite siégent à la partie

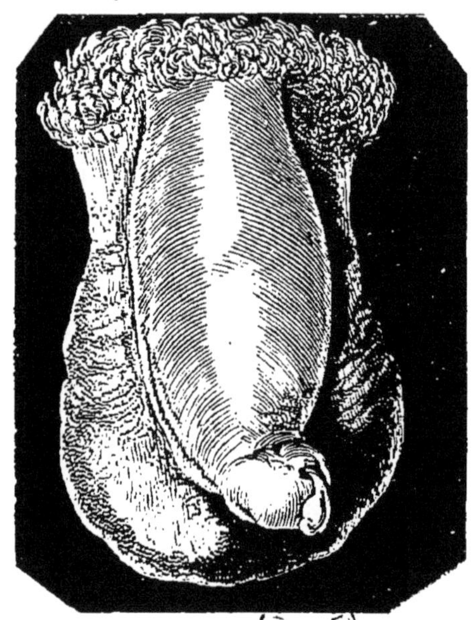

Figure 15.

Représentant la verge atteinte de balano-posthite avec étroitesse du prépuce ou phimosis.

inférieure du gland et le long du canal ; celles de la posthite ne s'observent qu'à la partie antérieure de la verge et occupent souvent tout son pourtour; — en outre, dans cette dernière maladie, les érections ne sont pas cordées; — lorsqu'on presse le gland, le malade éprouve une sensation douloureuse qui se fait sentir sur toute la périphérie de l'organe et non dans un point limité de sa partie inférieure; — le pus de la chaudepisse est moins lié et moins crémeux que celui de la posthite; au microscope on constate dans ce dernier la présence d'un grand nombre de cellules épithéliales (*fig.* 14) mêlées à des globules purulents (*fig* 11 et 12).

Arrivée en huit ou dix jours à son plus haut point de développement, l'inflammation commence bientôt à décroître. L'écoulement devient plus clair et plus filant, la douleur disparaît peu à peu et, en quinze ou vingt jours, sous l'influence de soins hygiéniques de propreté seulement, la maladie finit souvent par disparaître; ce n'est que dans des cas exceptionnels qu'elle passe à l'état chronique et devient une cause puissante des végétations dont nous parlerons plus tard.

Au lieu de rester bornée à l'épaisseur de la muqueuse, l'inflammation peut envahir le tissu érectile du gland et déterminer dans son épaisseur de véritables abcès; on a alors affaire à une posthite phlegmoneuse qui peut avoir pour effet la destruction complète ou partielle du gland ; cette forme grave de la posthite a pour caractères les symptômes suivants :

Posthite phlegmoneuse. Le gland présente un volume considérable, plus considérable que celui de l'érection normale ; la muqueuse en est rouge, luisante, tendue ; les sécrétions extérieures sont diminuées, abolies ; des douleurs lancinantes, profondes, atroces s'y font ressentir ; la fièvre est intense ; le pouls très-rapide ; des frissons alternent avec des bouffées de chaleur ; du pus se forme, se rassemble en foyer, et bientôt, du cinquième au dixième jour, la poche purulente se vide au dehors ; — à la vérité, ce résultat est rare : lorsque le tissu spongieux est enflammé, il a peu de tendance à suppurer, et la maladie se termine par résolution ; mais les parois de ses alvéoles peuvent rester indurées et c'est cette terminaison qui donne plus tard à l'organe une configuration bizarre, plus ou moins bosselée, parce qu'il ne peut plus se développer librement en tous sens ; on pourrait confondre les cicatrices qui persistent après ces abcès avec des cicatrices de chancres ; nous donnerons plus tard les moyens de les distinguer.

Traitement.

Lorsqu'on peut découvrir le gland, le traitement est des plus simple : quelques lotions d'*alcoolé de guaco* et l'interposition d'un linge imbibé de la même liqueur suffisent souvent pour débarrasser le malade en quelques jours.

S'il était nécessaire d'en venir à une médication plus énergique, on emploierait avec succès la solution suivante qu'on alternerait avec le guaco :

* *Solution de nitrate d'argent.*

℞ Azotate d'argent cristallisé. 1 gramme.
Eau distillée. . . . . 30 grammes.
M. F. S. A.

Si l'étroitesse du prépuce ne permettait de mettre qu'imparfaitement les parties malades à découvert, on devrait faire des injections fréquentes avec les mêmes liquides en introduisant avec précaution la canule de la seringue entre le prépuce et le gland ; il est bon, pour cet usage, de se servir de seringues à canules en gomme et un peu longues : cette pratique vaudrait mieux que de s'exposer à produire un paraphimosis en agissant avec violence.

Quand on ne peut point parvenir à découvrir le gland, on dit que le malade est atteint de *phimosis*. Nous parlerons bientôt de cette complication et des moyens de la combattre ; il est évident que, cette difficulté vaincue, le traitement sera le même que celui de la posthite sans phimosis.

Si, au lieu d'être bornée à la surface de la muqueuse du gland, l'inflammation était profonde ou phlegmoneuse, on devrait bien se garder de suivre les indications précédentes : le traitement antiphlogistique conviendrait seul. On devrait alors tenir la verge relevée et constamment en rapport avec des linges fins imbibés d'eau de guimauve et de pavots, baigner fréquemment les parties dans une décoction semblable et pratiquer des injections avec le même liquide entre le gland et le prépuce. Si l'inflammation phlegmoneuse était intense et déterminait de violents mouvements fébriles, on devrait appliquer des sangsues sur les aînes, ordonner des purgatifs salins : eau de sedlitz, limonade purgative au citrate de magnésie, etc.; on prendrait aussi avec avantage des bains entiers; lorsque le pus sera manifestement réuni en foyer, il faudra se hâter de lui donner issue à l'extérieur par une incision pratiquée sur le point fluctuant, afin d'éviter des désordres graves dans les parties voisines.

Lorsque la maladie aura perdu ces caractères d'acuité, lorsque la résolution sera sur le point de s'opérer, on en viendra à l'usage des lotions prescrites ci-dessus.

2° BALANITE

La balanite (*fig.* 18, 19, et 20) est l'inflammation du prépuce.

Ce que nous avons dit de la posthite s'applique exactement à la balanite : les différences que les deux maladies présentent ne sont pour ainsi dire que des différences de siége : bien plus il est beaucoup plus fréquent de les trouver réunies que de les rencontrer isolées : on donne à leur assemblage le nom de *balano-posthite* ou *chaudepisse bâtarde;* les autres auteurs ne les décrivent pas isolément; mais, comme elles existent parfois séparément, nous avons cru convenable d'en faire l'objet de deux articles spéciaux, afin d'en faciliter la description.

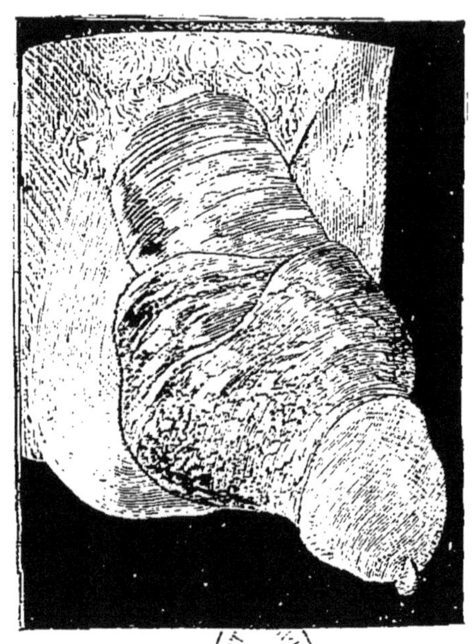

Fig. 20.
Représentant le prépuce enflammé.

On n'aura donc, pour se faire une idée exacte de la balano-posthite, qu'à rassembler ce que nous aurons dit des deux maladies isolément et

— par leur synthèse, — on constituera la *chaude pisse bâtarde* des auteurs.

Voici quelles sont les particularités qui appartiennent spécialement à la balanite simple :

Lorsqu'on peut découvrir le gland, on trouve le prépuce gonflé, d'une coloration rouge-vif et parsemé de points ulcéreux, pour peu que la maladie ait duré quelques jours; mais, le plus souvent, il est absolument impossible de le ramener en arrière du gland, et l'on ne peut constater qu'un gonflement insolite accompagné de douleur dans les parties atteintes par la maladie; on observe en même temps un écoulement purulent qui se fait par le limbe du prépuce.

Souvent même, l'orifice du prépuce est tellement tuméfié qu'il livre à peine passage au pus qui tend à s'échapper, et la verge affecte une des formes représentées aux fig. 19 et 23.

Si, par des efforts imprudents, on ramène violemment, en arrière du gland, le prépuce atteint d'inflammation, il arrive fréquemment qu'on ne peut plus lui faire reprendre sa position primitive et qu'on a produit un *paraphimosis*.

Dans les cas qui présentent une certaine gravité, le prépuce est tellement gonflé qu'il exerce sur le gland une pression considérable; les produits sécrétés s'accumulent entre le gland et le prépuce, dans la rainure balano-préputiale, et y forment un amas de matières concrètes qui entretient l'inflammation : c'est surtout dans ces cas qu'il faut pratiquer le débridement ou la circoncision.

La balano-posthite a plus de tendances à passer à l'état chronique que la posthite simple, surtout lorsqu'elle est compliquée de phimosis ; alors la muqueuse continue à être le siége d'un écoulement purulent ; les papilles s'hypertrophient et deviennent végétantes. « Ces papilles hypertrophiées, dit avec raison M. Rollet, s'agglomèrent et forment des végétations, les unes isolées, les autres réunies, qui se multiplient très-vite et finissent par acquérir de grandes dimensions. »

Ce résultat est rare lorsqu'on peut donner à la maladie les soins qu'elle réclame et lorsqu'on peut découvrir le siége du mal.

Lorsque la balano-posthite passe à l'état chronique, la sécrétion devient de moins en moins purulente, elle prend des caractères muqueux ; au microscope on trouve une grande quantité de cellules épithéliales (*fig.* 14) mêlées à des globules purulents (*fig.* 12) ou muqueux (*fig.* 13).

lorsque des végétations se sont développées dans l'interstice balano-préputial, il n'est pas rare d'en trouver des fragments dans le liquide sécrété ; comme ces végétations saignent avec la plus grande facilité, on trouve aussi fréquemment des globules sanguins (*fig.* 16) dans la matière de l'écoulement : nous reviendrons sur ce sujet à l'article *Végétations*.

Traitement.

Le traitement de la balanite est le même que celui de la posthite, quand on peut mettre les surfaces à découvert. Il consiste en lotions d'*Alcoolé de guaco de Pascal* ou de nitrate d'argent, selon la formule donnée plus haut.

Si l'on était obligé d'exercer des tractions trop considérables pour arriver à mettre à nu les parties malades, ou dans les cas mentionnés plus haut, on devrait faire une incision sur un des points du prépuce rétréci plutôt que de s'exposer à produire un *paraphimosis ;* on trouvera dans un des chapitres suivants les diverses manières de pratiquer cette petite opération.

3° DU PHIMOSIS.

Il résulte de ce que nous avons dit plus haut que le phimosis consiste dans une étroitesse si considérable du limbe du prépuce, qu'on ne peut découvrir le gland.

Cette maladie peut avoir été apportée en naissant, par un vice de conformation, ou être le résultat d'une inflammation antérieure, d'ulcérations dartreuses, de chancres, de plaies dont les cicatrices rétractiles ont rétréci l'ouverture du prépuce : inutile de dire qu'elle est inconnue chez les Israélites et chez tous les peuples circoncis.

Hormis les cas d'inflammation ou d'ulcération des parties sous-jacentes, le phimosis n'a d'autre inconvénient que celui d'apporter une certaine gêne dans les rapports sexuels ; mais, lorsqu'il coïncide avec une blennorrhagie uréthrale, par exemple, il s'oppose souvent à l'emploi des injections ou en rend la pratique plus difficile : ses inconvénients sont encore plus grands lorsqu'il existe des chancres du gland ou du prépuce qu'on ne peut alors panser convenablement.

Il n'est pas rare de voir le prépuce rétréci

devenir œdémateux dans le cours d'une uréthrite

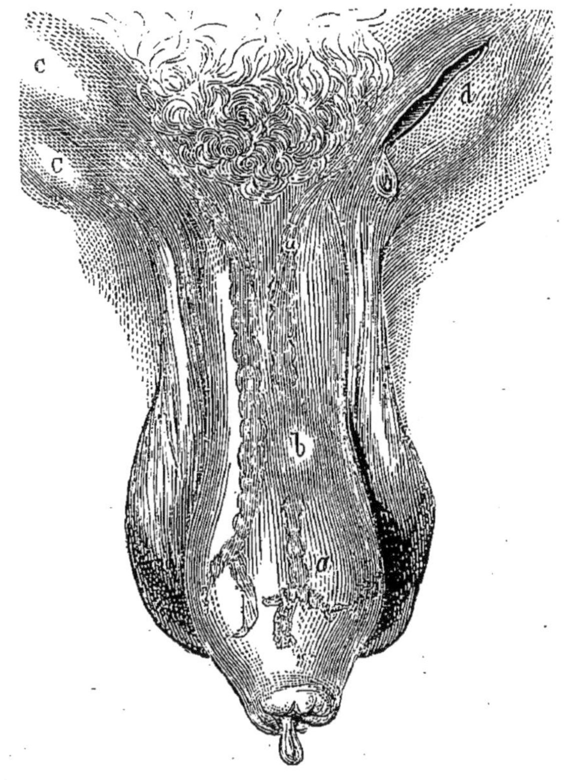

Fig. 21.

Représentant l'œdème du prépuce avec inflammation des vaisseaux lymphatiques.

aiguë (*fig.* 21). Cet état tient à une infiltration

de sérosité dans le tissu cellulaire sous-cutané ou à une inflammation des vaisseaux lymphatiques, le prépuce paraît alors gonflé, tendu, la peau restant lisse, luisante; la pression des doigts laisse une empreinte qui disparaît lentement. Ce gonflement est presque indolore. Lorsque l'œdème est porté à un haut degré, il peut être la cause de la gangrène de points plus ou moins étendus du prépuce; mais il est rare qu'il en soit ainsi ; l'état œdémateux cède généralement à l'emploi de compresses imbibées de liquides résolutifs; dans ce but, nous prescrivons habituellement le mélange suivant :

℞ Alcool camphré. . . . 100 grammes.
Eau blanche. . . . . . 200 grammes.

Il n'est pas même rare de voir l'œdème se résoudre spontanément quand l'inflammation des parties sous-jacentes perd de son acuité; dans les cas où le gonflement est excessif, quand il se manifeste des points noirâtres, il est prudent d'intervenir; quelques mouchetures avec la pointe d'une lancette suffisent souvent pour dissiper cet état fâcheux ; mais, s'il se renouvelait, si en même temps l'étroitesse du limbe était considérable, il vaudrait mieux inciser le prépuce.

Cette opération, tout à fait insignifiante et à peine douloureuse, se pratique avec des ciseaux dont une des branches, terminée par une pointe

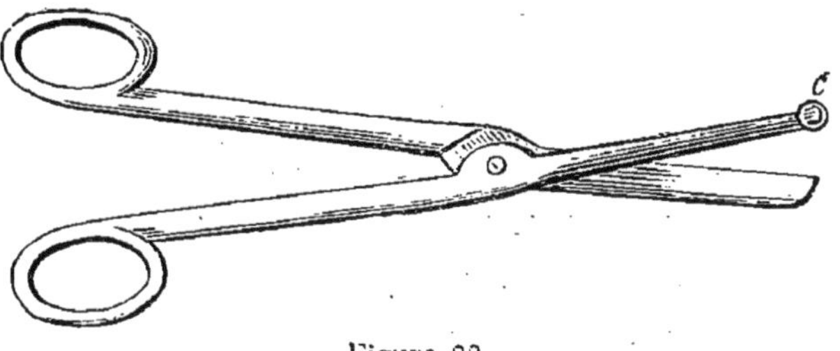

Figure 22.

Représentant des ciseaux à pointe mousse pour l'incision du prépuce.

mousse, s'introduit aisément entre le gland et le prépuce, ce qui permet de faire l'opération en un seul temps et avec un seul instrument (*fig.* 22).

Nous recommandons de ne jamais inciser le prépuce tout à fait au milieu de sa face dorsale, car il se trouve là des vaisseaux assez volumineux qui donnent quelquefois lieu à des hémorrhagies qu'on a de la peine à arrêter; il vaut mieux faire l'incision un peu sur les parties latérales de l'organe.

Cette incision doit être assez étendue, car la rétraction des tissus est considérable, et le résultat pourrait n'être pas suffisant, si l'on n'avait pénétré assez profondément dans l'interstice balano-posthal.

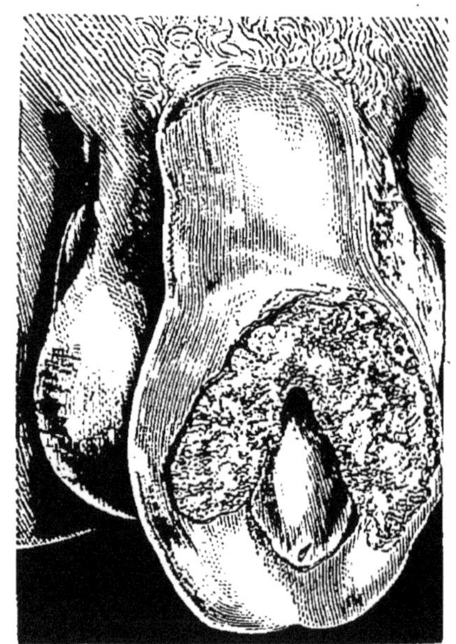

Figure 23.

Représentant un phimosis œdémateux incisé.

Les lèvres de la solution de continuité s'écartent spontanément et on n'a plus qu'à panser les petites plaies à cinq ou six reprises par jour, avec du linge ou avec de la charpie enduite de cérat, et à toucher avec un crayon de nitrate d'argent les bourgeons charnus, trop luxuriants, qui s'y développeraient.

Quand le rétrécissement de l'orifice du prépuce (*fig.* 19 et 29) est porté à un très-haut degré,

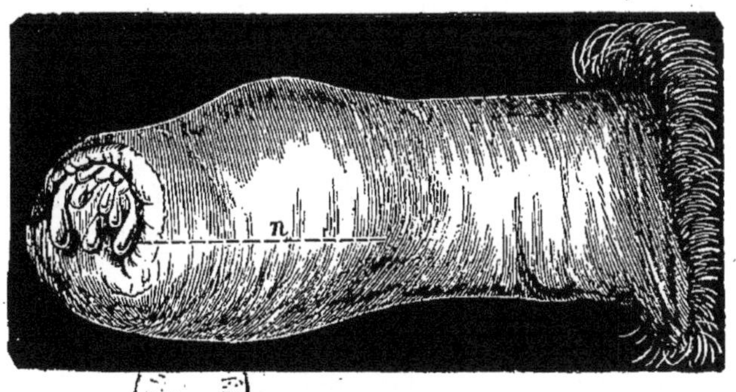

Figure 24.
Représentant un phimosis constitué par une bride cicatricielle.

ou lorsqu'il est constitué par des cicatrices fibreuses, l'incision simple ne suffit plus, elle donnerait des résultats trop peu convenables : il faut alors pratiquer la *circoncision* ou l'ablation du prépuce.

C'est surtout quand le phimosis existait avant

la posthite qu'il faut en venir à l'opération entière, car la maladie nouvelle ne ferait qu'accroître le rétrécissement du limbe préputial.

De la Circoncision.

On a essayé tour à tour une foule de procédés d'opérations du phimosis; mais tous ceux que l'on avait mis en usage avaient le double inconvénient d'être très-difficiles à pratiquer et d'exposer à des hémorragies parfois compromettantes.

Voici la description d'une des méthodes les plus usitées, telle que la donne M. Guérin dans son *Traité de Médecine opératoire.*

Un aide fixe la verge avec l'index et le médius droits, dont la face palmaire est tournée du côté des bourses; l'opérateur saisit le limbe du prépuce avec deux pinces à disséquer : l'une, du côté du frein, est tenue par la main gauche de l'aide; l'autre, vers le dos de la verge, est tenue par la main gauche de l'opérateur. Une légère traction est exercée avec ces deux pinces, on étreint toute la circonférence du prépuce avec une longue pince à pression continue que l'on applique obliquement dans la direction de la coupe naturelle du gland, de manière qu'elle empiète beaucoup plus vers le dos de la verge.

Les deux petites pinces ayant alors été enlevées, le chirurgien, saisissant de forts ciseaux, coupe le prépuce d'un seul coup entre le gland et la pince à pression continue.

Le gland est alors largement découvert ; il ne reste plus qu'à faire le pansement de la plaie. On procède à la réunion, qui nécessite de dix à quinze serres-fines rapprochées les unes des autres, et dont la première est appliquée du côté du frein, tandis que les autres s'approchent de plus en plus de la face dorsale de la verge. Pour que la réunion soit bien exacte, il faut que l'aide, avec les deux petites pinces qui ont servi à tirer sur le limbe du prépuce, affronte bien exactement la peau et la membrane muqueuse, et que l'opérateur se garde bien d'appliquer la serre-fine où le tissu cellulaire fait hernie. Le soir, on peut enlever toutes les serres-fines, s'il s'agit d'un enfant ; si c'est un adulte on en enlève la moitié au bout de douze ou quinze heures et les autres vingt-quatre heures après. On s'oppose à l'inflammation en recouvrant la verge avec une compresse d'eau fraîche que l'on renouvelle toutes les deux heures environ.

Procédé de l'auteur.

Par la méthode que nous avons imaginée, on

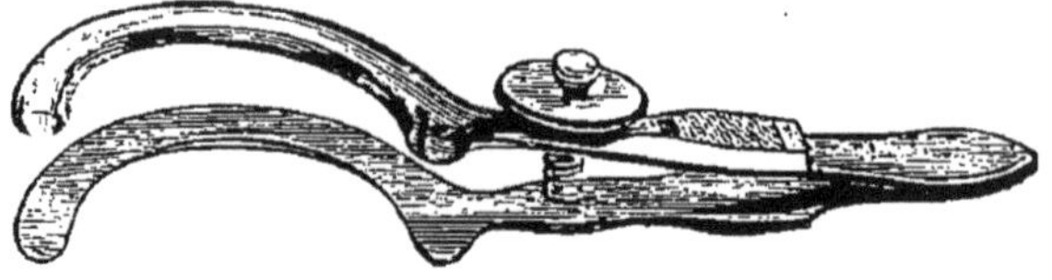

Figure 25.
Représentant une forme de pinces pour l'opération du phymosis par écrasement.

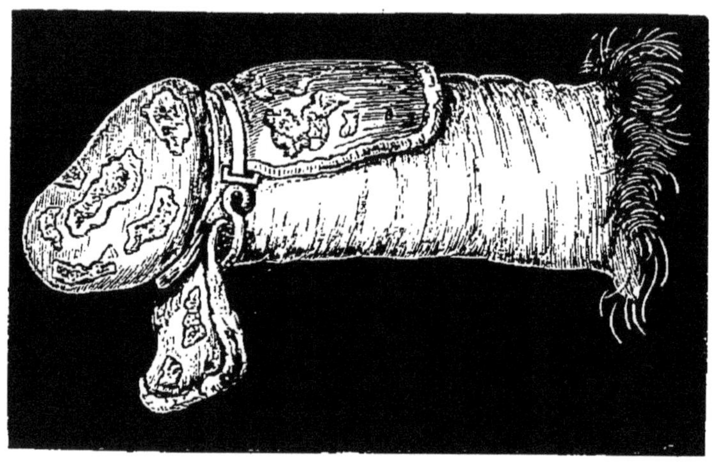

Figure 26.
Représentant la verge lorsque les deux lambeaux ont été étreints par des pinces spéciales.

est à l'abri de toutes craintes. L'opération, outre qu'elle est d'une grande simplicité, s'accomplit presque sans effusion de sang, et les cicatrices qu'elle laisse après elle sont à peine visibles.

A l'aide des ciseaux représentés plus haut, on pratique, de chaque côté du prépuce, suivant la ligne *n* (*fig.* 24), une incision qui va jusqu'à la rainure du gland ; il en résulte deux lambeaux, l'un supérieur, l'autre inférieur ; on étreint la base de ces lambeaux, entre les mors de deux pinces spéciales (*fig.* 26), de manière à empêcher la circulation dans les parties à enlever ; au bout de huit ou dix heures, ces parties sont mortifiées

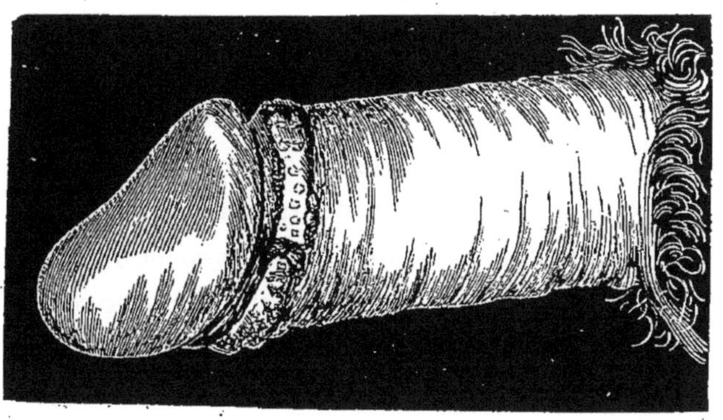

Figure 27.
Représentant la verge quatre jours après l'opération.

et elles tombent d'elles-mêmes ; la verge présente alors l'aspect de la figure 27 ; quinze jours après, la cicatrisation est complète, et au bout de deux mois il est presque impossible de retrouver les traces de l'opération.

Nous avons opéré par ce procédé un grand nombre de phimosis et nous n'avons jamais été l'objet des déboires sans nombre auxquels on n'est que trop exposé par les autres méthodes ; quant à la douleur, au bout de quelques heures, elle est tout à fait nulle et n'est certainement jamais aussi considérable que celle que provoque l'emploi des serres-fines et des autres moyens de contention.

Autre procédé.

Nous avons aussi, dans certains cas, — lorsque, par exemple, le malade éprouve une répulsion invincible pour les instruments tranchants, — employé un simple bout de ficelle, avec lequel nous pratiquons une ligature circulaire de toute la partie du prépuce que nous nous proposons d'enlever : au bout de dix ou douze heures cette partie est mortifiée, on enlève la ligature et le résultat est le même que par l'opération décrite ci-dessus; mais nous croyons ce procédé plus douloureux que le précédent; parfois même on est obligé de détacher la ligature au bout de quelques heures, si le malade a des besoins pressants d'uriner, qu'on n'a pas prévenus en le mettant à une diète absolue de boissons et d'aliments au moins vingt-quatre heures avant de faire l'opération.

Comme il a été nécessaire d'attirer fortement le prépuce en avant pour faire la ligature, on doit, après la chute de la partie mortifiée, le ramener en arrière du gland et la cicatrisation ne tarde pas à se faire dans une position convenable.

4° DU PARAPHIMOSIS.

Nous avons déjà dit que cette maladie consiste

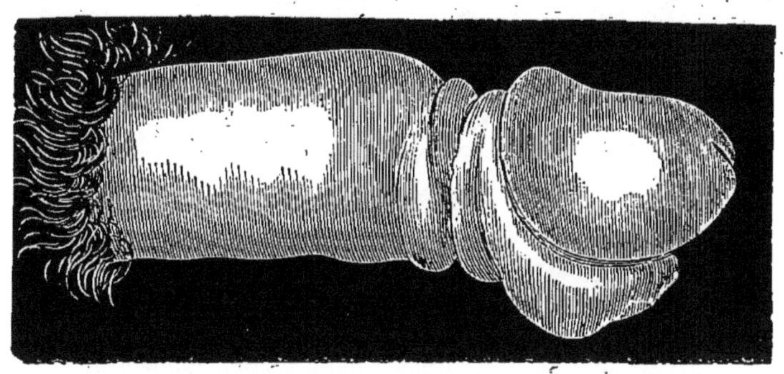

Figure 28.

Représentant une verge atteinte de paraphimosis.

dans le renversement du prépuce en arrière du gland, avec impossibilité de le ramener en avant, et étranglement des parties qu'il comprime (*fig.* 18, 28, 29, 30).

Quand la constriction est faible, souvent

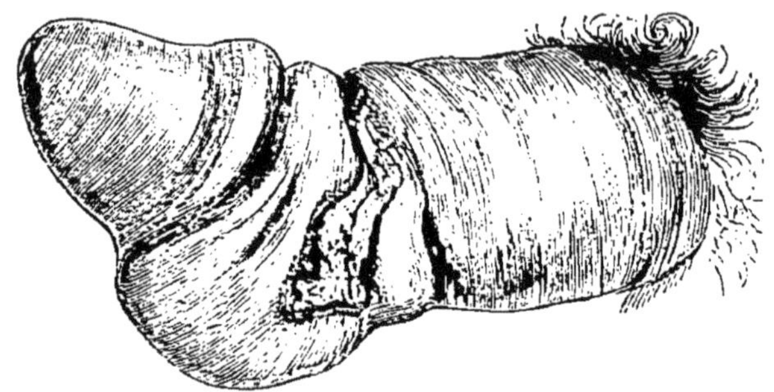

Fig. 29.
Représentant un paraphimosis dont la bride est ulcérée.

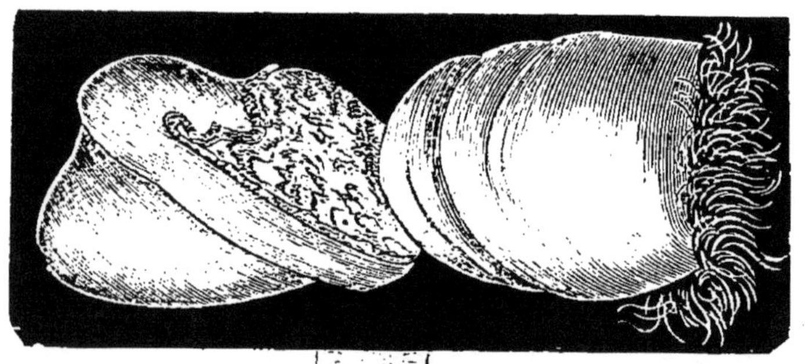

Figure 30.
Représentant un paraphimosis qui a presque totalement séparé le gland de la verge.

cette maladie n'entraîne aucun accident grave; mais, portée à un haut degré, elle peut couper la verge presque tout entière (*fig.* 30) ou amener une gangrène du gland : dans le plus grand nombre des cas le prépuce s'ulcère, la détente du lien se produit (*fig.* 29), tout se rétablit dans l'ordre au prix d'une cicatrice plus ou moins difforme.

Lorsque le paraphimosis est supposé réductible, voici quelles sont les manœuvres à pratiquer, pour le réduire :

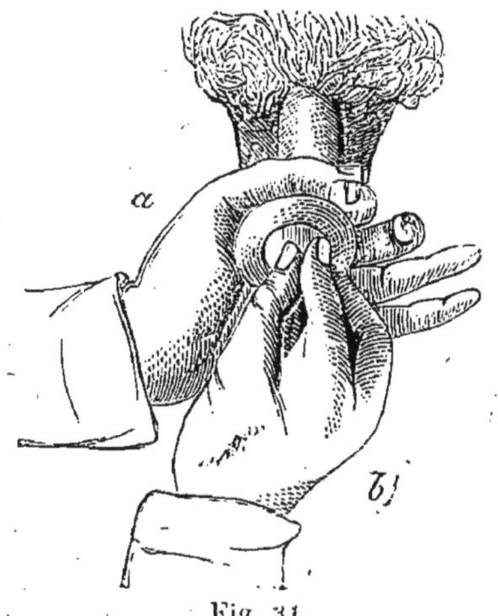

Fig. 31.
Réduction du paraphimosis.

On prend la verge à pleine main et on pousse le prépuce en avant, pendant qu'avec un ou deux doigts de l'autre main on repousse le gland en arrière (*fig.* 31); la pression doit être lente et prolongée.

Il est parfois nécessaire de donner quelques petits coups de lancette dans les parties engorgées, pour faire écouler la sérosité avant d'essayer la réduction.

Si l'on ne parvient pas, par ce moyen, à réduire le paraphimosis, il faut en venir à l'opération suivante :

Opération du Paraphimosis.

L'opération du paraphimosis est très-simple :

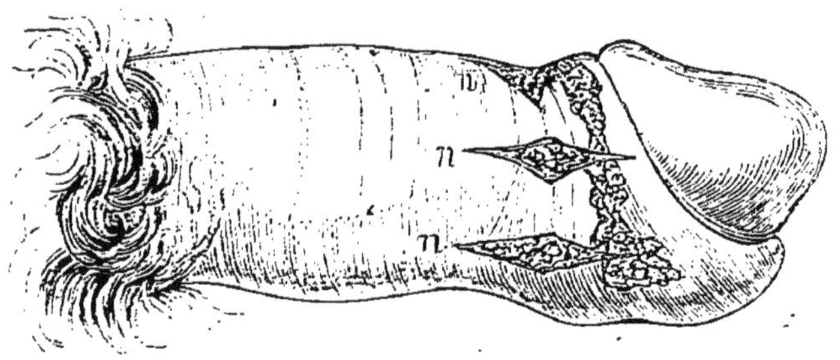

Figure 32.

Représentant une verge dont le paraphimosis a été incisé.
n, n, n, points sur lesquels ont porté les incisions.

il suffit de découvrir la partie resserrée du prépuce qui étrangle la verge et d'y pratiquer trois ou quatre incisions superficielles et dirigées dans le sens de l'organe pour faire cesser tous les accidents (*fig.* 32).

Lorsque l'opération a été faite, le malade doit avoir soin de recouvrir et découvrir le gland alternativement et à plusieurs reprises chaque jour, afin d'empêcher les organes de conserver une position et une direction vicieuses.

Observation importante.

Si les opérations du phimosis et du paraphimosis n'étaient pas d'absolue nécessité, on ne devrait jamais y avoir recours sans s'être assuré que la balanite ou la posthite ne recèlent pas à côté d'elles un chancre simple qui envahirait toute la plaie : l'inoculation pourra permettre de s'en rendre compte d'une manière certaine : nous y reviendrons plus tard, au chapitre *du chancre simple.*

5° INFLAMMATION DU CORPS SPONGIEUX (CHAUDEPISSE CORDÉE).

Au lieu d'être bornée à la muqueuse et aux glandes du canal, l'inflammation peut s'étendre en profondeur et envahir le tissu réticulaire du corps spongieux de l'urèthre; alors les cellules qui constituent ce corps perdent de leur élasticité, soit par suite de l'inflammation seule, soit par suite

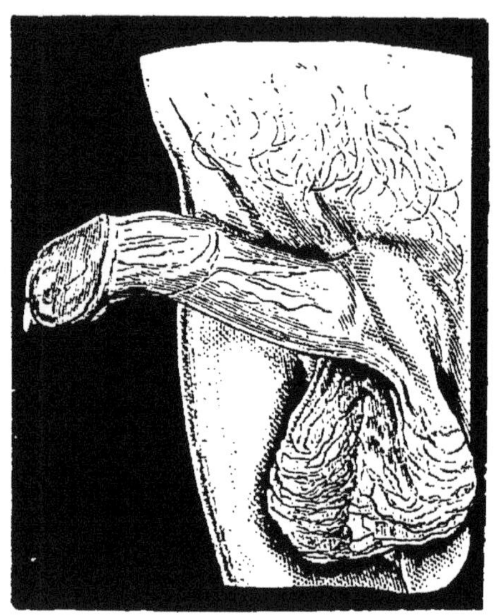

Fig. 33.
Représentant la verge atteinte d'inflammation du corps spongieux.

d'adhérences vicieuses produites par des dépôts plastiques entre leurs parois ; le canal ne peut plus s'allonger et, si la verge entre en érection, il ne peut suivre l'extension des corps caverneux :

ceux-ci, comme bridés par cette corde rigide, ne s'étendent plus librement ; ils sont forcés de se recourber en bas et la verge affecte une forme arquée à convexité supérieure.

L'effort continuel que font les corps caverneux pour se redresser détermine de vives douleurs dans les points où siége la courbure de la verge; la preuve que ces douleurs sont dues aux tiraillements des corps caverneux qui veulent se relever, se trouve dans la cessation presque absolue des sensations douloureuses lorsqu'on abaisse et qu'on maintient la verge entre les jambes.

« L'érection cordée, signe d'une inflammation phlegmoneuse, tourmente les malades surtout la nuit, et les malheureux patients ne peuvent garder un instant de repos sans être réveillés de suite par des douleurs horribles; en vain essayent-ils de tremper l'organe dans l'eau froide, en vain écartent-ils de leur esprit toute pensée lascive, ce phénomène si redouté se reproduit incessamment et les prive du sommeil réparateur » (Melchior Robert).

La rupture du canal est quelquefois le résultat de la *cordée*. Elle peut se produire spontanément, au milieu d'une érection douloureuse, et alors le malade la constate par un écoulement subit de sang, accompagné d'une cessation instantanée des douleurs : cette rupture est alors le résultat d'une distension trop considérable du canal ; elle se produit quelquefois au milieu d'un rêve lascif, au moment de l'éjaculation.

Plus souvent la rupture est le produit de manœuvres empiriques ; que de fois n'avons-nous pas vu les plus fâcheux accidents être la conséquence de cette pratique barbare qu'on appelle *rompre la corde!* cette opération, dont se chargent souvent les herboristes, consiste à provoquer l'érection et à placer la verge turgescente, le canal tourné en bas, sur une surface plane et solide, telle qu'une table, et à frapper sur l'organe avec le poing....

Quel que soit le mécanisme de la rupture, c'est ordinairement au point de l'urèthre correspondant à l'espace qui sépare les deux bourses qu'elle se produit.

Les malades sont immédiatement soulagés ; ils trouvent dès la nuit suivante le repos qu'ils cherchaient en vain ; tous les symptômes paraissent apaisés, et, sauf les hémorragies qui peuvent être inquiétantes et nécessitent l'intervention des agents hémostatiques locaux et généraux, il semblerait que la rupture soit un heureux accident ;

mais on va voir qu'il est souvent loin d'en être ainsi.

L'endroit — où s'est accomplie la déchirure, — présente une solution de continuité plus ou moins étendue : la plaie peut être le point de départ d'une infiltration urineuse, de décollements considérables et même de fistules urinaires; *toujours la cicatrisation sera la cause d'un rétrécissement*, par suite de la rétraction du tissu inodulaire cicatriciel, et ces sortes de rétrécissement sont les plus difficiles à guérir.

Lorsque l'érection cordée est portée à un haut degré, qu'elle tourmente beaucoup les malades, on doit prescrire une application de dix à vingt sangsues au périnée, des frictions avec la pommade suivante, sur la verge et les bourses :

* *Pommade Belladonée.*

℞	Extrait de Belladone. . .	4 grammes.
	Glycérolé d'amidon . . .	30 grammes.
	M. F. S. A.	

En même temps on fera prendre au malade trois ou quatre des pilules suivantes, trois heures au moins après le repas du soir :

* *Pilules calmantes.*

℞ Extrait de Belladone. . . 0. 30 centig.
Camphre pulvérisé. . . . 3 grammes.
M. F. S. A : 20 pilules.

Nous avons aussi retiré de bons avantages de l'emploi du bromure de potassium, pour calmer les érections fatigantes :

Solution de bromure de potassium.

℞ Bromure de potassium. . 5 grammes.
Eau de fontaine. . . . . . 300 grammes.
M. F. S. A.

Prendre chaque jour, matin et soir, une cuillerée à bouche de cette solution.

On obvie d'une manière assez satisfaisante aux douleurs de l'érection cordée en abaissant la verge vers le périnée et en l'y maintenant à l'aide d'un lien, que les malades savent très-bien inventer et placer eux-mêmes.

Les lotions d'eau froide calment momentanément la douleur et font quelquefois cesser l'érection ; mais la réaction qui suit l'application du froid ne tarde pas à remettre les patients dans leur état primitif.

L'hémorrhagie consécutive à la rupture du canal doit être combattue par les injections suivantes lorsqu'elle est considérable et qu'elle prend des proportions inquiétantes :

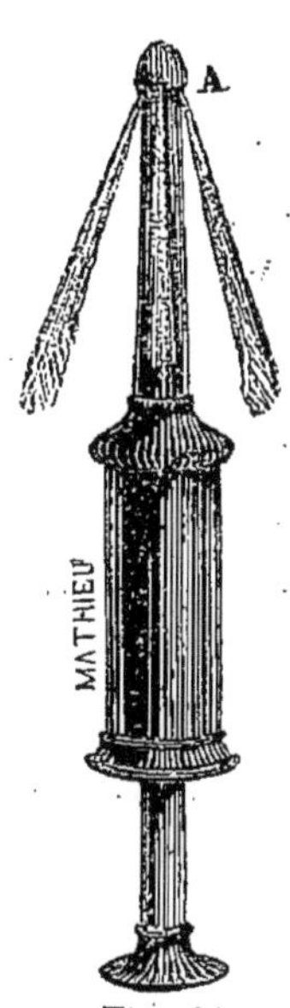

Fig. 34.

Injection hémostatique

℞ Perchlorure de fer à 30°. . 1 gr.
Eau distillée. . . . . 100 gr.
M. F. S. A.

Autre.

℞ Alcoolé de Guaco de Pascal. 100 gr.
Perchlorure de fer à 30°. . 1 gr.
M. F. S. A.

Cette dernière préparation est beaucoup plus active et d'un emploi plus sûr que la première, mais son administration est un peu plus douloureuse; on doit se servir pour donner ces injections d'une seringue à jet récurrent (*fig.* 34) et armée d'une canule assez longue pour dépasser le point malade.

Si ce moyen ne suffisait pas, nous conseillons d'introduire dans le canal une bougie en gomme aussi volumineuse que possible, dont la compres-

Figure 5

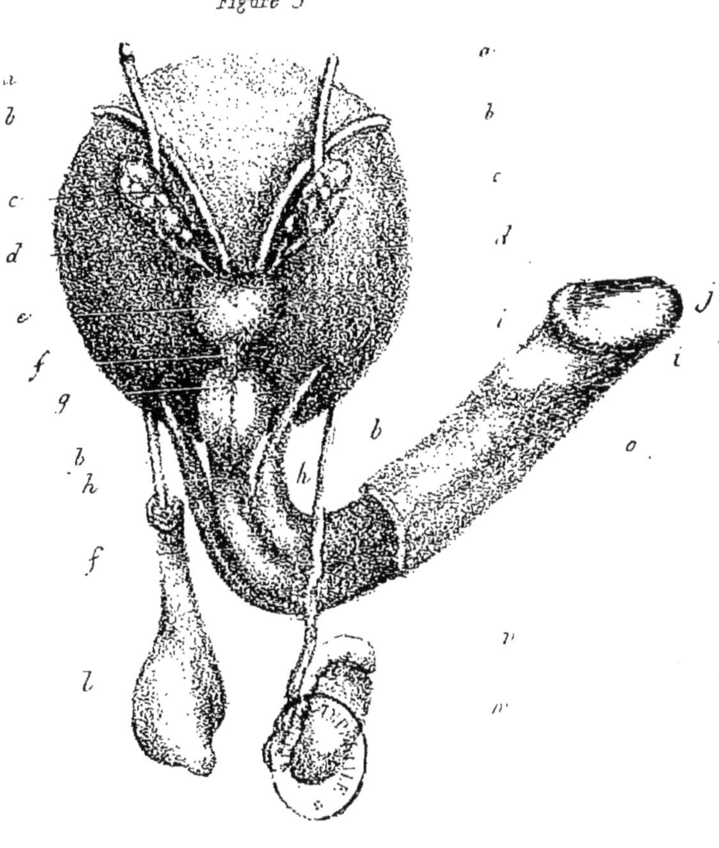

Ensemble des organes génitaux de l'homme

a.	Uretere	hh	Corps caverneux
bbb	Conduits deferents	ii	Rainure balano préputiale
cc	Vésicules seminales	j	Meat urinaire
d	Vessie	o.	Corps de la verge en erection
e.	Prostate	l	Testicule dans ses enveloppes
ff	Canal de l'urethre	m.	Testicule dénude
g.	Bulbe de l'urèthre	n	Epididyme

sion excentrique suffit souvent pour arrêter l'écoulement sanguin ; si elle était encore insuffisante, on pourrait lui associer la compression concentrique faite avec des bandelettes de diachylon dont on entourerait toute la verge, en ayant soin de ne pas exercer une constriction trop forte qui pourrait être suivie de gangrène.

6° INFLAMMATION DES CORPS CAVERNEUX.

Cette complication est rare : les signes qu'elle présente varient selon que le mal occupe tel ou tel point de l'organe ; presque toujours l'inflammation est limitée à une étendue restreinte d'un des corps caverneux. On trouve là ce qu'on trouvait dans la chaudepisse cordée : défaut d'élasticité de la partie enflammée lors de l'érection ; sorte de corde qui bride le reste de la verge et empêche son extension droite et régulière ; douleur au niveau de cette corde ; gonflement et induration des tissus, etc.

Ainsi, par exemple, lorsque l'inflammation occupe la partie moyenne du corps caverneux, la verge affecte une forme courbe dont la concavité répond au point malade et on ne peut essayer de la redresser sans occasionner de vives douleurs dans la région enflammée.

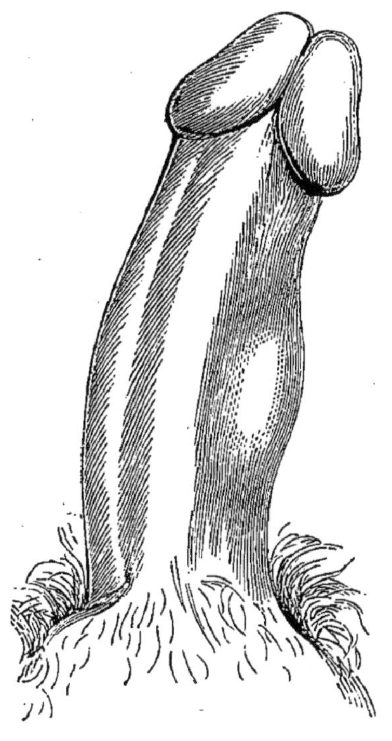

Fig. 35.
Phlegmon du corps caverneux gauche.

Il est rare que cette maladie se termine par suppuration ; presque toujours elle disparaît peu à peu en perdant graduellement de son acuité, mais en laissant après elle une altération fonctionnelle qui peut être grave; en effet, les parties des corps caverneux qui ont été le siége de l'inflammation ne reprennent pas leur élasticité ; les parois de leurs cellules ont contracté des adhérences ou se sont transformées en un tissu presque cicatriciel; leurs vaisseaux se sont atrophiés, et il en résulte une impossibilité, pour cette partie de l'organe, de suivre le mouvement érectif du reste de la verge, et celle-ci prend les formes les plus bizarres : l'impuissance peut être la conséquence d'une semblable lésion, qui n'est que trop souvent inguérissable.

7° INFLAMMATION DU TISSU CELLULAIRE ET DES GLANDES PÉRI-URÉTHRALES.

Nous avons vu l'inflammation profonde du canal de l'urèthre produire la chaudepisse cordée : cette maladie peut à la rigueur ne pas s'arrêter là, elle peut dépasser les limites du canal ; cette complication est excessivement rare, et nous ne croyons pas qu'elle soit jamais le résultat d'accidents vénériens proprement dits ; si elle se présentait, nous pensons qu'on en trouverait toujours la cause dans des faits extérieurs : coups et blessures, irritations externes, etc.

Pour nous, les abcès ou les phlegmons dits péri-uréthraux ne sont, dans la plupart des cas, que des inflammations des glandes uréthrales dont les culs-de-sac plongent, comme on le sait, dans le tissu cellulaire après avoir traversé la muqueuse; le phlegmon du tissu cellulaire n'est que consécutif à la glandulite.

Mais si cette inflammation exclusive du tissu cellulaire par propagation directe, est rare à cause de l'interposition de la membrane fibreuse qui

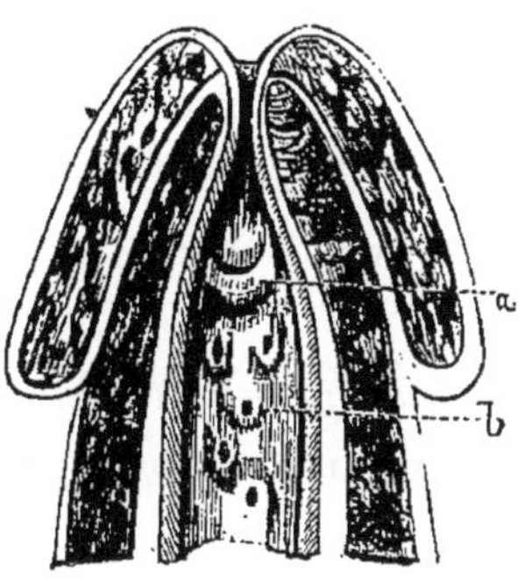

Fig. 37.
Ouverture des glandes ou lacunes de l'urèthre.

enveloppe l'urèthre, il n'en est pas de même du phlegmon qui se développe autour des glandes uréthrales concurremment avec une blennorrhagie très-aiguë ou spontanément, à la suite d'excès de coït, de coups reçus pendant l'érection, etc. ; on le voit aussi se manifester assez fréquemment, dans le cours d'une uréthrite chronique, sans qu'il soit possible de reconnaître la cause réelle qui l'a produit ; quoi qu'il en soit, pour nous, le point de départ de l'inflammation se trouve presque toujours dans les glandes de l'urèthre.

Pour démontrer que ces phlegmons ne sont pas dus à une propagation échelonnée de tissu à tissu, mais qu'ils débutent par un point isolé, c'est-à-dire par une glande uréthrale, nous empruntons à Melchoir Robert, dont la science déplore la perte prématurée, la description de cette maladie, dont il a tracé le tableau le plus exact (1) :

« Les *phlegmons péri-uréthraux* siégent fréquemment au niveau des fossettes latérales du frein; on les rencontre encore dans tout l'espace compris entre le gland et l'angle péno-scrotal. L'apparition des phlegmons uréthraux, quel que soit leur siége, est précédée d'une douleur fixe

(1) *Traité des maladies vénériennes*, p. 162.

au niveau du point malade, douleur qui est l'avant-coureur d'un engorgement circonscrit, facile à apprécier au toucher. Cet engorgement toujours de forme arrondie et d'abord libre sous la peau, ne tarde pas à contracter des adhérences avec les parties superficielles et soulève bientôt la peau ; un travail analogue s'opère du côté du canal et la muqueuse uréthrale repoussée fait dans l'urèthre une saillie qui met obstacle au passage de l'urine; à mesure que l'engorgement s'étend, la tumeur phlegmoneuse augmente et on n'a plus besoin du toucher pour constater son volume excessif; à cette période la peau rougit et adhère intimement aux parties sous-jacentes ; on peut constater un empâtement général et un œdème assez prononcé du prépuce. Les malades accusent une chaleur et une douleur très-vives ; ils éprouvent au niveau des parties malades des battements isochrones (ou correspondants) au pouls ; la miction est toujours plus ou moins pénible et douloureuse.

« Dans les cas où la marche est très-aiguë, le phlegmon acquiert le maximum de son développement en sept ou huit jours ; on cherche alors à percevoir un point fluctuant pour pratiquer une incision et ouvrir une issue à la collection purulente. Mais il est bon de savoir que la fluctuation est toujours difficile à percevoir dans ce genre de phlegmon. »

Plus loin il dit encore, à propos des phlegmons qui surviennent dans le cours de l'uréthrite chronique :

« Le phlegmon péri-uréthral nous a paru plus commun pendant la période chronique de l'uréthrite après des excès ou des fatigues de quelque genre que ce soit, que pendant l'état aigu. Voici les circonstances dans lesquelles nous l'avons observé, et sa marche ordinaire. Le plus souvent, il s'annonce par un petit durillon arrondi, du volume d'une grosse tête d'épingle ; les malades n'éprouvant aucune douleur ne le constatent pas ; de jour en jour, ce petit durillon augmente et acquiert insensiblement la grosseur d'un petit pois, il est alors rond et appendu sur un des côtés du canal où on peut le saisir entre le pouce et l'index : à cette période le malade le découvre souvent, mais il n'y a ni douleur ni gêne dans l'émission des urines ; l'écoulement, généralement peu abondant, n'est pas sensiblement augmenté. Cependant la petite tumeur grossit et acquiert ainsi le volume d'une chevrotine ; quelques légères douleurs s'y font sentir sans néanmoins qu'il y ait gêne dans la miction ; les

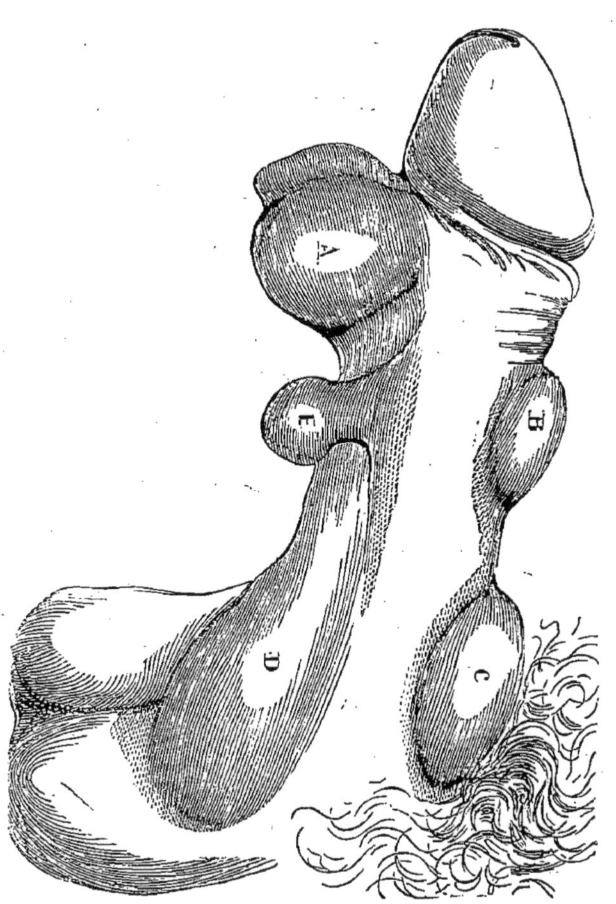

Fig. 37.
R présentant divers phlegmons de la verge.

malades ne souffrant presque pas ajoutent peu d'importance à leur état. La plupart des praticiens qui ignorent la signification de cet engorgement, ou s'en occupent peu, ou croient à une induration chancreuse, erreur que nous avons vu commettre il n'y a pas bien longtemps. Cet état de bénignité peut se prolonger pendant huit ou quinze jours ; mais la tumeur augmente de volume et devient le siége d'un travail inflammatoire, le tissu cellulaire ambiant et la peau font corps avec elle et l'on voit arriver cette série d'accidents que nous avons exposés en parlant du phlegmon de la période aiguë.

« Cependant la terminaison par suppuration est loin d'être aussi fatale ici que dans le cas précédent. En effet, nous avons vu dans plusieurs cas l'engorgement, déjà parvenu à un certain volume, subir, sans aucun traitement, un mouvement de retrait à la faveur duquel la tumeur s'effaçait et se réduisait au volume d'un petit grain dur, facile à constater, sur le trajet du canal.

« Nous avons aussi observé des mouvements de va-et-vient dans les progrès de l'engorgement, mouvements qui aboutissaient en fin de compte à une résolution complète. L'inflammation qui précède les abcès uréthraux, exige l'emploi des antiphlogistiques et des émollients. Si un traitement rationnel ne peut arrêter les progrès de la phlegmasie, il faut surveiller attentivement la formation du foyer purulent et donner issue au pus, au premier signe d'empâtement. Quelle que soit l'époque à laquelle on donne issue à la collection de pus, il est bon d'informer les malades des chances qu'ils peuvent courir, pour qu'en cas de fistule, ils n'attribuent pas à l'impéritie du chirurgien un accident qui n'est dû qu'aux progrès de la maladie. »

Cette description de l'inflammation phlegmoneuse du tissu cellulaire péri-uréthral est aussi exacte que possible; mais n'en résulte-t-il pas que la maladie naît dans un point isolé et plus ou moins éloigné du canal, sans que les parties intermédiaires à celui-ci et au foyer primitif du phlegmon paraissent malades dès le début?

C'est qu'en effet le conduit de la glande est trop peu volumineux pour qu'on puisse constater les phénomènes de son inflammation que la glande elle-même accapare tous. — Au lieu de rester bornée à la muqueuse glandulaire, l'inflammation se propage bientôt au tissu cellulaire ambiant et la maladie suit toutes les phases qu'a décrites M. Robert; mais cette terminaison est loin d'être la plus fréquente, car souvent la maladie passe à l'état chronique et devient un des facteurs de la blennorrhée; comme elle réclame le même traitement que celle-ci, nous ne nous y arrêterons pas.

Il est une forme du phlegmon des glandes uréthrales que nous avons observée plusieurs fois et que ne signale pas Melchior Robert; lorsque l'inflammation occupe les lacunes voisines du frein de la verge, la tumeur prend un aspect tout particulier; elle paraît bilobée (*fig.* 37, *A*): cette variété est peut-être la plus fréquente de toutes : nous l'avons observée, entre autres, chez un individu qui n'avait jamais eu de chaudepisse.

Quoi qu'en dise M. Robert, les abcès qui suivent ces sortes de phlegmons sont généralement assez volumineux et présentent une fluctuation fort manifeste dans un point limité et assez saillant; on dit alors que le phlegmon est circonscrit (*fig.* 37, *A*). Dans d'autres cas, le mal s'étend sans délimitation tranchée; le tissu cellulaire est envahi par une sorte d'empâtement douloureux qui fait bientôt place à une véritable infiltration purulente : cette terminaison s'observe surtout lorsque le phlegmon occupe le voisinage de la racine des bourses (*fig.* 37, *D*).

Ainsi donc, pour nous, la maladie appelée phlegmon péri-uréthral n'est souvent qu'une glandulite uréthrale phlegmoneuse; cette manière de voir, fondée sur les symptômes et la marche de la maladie, reçoit encore sa confirmation dans la tendance qu'a l'abcès à se vider dans le canal par la voie du conduit glandulaire qui lui sert pour ainsi dire de guide; s'il n'en était pas ainsi, le pus trouverait une plus grande facilité à se faire jour au dehors par la peau que par le canal de l'urèthre.

Nous devons signaler encore une autre forme de glandulite qui a été bien décrite par M. Ch. Hardy. Dans cette variété, l'inflammation est peu intense; tous les phénomènes se passent pour ainsi dire dans la glande sans que le tissu cellulaire voisin y participe; après s'être développée lentement, la petite tumeur distend la peau, se présente sous la forme d'un petit mamelon presque indolore, et offre les caractères d'une fluctuation très-marquée (*fig.* 37, *E*); si on l'incise, le pus qu'elle contient est épais, crémeux et paraît formé surtout de cellules épithéliales et de globules graisseux.

Le traitement de la glandulite ou du phlegmon péri-uréthral consiste dans des bains prolongés d'eau de guimauve, dans l'application de cataplasmes de farine de lin sur la verge, dans le repos au lit, etc.

Mais il ne faut pas trop compter sur l'emploi de ces moyens : presque fatalement la maladie se termine par un abcès à cavité circonscrite (*fig.* 37, *A*, *E*), ou par une suppuration en nappe étendue (*fig.* 37, *D*).

Dans tous les cas, il faut se hâter d'inciser l'abcès aussitôt qu'on peut constater l'existence du pus, de l'inciser largement et dans le point le plus éloigné du canal de l'urèthre, afin d'éviter autant que possible les chances de fistules urinaires.

Lorsque, par suite de l'incurie du malade ou du médecin, l'abcès s'est fait jour dans le canal de l'urèthre, il faut encore pratiquer le plus vite possible une incision extérieure, afin d'éviter des décollements et des infiltrations urineuses toujours dangereuses et quelquefois mortelles, car il n'est pas rare qu'elles déterminent la gangrène d'une partie de la verge.

Lorsque la fistule est produite, on doit veiller à ce que l'urine ne soit jamais en contact avec elle : on y parvient en sondant le malade avec précaution et à plusieurs reprises chaque jour, si le cathétérisme n'est pas trop difficile ; dans le cas où on ne parvient qu'avec peine à introduire l'instrument, nous préférons le laisser à demeure pendant quelques jours ; en même temps on prescrit des bains, des cataplasmes émollients et souvent le malade guérit assez rapidement ; lorsque la fistule résiste à ces moyens, il faut en venir à un traitement chirurgical qu'il n'entre pas dans notre cadre d'exposer ici.

8° INFLAMMATION DES GLANDES DE COWPER.

Nous avons déjà signalé l'inflammation des glandes de Cowper ; ces petits organes (*fig.* 38, *H*) possèdent un conduit qui vient s'ouvrir dans la partie spongieuse du canal de l'urèthre. Lorsque la glande est enflammée, si le conduit reste perméable, ce qui arrive souvent, il n'en résulte qu'une sécrétion purulente qui s'écoule dans le canal de l'urèthre, et les symptômes de la cowpérite se confondent avec ceux de l'uréthrite. Si les conduits sont oblitérés par le fait de l'inflammation ou si celle-ci s'étend au tissu cellulaire extra-muqueux de la glande, il peut en advenir un véritable abcès et alors la maladie présente les mêmes caractères, et suit la même marche que les glandulites décrites dans le chapitre précédent.

Dans la cowpérite, le malade ressent une dou-

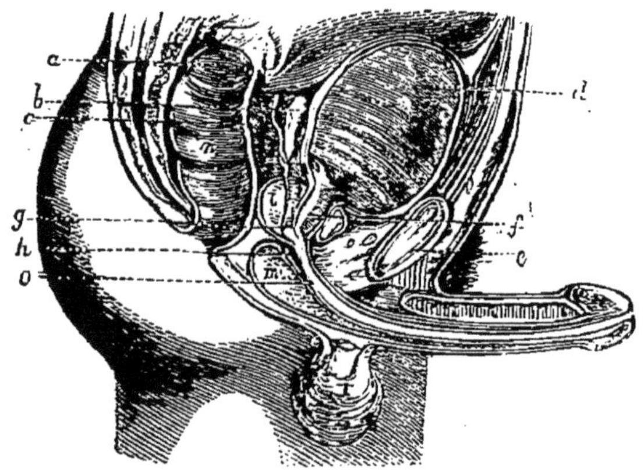

Fig. 38.
H, *glande de Cowper.*

leur plus ou moins vive dans la région périnéale, presque au niveau du sphincter anal ou un peu en avant de celui-ci ; on trouve, au point correspondant, une petite tumeur, — ou deux, si la cowpérite est double ; alors, ou le mal reste stationnaire et passe à l'état chronique, ou bien le gonflement ne tarde pas à augmenter, la peau devient rouge, luisante, la miction est plus ou moins gênée ou entravée, quelquefois impossible ; on perçoit une fluctuation manifeste pour une main exercée ; si on n'intervient pas, l'abcès se fait jour dans le canal de l'urèthre ou par la région périnéale, ou quelquefois par les deux voies en même temps, et il en résulte soit une fistule complète, soit une fistule borgne, comme dans les abcès de la glandulite phlegmoneuse.

Le traitement est le même que celui de ces derniers, nous y renvoyons le lecteur en insistant seulement sur la nécessité d'inciser aussi promptement que possible la poche fluctuante, car dans cette région les infiltrations urinaires seraient encore plus redoutables que dans les autres parties avoisinantes de l'urèthre.

Nous avons vu dans le chapitre précédent que l'inflammation des glandes uréthrales pouvait n'avoir pas de retentissement sur les tissus voisins et passer à l'état chronique en déversant dans l'urèthre une sécrétion blennorrhéique ; il en est de même pour les glandes de Cowper et nous avons constaté maintes et maintes fois qu'elles étaient le siége presque exclusif de bien des écoulements ; malheureusement on a peu de prise contre cette maladie, car les injections et les topiques ne peuvent pénétrer dans la profondeur de la glande et n'agissent que sur l'ouverture uréthrale de leur conduit ; les vésicatoires au périnée peuvent donner de bons résultats, mais ils sont d'une application gênante ; les iodures à l'intérieur, selon les formules données prédécemment (p. 99), ont aussi produit de bons effets ; il en est de même des suppositoires suivants introduits le soir dans le rectum :

Suppositoires fondants.

Emplâtre de ciguë.	ãã *q. s.*
Beurre de cacao.	
Iodure de plomb.	1 gramme

Pour un suppositoire conique.

Nous ne croyons pas qu'on ait jamais eu recours à l'excision ou à l'extirpation des glandes de Cowper dans les cas rebelles à tous les autres moyens... ; que de personnes courraient volontiers les risques d'une opération pour se voir débarrassées d'un écoulement incoërcible !...

9° DE LA PROSTATITE

L'inflammation de la prostate est moins rare que ne le disent les auteurs. Quand elle est bénigne, elle passe souvent inaperçue et ses symptômes se confondent avec ceux de l'uréthrite; mais quand elle se termine par suppuration, ce qui est réellement peu commun, il est impossible de la méconnaître, et c'est presque aux seuls cas de ce genre que se rapportent les descriptions qu'en donnent les auteurs : on va voir que la prostatite simple est plus fréquente qu'on ne le dit.

Dans le cours d'une chaudepisse, vers le 15e ou le 20e jour de l'écoulement, lorsque la maladie a envahi le fond du canal, les malades ressentent tout à coup quelques élancements dans la région prostatique (*fig.* 38, *i*); le périnée devient le siége d'une sensation de gêne, de resserrement; — les envies d'uriner se reproduisent fréquemment; l'expulsion de l'urine est pénible, lente et devient bientôt douloureuse; — les érections sont fréquentes, le sommeil impossible ou troublé par des pollutions réitérées ; dans un certain nombre de cas, il n'y a pas d'émission de sperme, les mouvements éjaculatoires seuls se produisent ; — les malades accusent des envies fréquentes d'aller à la garde-robe et essayent de les satisfaire sans résultat ; — la position assise est insupportable et la moindre pression sur le périnée détermine de violentes douleurs.

Au début de la prostatite, l'inflammation des régions antérieures de l'urèthre peut tomber complétement et alors tout écoulement cesse pendant quelques heures : nous verrons que dans la *blennorrhagie spécifique* ce phénomène n'a jamais lieu ; mais en général l'uréthrite persiste dans son état primitif. Souvent ces symptômes durent quelques jours et disparaissent peu à peu : dans ces cas, ou la maladie guérit complétement, ou la prostatite passe à l'état chronique : c'est ce qui arrive ordinairement quand l'inflammation n'a occupé que les conduits prostatiques et n'a pas envahi le parenchyme de l'organe ; on comprend que la prostatite, comme l'inflammation de la muqueuse des glandes de Cowper, ne donne lieu alors qu'à une sécrétion purulente qui vient se confondre avec celle de l'uréthrite ; les écoulements blennorrhagiques qui reconnaissent cette origine sont presque intarissables, à cause de la difficulté qu'on éprouve à agir direc-

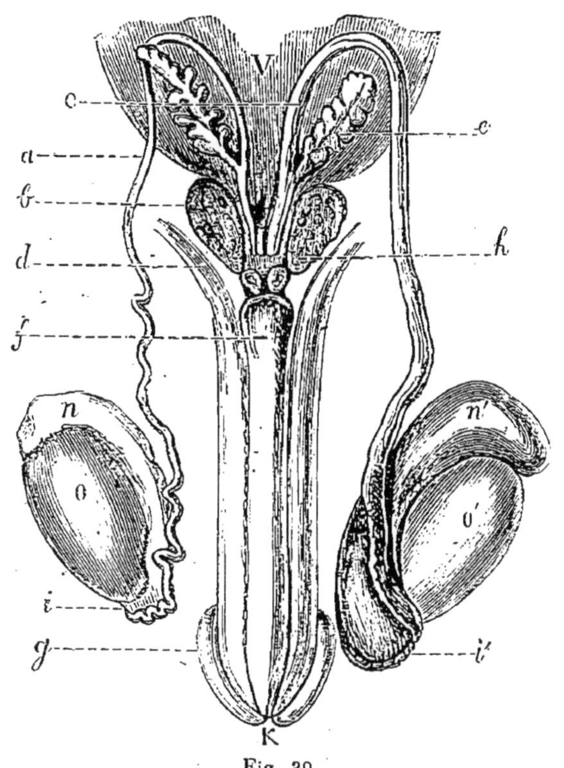

Fig. 39.

Représentant la verge vue par sa face inférieure.
b, h, prostate coupée horizontalement, *au-dessous de la prostate les glandes de Cowper.*

tement sur le mal : c'est cette suppuration des

canaux prostatiques qu'on a souvent prise pour une recrudescence de la chaudepisse.

Au lieu d'une pareille terminaison, le parenchyme prostatique peut suppurer et voici quels sont les symptômes qu'on observe en pareil cas : le besoin d'uriner et les douleurs périnéales augmentent rapidement; le malade ne peut résister à ces envies d'uriner, ni y satisfaire complétement; la quantité de liquide rendue après chaque effort diminue peu à peu et à la fin l'urine ne sort plus que goutte à goutte; puis la miction devient impossible et la rétention d'urine est complète; bientôt le bas ventre se gonfle et devient dur, par suite de la réplétion de la vessie; la face est pâle, grippée; le malade se tord de douleur sur son lit. Il ne sait quelle position prendre; le plus souvent il reste sur le dos, les cuisses écartées et fléchies sur le ventre; en même temps le besoin d'aller à la selle se fait sentir de plus en plus fréquemment; mais l'excrétion même des matières fécales n'apporte aucun soulagement, car quelques minutes après les mêmes envies se reproduisent.

Si l'on touche la région, en introduisant le doigt dans le rectum, on perçoit un gonflement considérable de la prostate toute entière si l'inflammation en a envahi les deux lobes à la fois, — d'un des côtés seulement, si la prostatite est limitée à l'une des moitiés de l'organe.

Arrivée à ce point, la maladie peut encore rétrograder et se terminer par résolution, surtout si elle n'est que partielle; alors tous les symptômes s'apaisent peu à peu et la prostatite disparaît sans laisser de traces ou passe à l'état chronique comme nous l'avons dit précédemment; mais le plus souvent des frissons surviennent, les douleurs sont plus aiguës, plus lancinantes; les points enflammés se ramollissent; la suppuration s'établit et les foyers purulents deviennent sensibles au toucher rectal : l'abcès peut rester limité dans la coque fibreuse de la prostate ou s'étendre dans le tissu cellulaire voisin et occuper un espace comparable au volume d'un œuf d'oie : on a vu retirer une chopine de pus d'un foyer prostatique; si l'art n'intervient pas, il se fraie très-souvent une voie par le canal de l'urèthre, quelquefois par le rectum ou par le périnée : ces derniers modes d'ouverture spontanée sont les plus rares.

Traitement de la Prostatite.

1° Au début, si la douleur est peu vive, le gonflement peu considérable, la miction assez facile, on devra se contenter de prescrire des bains locaux et des bains généraux, des boissons émollientes, des applications de cataplasmes laudanisés sur la région périnéale, des lavements à l'eau de guimauve, et le repos absolu, au lit.

Si les symptômes présentent plus de gravité, on devra recourir à des applications de sangsues réitérées, concurremment avec les moyens précédents ; si l'expulsion de l'urine est impossible, on passera une sonde qu'on ne laissera à demeure que si l'introduction en est très-laborieuse ; lorsqu'il est assez facile de pénétrer dans la vessie, nous préférons passer de temps en temps la sonde plutôt que d'occasionner une aggravation des symptômes, par son séjour prolongé dans le canal de l'urèthre. Pour combattre le ténesme vésical, on se trouve bien de prescrire les suppositoires suivants qu'on introduit dans le rectum :

℞ Extrait de belladone. . . . 15 centig.
Beurre de cacao. . . . . . q. s.
M. F. S. A. un suppositoire conique.

2° Lorsque la suppuration est établie, on doit ouvrir largement le foyer; on conseille de choisir le périnée pour voie d'évacuation, à moins d'indication absolument contraire; on pratique alors une simple ponction avec le bistouri, le pus s'échappe et le malade éprouve un soulagement immédiat; il ne reste plus qu'à faire des injections dans la plaie avec de l'eau de guimauve pendant les premiers jours, puis avec de l'eau vineuse et panser avec de la charpie cératée pour amener la guérison.

Quand l'abcès proémine fortement dans l'anus et que la région périnéale paraît intacte, l'incision doit être faite dans le rectum : les fistules rectales qui se produisent ainsi sont faciles à guérir. Il suffit pour cela de tenir l'intestin dans un état de propreté constant à l'aide de lavements réitérés; nous avons opéré plusieurs malades par ce procédé et nous en avons obtenu les meilleurs résultats.

Si la poche purulente était sur le point de se faire jour par le canal, on peut l'inciser à l'aide d'un uréthrotome (*fig.* 40, 41, 42) agissant d'arrière en avant, ou en rompre les parois avec une sonde mousse : c'est la terminaison la plus ordinaire des abcès de la prostate, soit qu'on la pro-

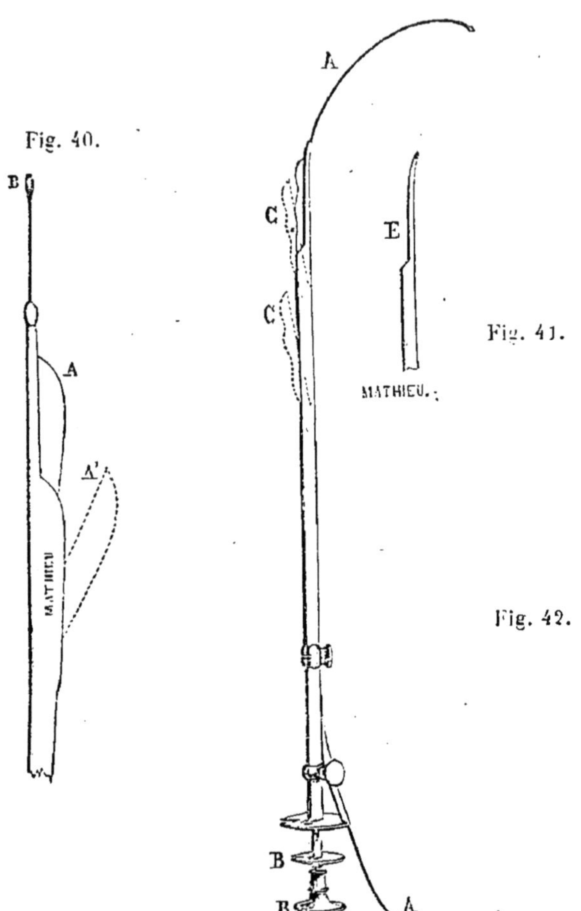

Représentant des uréthrotomes.

voque, soit que la rupture ait lieu spontanément. Nous empruntons à Melchior Robert la description des accidents qui peuvent en résulter :

« Après l'ouverture spontanée, les malades éprouvent de suite un bien-être qui leur fait bénir cette terminaison, mais de nouvelles douleurs viennent bientôt leur faire regretter ce moment de répit. A la première miction, l'urine s'introduit dans la poche purulente, qui représente alors en quelque sorte une fistule borgne interne, et détermine une sensation de chaleur et une cuisson très-vives. L'inconvénient du contact de l'urine ne se borne malheureusement pas à la douleur, car tôt ou tard, une perforation secondaire se fait et établit une fistule urinaire complète à travers laquelle s'épanche une partie de l'urine destinée à passer par le méat pendant la miction.

« La terminaison des phlegmons aigus n'est cependant pas toujours aussi dangereuse ; en effet, le pus peut dans quelques cas, sans l'intervention chirurgicale, se faire jour à l'extérieur sans perforer la muqueuse. Il y a alors une fistule borgne externe qui guérit spontanément. Mais, lors même que le foyer s'ouvre extérieurement, le malade n'est pas toujours à l'abri de la perforation interne, car il peut arriver que le fond de la poche soit assez mince pour ne pas résister au travail ulcératif qui continue à se faire après la sortie du pus, la muqueuse cède alors et le trajet fistuleux s'établit comme auparavant.

« Quand le foyer s'ouvre en premier lieu à l'intérieur,

le pus se précipite par le méat et vient se répandre sur les linges qui sont tachés en même temps d'une petite quantité de sang. L'ouverture est spontanée et se fait à l'insu des malades; d'autres fois c'est pendant les efforts de la miction qu'elle s'opère, la collection pio-sanguine est alors chassée par la colonne d'urine qui cherchait à vaincre sa résistance. D'autres fois, le foyer est entamé par l'extrémité d'une sonde que le chirurgien cherche à introduire pour évacuer l'urine retenue dans la vessie. Quoi qu'il en soit, cette ouverture interne reçoit une certaine quantité d'urine qui, en se mêlant au pus renfermé dans le foyer, irrite les tissus, occasionne des infiltrations plus ou moins étendues et produit parfois de vastes décollements.

« Pour prévenir ces accidents fâcheux, il est de précepte d'ouvrir de bonne heure les phlegmons qui entourent le canal. Dans ce but, nous surveillons par de fréquentes explorations la marche de la maladie, et dès que nous constatons la présence d'un empâtement quelque léger qu'il soit, nous pratiquons une incision dans la direction du canal. Cette conduite nous a réussi jusqu'à ce jour. »

Traitement de la Prostatite chronique.

Lorsque la prostatite n'est plus marquée que par un gonflement anormal de l'organe avec sécrétion purulente, les émollients et les adoucissants ne suffisent plus : il faut en venir aux fondants et aux exutoires.

L'iodure de potassium à l'intérieur, les suppositoires d'iodure de plomb introduits dans le rectum, nous ont paru jouir d'une efficacité incontestable.

Solution d'iodure de potassium.

℞	Iodure de potassium . . .	20 grammes.
	Eau de fontaine.	750 grammes.

M.

Prendre une cuillerée de cette solution chaque jour.

Suppositoires résolutifs.

℞	Iodure de plomb	1 gramme.
	Beurre de cacao.	*āā. q. s.*
	Emplâtre de cigüe. . . .	

M. F. S. A. un suppositoire conique.

Si ces moyens ne suffisent pas, on peut, à l'aide du porte-caustique de Lallemand, porter directement sur la prostate de la teinture d'iode, étendue de cinq ou six fois son poids d'eau et dont on imbibe de la charpie qu'on fixe dans la rainure de l'instrument ; on peut encore déposer sur le siége du mal une pommade résolutive à l'aide des doubles bougies que nous avons décrites page 52.

Fig. 43. Fig. 44.

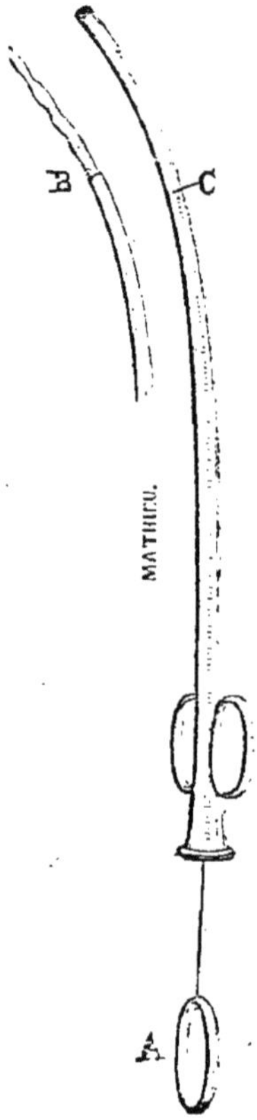

Sondes porte-pommade.

Depuis quelque temps nous nous servons. à cet effet, des instruments figurés ci-contre (*fig.* 43 et 44) et dont le mécanisme est exactement le même.

Pommade résolutive.

Iodure de plomb.	4 gr.
Glycérolé d'amidon	30 gr.

M. F. S. A.

On réitère matin et soir les applications de cette pommade.

Les vésicatoires ou les cautères appliqués sur la région périnéale donnent aussi quelquefois de très-bons résultats, mais ils sont si gênants qu'on doit ne les prescrire qu'en désespoir de cause.

On a vanté les préparations résineuses contre la prostatite chronique, mais nous croyons que si l'on a obtenu de bons résultats de leur emploi, c'est qu'il existait une uréthrite concomitante, qui s'est amendée sous leur influence; car nous avons démontré que ces médicaments n'agissent que par l'intermédiaire de l'urine à laquelle ils communiquent des propriétés spéciales — et l'urine ne peut pas se mettre en contact immédiat avec les cavités des petits conduits prostatiques.

10° DE LA CYSTITE

La cystite est l'inflammation de la vessie : on peut voir (*fig.* 38, *d*) que cet organe se continue directement avec le canal de l'urèthre (*id. f*); il n'y a donc rien d'étonnant à ce que l'inflammation se propage de l'un à l'autre; il semblerait même que cette complication doive être la règle générale, mais il n'en est rien.

Lorsque la cystite se déclare, la chaudepisse est généralement sur son déclin, ou au moins à sa période d'état. Les premières sensations qu'éprouve le malade consistent dans une chaleur, un sentiment de pesanteur dans la région anale; les envies d'uriner sont fréquentes; pendant l'ex-

Figure II

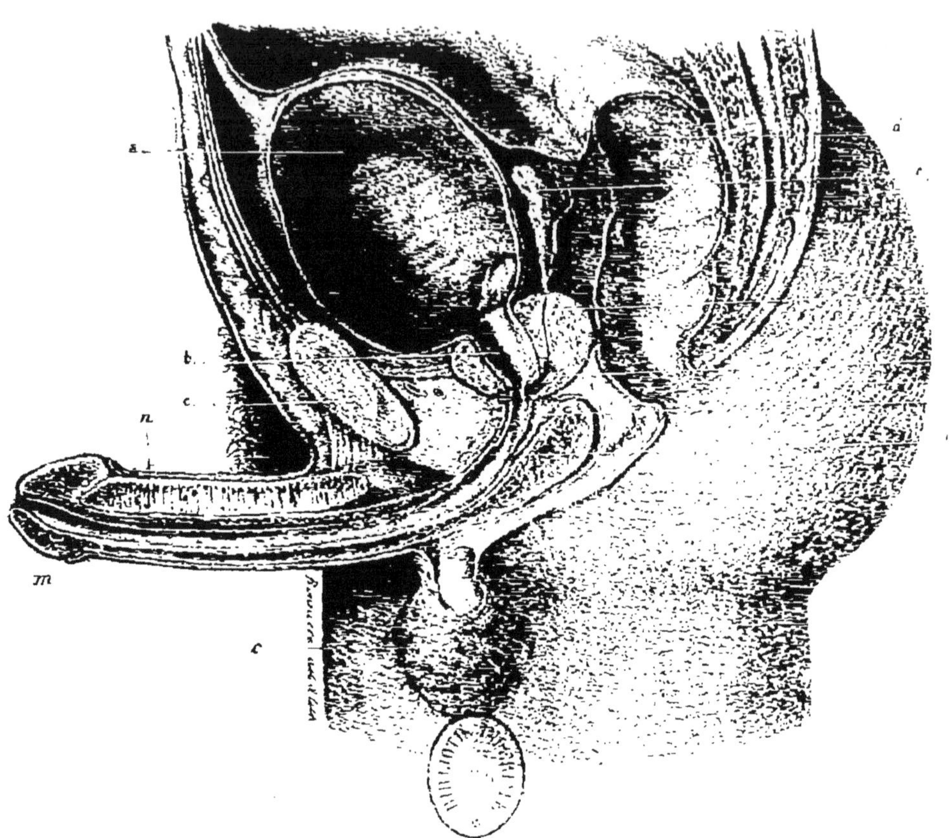

Coupe d'avant en arrière

des organes génito urinaires de l'homme

a	Cavité de la vessie	*e*	Vésicule séminale
b	Canal de l'Urèthre	*f*	Prostate
c	Os pubis	*g*	Utricule prostatique
J	Méat urinaire	*h*	Glande de Cowper
d	Rectum ouvert	*i*	Bulbe de l'Urèthre
m	Corps spongieux	*n*	Corps caverneux
o	Bourses ou scrotum	*p*	Anus

Imp Zanote r. des Boulangers 1? Par.

pulsion de l'urine les douleurs que provoque son passage sont moins violentes que celles que le malade accuse au commencement de l'acte excrétoire; les urines rendues laissent déposer un muco-pus abondant.

Peu à peu les douleurs augmentent; le malade ne peut rester assis, les épreintes vésicales se joignent à des envies continuelles de défécation ; l'urine qui précédemment était trouble et laiteuse, devient de moins en moins abondante ; malgré les efforts continuels de miction, les malheureux ne parviennent plus qu'à rendre quelques gouttes d'un liquide purulent et mêlé de sang, surtout à la fin de l'érection.

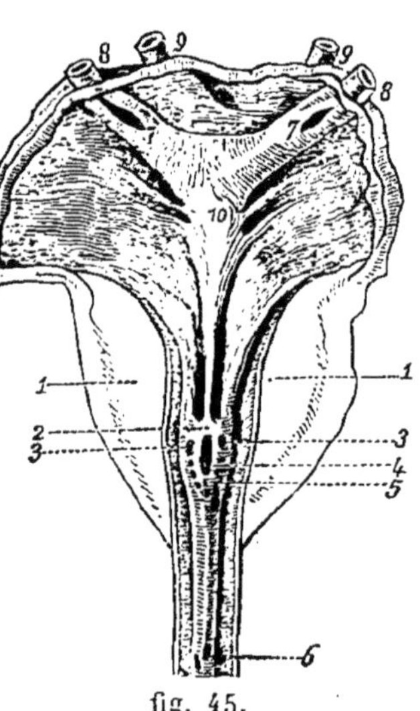

fig. 45.
7, 7, 10, *trigone vésical.*

Le doigt introduit dans le rectum ne perçoit la présence d'aucune tumeur anormale ; ce caractère sert à distinguer la cystite de la *prostatite*, ce qui a une extrême importance pratique.

Les symptômes que nous venons d'énumérer sont ceux de l'inflammation du col de la vessie; la maladie reste ordinairement bornée à cette région ou au moins au trigone vésical (*fig.* 45); il est assez rare qu'elle envahisse le corps de la vessie, plus rare encore qu'elle se propage jusqu'aux reins; quoi qu'il en soit, lorsque tout l'organe est malade, le bas ventre est chaud, tendu et devient le siége d'une douleur que la moindre pression exaspère horriblement; le malade reste couché sur le dos, les jambes à demi fléchies sur le ventre; la région des reins est le siége d'une douleur sourde, causée par la distension de ces organes, — par suite d'une stagnation de l'urine qui ne peut couler dans la vessie par les urétères enflammés et oblitérés.

La fièvre est intense; la face altérée, pâle, grippée; — la soif est ardente, mais les malades n'osent la satisfaire de crainte d'être obligés d'uriner.... la mort peut être la conséquence d'un pareil état de choses.

Comme nous l'avons vu pour la prostatite, il n'est pas rare que l'écoulement et l'uréthrite disparaissent lorsque survient la cystite : il se produit une sorte de dérivation sur la vessie analogue à celle d'un vésicatoire qu'on appliquerait au périnée.

Convenablement traitée, la cystite ne dure pas plus de huit à quinze jours : souvent même au bout de quarante-huit heures de soins intelligents, on voit les envies d'uriner devenir moins fréquentes: l'urine augmente de quantité à chaque miction et présente une plus grande limpidité, de sorte qu'au bout de trois ou quatre jours, tout a disparu.

Il faut proportionner l'énergie du traitement à l'intensité de la maladie. Dans les cas les plus ordinaires, nous nous contentons de prescrire des cataplasmes camphrés sur le ventre, des lavements émollients, de la tisane de bourgeons de apin préparée à froid avec de l'eau de Vichy, des grands bains tièdes et prolongés ; en même temps nous ordonnons les pilules suivantes :

Pilules. balsamiques.

℞	Térébenthine au citron. . . .	15 grammes.
	Goudron de Norvége	5 grammes.
	Magnésie calc. q. s.	
	M. F. S. A. pil. n° 100.	

Prendre chaque jour 10 ou 15 de ces pilules.

Il est rare que sous l'influence de ce traitement l'amélioration ne soit pas rapide.

Si l'inflammation était portée à un haut degré, si la cystite était générale, il faudrait, outre les moyens précédents, faire appliquer une vingtaine de sangsues au périnée — et revenir à une seconde application, s'il ne s'ensuivait pas un soulagement rapide; en même temps on ferait de larges onctions sur le ventre avec de la pommade belladonée.

** Pommade belladonée.*

℞ Extrait de belladone. . . . . 10 grammes.
Axonge ou glycérine. . . . 30 grammes.
M. F. S. A.

Lorsque, malgré l'emploi de ces moyens, — ou lorsqu'elle n'a été l'objet d'aucun traitement, — la cystite a passé à l'état chronique, on doit, concurremment avec les préparations internes ci-dessus, pratiquer des injections dans le corps de la vessie avec une légère solution de nitrate d'argent.

Solution de nitrate d'argent faible.

℞ Nitrate d'argent crist. . . 1 gramme.
Eau distillée. . . . . . . 1000 grammes.
M. F. S. A

On peut aussi, dans les cas rebelles, conseiller l'emploi des cautères, des vésicatoires ou des sétons au périnée : ces moyens nous ont donné de bons résultats.

DE L'INFLAMMATION DES TESTICULES ET DE LEURS ANNEXES

En jetant les yeux sur la *fig.* 46 on se rendra aisément compte du mécanisme de la production de ces maladies. En effet, on voit le canal déférent, (*id.*, *c*), partir de la région prostatique du canal de l'urèthre pour aboutir en *i*, *i*, à l'épididyme *n*, et au testicule, *o* ; c'est le conduit qui amène le sperme dans les vésicules séminales (*id.*, *e*), et de là dans le canal de l'urèthre, en passant par les conduits éjaculateurs (*même fig. b*). Il est donc facile de comprendre que l'inflammation pourra se propager le long des parois de ces conduits, gagner les vésicules séminales, les enflammer et de là arriver jusqu'à l'épididyme et aux testicules mêmes.

Nous allons étudier séparément chacune de ces maladies en commençant par la vésiculite.

11° INFLAMMATION DES VÉSICULES SÉMINALES OU VÉSICULITE

Cette maladie est incontestablement plus rare que la prostatite ; elle ne se termine jamais par la suppuration phlegmoneuse, à moins que le tissu cellulaire qui existe entre les petits culs-de-sac qui la composent ne soit envahi par l'inflammation, ce qui est presque sans exemple.

La muqueuse des vésicules peut être le siége d'une inflammation consécutive à l'uréthrite, — ou alternant avec celle-ci ; cette maladie paraît assez rare, car nous ne l'avons observée qu'un très-petit nombre de fois. Nous croyons cependant qu'elle est plus fréquente qu'on ne le pense, et que si les auteurs n'ont fait que la signaler comme possible, c'est faute d'avoir dirigé leurs recherches de ce côté.

Lorsqu'elle existe, on trouve dans le sperme une quantité variable de pus qui lui donne une apparence plus ou moins laiteuse, ou même jaunâtre, — et parfois rougeâtre, s'il contient du sang exhalé par la muqueuse excoriée. Quelquefois la sécrétion purulente persiste dans les vé-

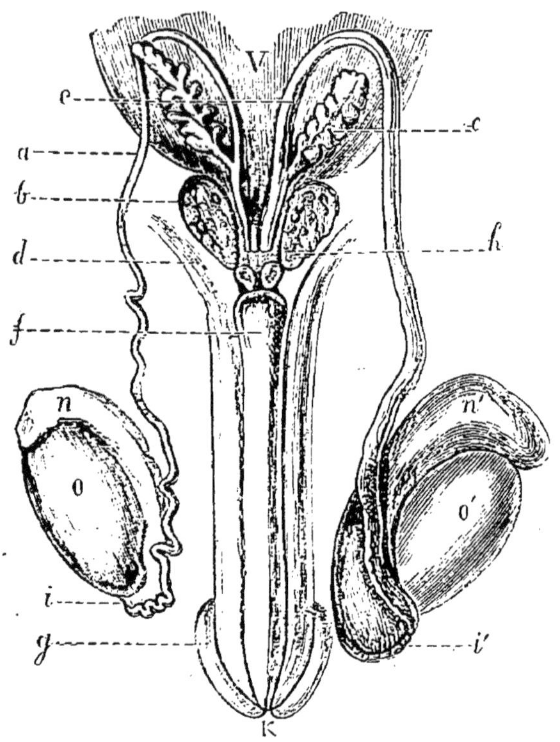

Figure 46.
e, vésicules séminales.

sicules après la guérison de la blennorrhagie, et le contact prolongé du pus avec les spermatozoaires peut tuer ces animalcules et devenir une cause de stérilité — qu'on ne sait à quoi rattacher si l'on ignore cette circonstance.

Les symptômes de la vésiculite sont à peu près ceux de la prostatite. Les signes qui serviront à les différencier sont les suivants : dans la vésiculite, l'émission de l'urine n'est pas plus douloureuse que dans la blennorrhagie sans complication, et elle n'est jamais entravée d'une manière plus ou moins complète; le ténesme vésical n'existe que s'il y a en même temps une cystite du col et n'appartient pas à la vésiculite; les contractions éjaculatoires déterminent des douleurs aiguës dans la région des vésicules lorsque celles-ci sont enflammées. Dans la prostatite, au contraire, il y a toujours un obstacle très-grand à la miction; les envies d'uriner sont très-fréquentes, et l'éjaculation du sperme ne donne qu'une sensation de chaleur dans la région de l'anus.

En outre, si l'on introduit le doigt dans le rectum, on trouve la prostate occupant sa situation normale et présentant son volume ordinaire; plus loin on perçoit la vésicule engorgée, à cinq ou sept centimètres de l'ouverture anale, tandis que la prostate se trouve au plus à trois ou quatre centimètres de l'anus.

Cette distinction est importante, car on pourrait inciser les vésicules séminales par le rectum si on prenait la fluctuation vésiculaire pour une prostatite suppurée, et cette pratique serait loin d'être sans danger. Le traitement de la vésiculite, telle que nous venons de la décrire, est exactement celui de la prostatite simple ; nous y renvoyons le lecteur.

Nul doute que le tissu cellulaire qui environne les vésicules séminales ne puisse être atteint d'une inflammation phlegmoneuse consécutive à la vésiculite, mais nous n'en connaissons pas d'exemple ; d'ailleurs, ce sujet ne rentre pas dans notre cadre.

12° ORCHITE BLENNORRHAGIQUE.

De toutes les complications de la blennorrhagie, de toutes les maladies qui l'accompagnent ou la suivent, l'inflammation des testicules et des conduits testiculaires est sinon la plus fréquente, au moins celle que l'on est le plus souvent appelé à constater.

En effet, les accidents sérieux qu'elle détermine forcent les malades à recourir aux soins du médecin, tandis que les autres complications sont, en général, moins graves et effrayent moins ceux qui en sont atteints.

On a dit que le nombre des orchites égalait presque le tiers des chaudepisses : cela est exagéré; ou les observateurs se sont trompés, ou les traitements avaient été mal dirigés; quant à nous, sur cent chaudepisses, nous voyons à peine survenir dix complications d'orchites.

C'est la fréquence relative de cette maladie qui lui a fait donner une foule de noms, en rapport avec l'idée qu'on se faisait du mal : c'est ainsi qu'on l'a appelée *didymite*, *épididymite*, *engorgement inflammatoire du testicule*, *vaginalite*, *chaudepisse tombée dans les bourses*, *testicule blennorrhagique* ou *vénérien*, *orchite blennorrhagique ;* les Anglais l'appellent encore *hernia humoralis*. Jusque dans ces derniers temps, la dénomination généralement acceptée était celle d'*orchite*.

Comme nous n'avons à nous occuper ici que des accidents qui peuvent compliquer les mala-

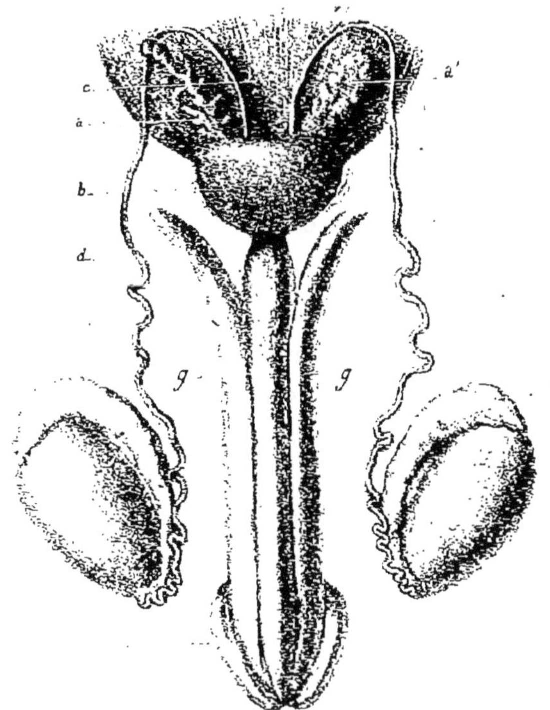

Figure III

Vue inférieure

Organes génitaux de l'homme

a'	Vésicule seminale	d	Cordon Spermatique
a	Vésicule seminale deplissée	e	Testicule
b	Prostate	f	Urethre
c	Vessie	gg.	Corps caverneux

Figure IV

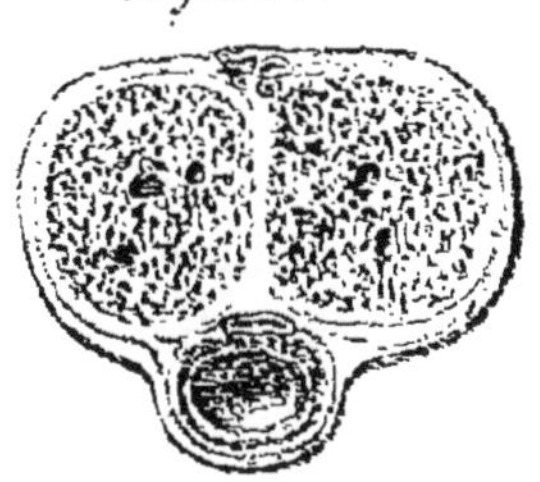

Figure IV

Coupe transversale de la verge

a Corps caverneux | b Canal de l'Uréthre

dies contagieuses, nous ne parlerons pas des variétés d'orchite qui surviennent spontanément sous des influences diverses : nous ne traiterons que de celles qui se présentent dans le cours d'une blennorrhagie.

Lorsque l'urèthre est le point de départ de la maladie testiculaire, celle-ci débute toujours par l'épididyme, que le canal déférent participe à l'inflammation ou qu'il y reste étranger.

Dans la plupart des cas, la propagation de la phlegmasie se fait de proche en proche, par voie de continuité des tissus ; l'inflammation arrive à l'épididyme (*fig.* 46, *i*) en se propageant successivement de l'urèthre au canal éjaculateur à la vésicule séminale (*même fig. e*), puis au canal déférent (*id. c*).

Lorsqu'elle est consécutive à une uréthrite provoquée par des agents extérieurs ; lorsqu'elle a succédé à l'introduction de corps étrangers dans l'urèthre (bougie, sonde, cathéter, instruments de lithotritie), elle marche avec rapidité; la tumeur est moins volumineuse, la peau moins rouge, elle s'accompagne plus rarement de vaginalite, et se termine rapidement par résolution, à moins d'une prédisposition inflammatoire du sujet. M. le professeur Velpeau a vu plusieurs fois le mal se dissiper, quoique, dit-il, les plus simples précautions eussent été négligées, et que les dilatations de l'urèthre ou les séances de lithotritie qu'on avait commencées eussent été continuées.

Nous ne croyons pas que la blennorrhagie spécifique s'étende jamais, dans sa nature spéciale, jusqu'au testicule. En effet, presque toujours l'orchite ne survient que lorsque l'écoulement, la chaudepisse sont sur leur déclin. Le transport de la matière spécifique se comprendrait plus facilement dans la période aiguë que lorsque l'écoulement a presque disparu ; souvent même celui-ci s'efface complétement lorsque la phlegmasie se porte sur le testicule : il y a là un simple déplacement inflammatoire, une révulsion sur un organe voisin.

« On sait, dit M. Gosselin, que quand une partie devient le siége d'une inflammation aiguë, au moment où une autre est déjà enflammée, les symptômes deviennent ordinairement moins intenses dans cette dernière, surtout lorsqu'elle est voisine de la première. Les effets des vésicatoires et des autres révulsifs qui soulagent l'inflammation des organes internes, viennent à l'appui de cette remarque. »

En outre, on trouve presque toujours que la

maladie s'est déclarée sous l'influence de causes extérieures; voici comment M. Poppesco s'exprime à ce sujet :

« Les causes occasionnelles de l'orchite se trouvent la plupart du temps dans les violences extérieures et dans les circonstances hygiéniques ou thérapeutiques auxquelles se soumettent les malades atteints de blennorrhagie; c'est ainsi qu'on voit survenir l'orchite après une fatigue quelconque, une marche forcée, un coup, une chute et même un léger froissement des bourses résultant de l'action de croiser les cuisses; après une rétention des urines trop prolongée dans la vessie; l'usage du coït et de la masturbation ; les érections, sous l'influence de l'imagination ou de la vue des femmes ; les boissons alcooliques, surtout la bière, etc. ; une alimentation échauffante; enfin lorsque les malades ont négligé de faire usage d'un bon suspensoir... L'exercice du cheval passe, avec raison, pour déterminer fréquemment cette maladie... L'orchite paraît due quelquefois aux influences atmosphériques, au froid, à l'exposition à la pluie. Sur les soixante-treize cas d'orchite rassemblés par M. Gaussail, on voit que vingt-huit étaient survenus pendant les deux mois les plus froids de l'année...; c'est pour cette raison que M. Bouchardat ne manque pas de dire que les individus atteints de blennorrhagie doivent éviter d'uriner au coin des rues et en plein vent....

« Curling pense que les injections peuvent favoriser ce fâcheux résultat. Comment n'en serait-il pas ainsi, lorsqu'on voit une sonde, introduite dans le canal uréthral, provoquer quelquefois une orchite par continuité de tissu...? Un bon nombre des malades auprès desquels j'ai été appelé, dit M. Velpeau, ne pouvaient réellement attribuer l'orchite dont ils étaient affectés qu'aux injections qu'ils s'étaient faites dans l'urèthre... »

Tout le monde est à peu près d'accord sur la nature spécifique de certaines blennorrhagies : il est même bon nombre d'auteurs qui veulent que toute chaudepisse ait quelque chose de spécial, de demi-virulent, de virulent même.... Comme la plupart admettent aujourd'hui la propagation par continuité de tissu, il s'ensuivrait que l'orchite aurait aussi quelque chose de spécifique... Mais nous venons de voir quelles sont les causes occasionnelles de l'orchite, et nous serions fort heureux que l'on pût nous expliquer comment un coup, une chute, un refroidissement — ou même la continence, admise par M. Velpeau, — peuvent provoquer le développement d'une maladie spécifique, d'un demi-virus, d'un virus !... que l'agent spécifique provoque, chez les personnes prédisposées à l'inflammation, des accidents inflammatoires, cela est facile à comprendre ; mais que l'équitation et la continence, l'usage de la bière favorisent l'éclosion d'accidents spécifiques, extérieurs à l'économie, c'est ce que nous ne saurions admettre : l'orchite, survenant à la fin d'une chaudepisse, n'est pour nous qu'une maladie inflammatoire simple, voilà tout.

Nous empruntons à M. Gosselin (1) la description des symptômes de l'épididymite blennorrhagique :

« L'orchite consécutive est ordinairement précédée de malaise le long du canal déférent ; quelquefois le malade éprouve de l'angoisse et de l'irritation vers la vessie, avec une envie fréquente d'uriner ; bientôt surviennent des douleurs sourdes et une légère sensation de plénitude dans l'aine ; le cordon spermatique est empâté, parfois œdémateux ; le canal déférent est douloureux et gonflé, sa tuméfaction peut même être telle, que le conduit égale presque le volume du petit doigt. Ensuite l'épididyme se gonfle et devient douloureux ; sa tuméfaction commence par la partie inférieure et augmente très-rapidement jusqu'à ce qu'il vienne à former une tumeur irrégulièrement allongée ou en croissant, en arrière des testicules; cette tumeur est plus dure et plus volumineuse que celui-ci, et extrêmement douloureuse, tandis que le corps de la glande, situé en avant, peut souvent être pressé sans qu'on détermine de souffrances. L'affection peut rester localisée à l'épididyme quelques heures et même un ou deux jours ou davantage, avant de s'étendre

(1) Gosselin, *Traduction des maladies du testicule, de Curling.*

plus loin ; elle peut même ne jamais atteindre la tunique vaginale ou le corps de la glande, si on l'a combattue à temps. Souvent, au contraire, la tunique vaginale se prend ; et il en résulte alors une telle tuméfaction que la masse enflammée constitue une tumeur uniforme dans laquelle on distingue difficilement l'épididyme et les autres parties, mais à la partie antérieure de laquelle on

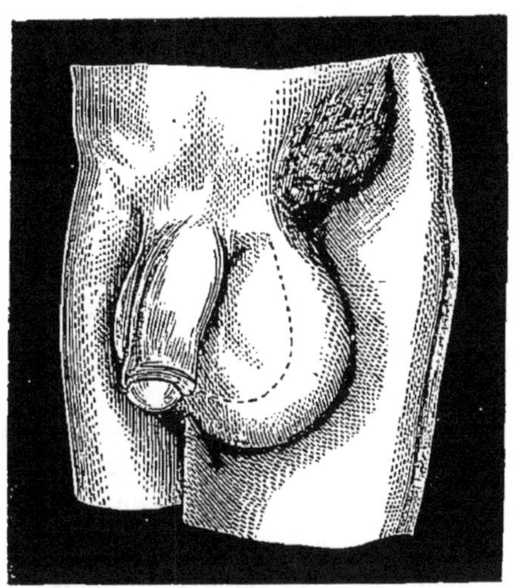

Figure 47.

Orchite et bubon à gauche.

peut ordinairement sentir de la fluctuation. Dans la forme sympathique de l'orchite consécutive, l'épididyme se tuméfie sans qu'on observe les symptômes d'une affection préalable du canal déférent.

« Il y a beaucoup de variétés dans l'intensité des symptômes. Parfois on remarque simplement une petite douleur sourde avec un gonflement modéré du testicule et une réaction générale à peine marquée. D'autres fois la tuméfaction est, dès le début, très-considérable; l'organe triple ou quadruple de volume; la douleur est aiguë et continuelle, et la fièvre symptômatique intense; dans d'autres cas, la tumeur, bien que considérable est tout à fait indolente, et les progrès en sont lents et de longue durée. Mais, en général, les symptômes augmentent d'intensité jusqu'au septième ou au huitième jour; à cette époque ils commencent à disparaître; la fièvre, la douleur et la tuméfaction cèdent peu à peu. A mesure que le gonflement diminue, l'épididyme devient distinct et forme à la partie postérieure du testicule une tumeur indurée, bosselée et irrégulière, qui persiste presque toujours pendant plusieurs mois, et souvent pendant toute la vie du malade... »

« Dans un grand nombre de cas, l'épididymite reste une maladie toute locale; les souffrances qu'elle occasionne cessent au bout de quelques jours, et il ne reste souvent qu'un peu de gêne entretenue par la tuméfaction du scrotum, et le sentiment d'un poids incommode. Mais il n'en est pas toujours ainsi; la maladie peut exciter une réaction générale fébrile; elle est d'ordinaire peu prononcée, elle ne se montre que dans la période d'accroissement et lorsque les symptômes locaux sont assez intenses. Il y a alors des douleurs sympathiques des régions lombaires et du membre correspondant au testicule malade, douleurs qui s'expliquent par des connexions nerveuses; la langue est blanchâtre, la peau chaude, le pouls fréquent; il y a encore de la soif, de la céphalalgie, du hoquet, des nausées, des vomissements, des convulsions même, des difficultés dans la défécation et l'émission de l'urine. On a observé des symptômes analogues à ceux des étranglements herniaires, et, dans quelques cas rares, la péritonite (1). »

De la description donnée par Curling, il semble qu'une vaginalite soit toujours la cause de l'épanchement du sac vaginal; mais il est loin d'en être toujours ainsi; le plus souvent, cet épanchement est dû à une simple exhalation de sérosité citrine, transparente, comme dans les hydropisies passives ou par gêne de la circulation; on pourrait donc la rapporter à l'engorgement des vaisseaux veineux. D'autres fois, au contraire, — mais les cas en sont rares, — il y a une véritable inflammation de la séreuse; alors le liquide contient tous les éléments du pus, du sang, des débris de fausses membranes, etc.

Dans les cas où l'inflammation occupe le tissu même de l'organe, les douleurs deviennent intolérables, et une induration rapide, générale ou partielle, fait de suite perdre au testi-

(1) Caron, *Thèse de Paris*, 1854.

cule cette consistance et cette élasticité qui lui sont propres et qui le caractérisent.

Au lieu de former un seul abcès, la suppuration peut s'établir sous forme d'infiltration, de foyers multiples disséminés; dans ces cas, en plusieurs

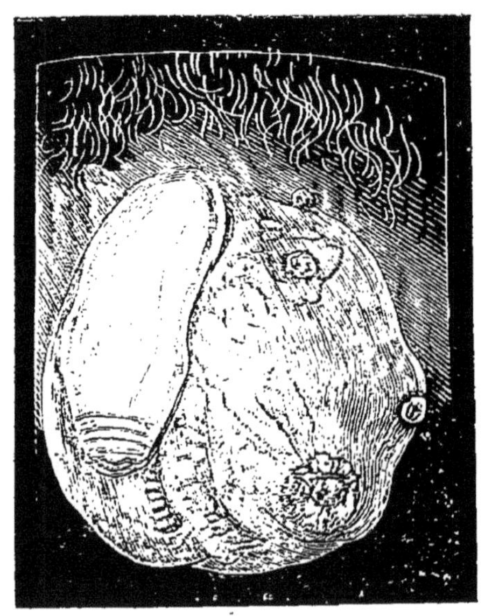

Figure 48.

Représentant la suppuration du testicule et un fongus bénin.

endroits à la fois, la peau s'élève, s'amincit, s'ouvre, et le pus se vide au dehors (*fig.* 48).

On doit craindre la suppuration lorsque le

malade éprouve des douleurs pulsatives. Dans les cas rares où elle survient, elle a lieu ou dans le tissu cellulaire sous-cutané, ou aux environs de l'épididyme, ou dans le corps même du testicule. Le scrotum devient adhérent dans l'endroit où le pus s'est réuni en foyer; le point correspondant est fluctuant et circonscrit par un cercle induré; en même temps la peau qui le recouvre est plus lisse et plus foncée que celle des parties voisines.

Parfois la peau et les parties voisines s'ulcèrent; une ouverture se fait, par laquelle les parties constituantes du testicule s'échappent peu à peu, pour former au dehors une masse fongueuse offrant l'aspect d'une végétation : tout le contenu du testicule peut ainsi être rejeté hors de la tunique albuginée, nous en avons observé un exemple; on donne à cette excroissance fongueuse les noms de *fongus bénin*, *hernie du testicule*, etc.

L'orchite, ou plutôt l'épididymite blennorrhagique, n'offre par elle-même aucune gravité; mais l'induration qui lui succède et l'oblitération des conduits déférents peuvent entraîner la stérilité. C'est à M. Gosselin que l'on doit des notions précises sur ce sujet dont l'importance est si grande aux points de vue social et privé.

Nous ne différons d'avis que sur une seule manière de penser : nous ne croyons pas, comme lui, que les malades doivent ignorer les conséquences fâcheuses auxquelles ils peuvent être exposés, et nous pensons qu'il faut les leur faire connaître, car il y va de leur intérêt et de celui de la société.

Voici le résumé des vingt observations de M. Gosselin, tel que le donne M. Caron :

« Les malades présentant, à la suite d'épididymite blennorrhagique double, un noyau induré pouvant faire soupçonner l'oblitération, mais sans lésion organique importante de l'organe, sont au nombre de 20, divisés en deux catégories, suivant l'ancienneté de la maladie. Ceux de la première, au nombre de 15, dont l'épididymite remontait à quelques semaines ou quelques mois, conservaient une induration au niveau de la queue des épididymes; rien ne leur paraissait changé dans les fonctions génitales; le sperme n'était altéré ni dans sa quantité, ni dans sa couleur, ni dans son odeur; et cependant vu au microscope, il n'a présenté aucune espèce d'animalcules. Ce liquide offrait souvent des globules de pus, d'autres fois des globules sanguins, et dans la plupart des cas des granules moléculaires et des cristaux de phosphate ammoniaco-magnésien. Chez deux malades qui n'ont pas été perdus de vue, les animalcules spermatiques ont été retrouvés au bout de quelques mois, et en même temps l'une des indurations avait disparu. Quelques objections ont bien été faites à sa manière de voir, mais l'auteur les a résolues, ce me semble, de la manière la plus satisfaisante. Chez les individus de la deuxième catégorie, les deux épididymites remontaient à plusieurs années : d'une de ces observations où il ne restait au bout de vingt ans qu'un seul noyau induré, il résulterait que le sperme peut à la rigueur retrouver les caractères qui assurent la fécondité ; mais les quatre autres prouveraient que, par suite de l'organisation et de la transformation fibreuse de la lymphe plastique épanchée au niveau de la queue des épididymes, il peut y avoir disparition prolongée et probablement définitive des animalcules spermatiques, et par suite infécondité.

Si, dans ces cas, les éjaculations sont aussi abondantes que par le passé, c'est que les vésicules séminales n'ont pas cessé de sécréter un liquide sans animalcules. Le défaut de souffrances causées par la distension du canal épididymaire serait expliqué par la faible quantité de sperme fournie à l'état normal par le testicule, circonstance favorable à l'oblitération, et par la résorption du liquide sécrété.

En un mot, cette oblitération siége le plus souvent à la queue de l'épididyme; elle peut se faire aussi dans la tête de cet organe; mais, comme elle n'occupe pas tous les canaux qui constituent les vaisseaux déférents, elle n'oppose pas une barrière au cours du sperme; elle n'occasionne pas de douleurs, elle n'entraîne pas pour les malades de changements appréciables dans les fonctions génitales; quand elle existe des deux côtés, elle entraîne nécessairement la stérilité. La durée de l'oblitération est variable, elle peut encore disparaître au bout de huit mois; c'est le terme le plus long observé jusqu'à présent par M. Gosselin. »

Traitement.

Avant de formuler la médication qui nous est propre, examinons la méthode préconisée par les auteurs ; nous leur laissons la parole :

Le plus souvent la diète, le repos, une position convenable de l'organe affecté — qui doit être relevé au moyen d'un suspensoir en forme de nacelle fixée par deux rubans autour du tronc ; quelques bains tièdes, quelques topiques émollients et narcotiques triompheront de l'orchite blennorrhagique, lorsqu'elle sera de médiocre intensité ; mais chez les individus sanguins et nerveux chez lesquels il existe une réaction prononcée, des symptômes généraux, des douleurs très-vives, etc., la saignée, produisant une détente générale, sera utile dans un grand nombre de cas, et abrégera souvent la maladie.

Les émissions sanguines locales sont employées dans les mêmes cas ; on appliquera surtout les sangsues au nombre de dix à vingt sur le trajet du cordon....

Dans cette période, on prescrira encore avec succès la glace, appliquée tout à fait au début, les pommades de belladone, de ciguë, etc.

Compression. Voici comment M. Zeller décrit la compression (1) :

Vers 1833, le docteur Fricke, de Hambourg, publia les succès que cette méthode lui avait valus ; il s'était servi de bandelettes de diachylum.

Dès qu'elle fut connue en France, M. Roux l'essaya à la Charité et obtint les mêmes succès. Depuis MM. Ricord et Velpeau ont substitué l'emplâtre de Vigo sparadrapé au diachylum simple, nous ne savons dans quel but. Il est assez difficile de bien appliquer les bandelettes. M. Ricord conseille de les tailler d'une largeur de six à huit lignes, de saisir le testicule malade avec précaution, pour ne pas causer trop de douleurs, de le refouler vers le fond du scrotum, sans distendre le cordon, et en l'isolant de celui du côté opposé, d'appliquer ensuite les bandelettes circulairement et en commençant par un premier anneau placé sur l'insertion du cordon, et d'abord assez serré pour empêcher l'organe de fuir; cela étant fait, de continuer les tours de circulaires sur le testicule de manière à exercer une pression assez forte mais égale et cylindrique, jusqu'à la partie inférieure.

(1) Zeller, *Thèse de Paris*, 1859.

en évitant autant que possible de faire faire des plis à la peau. Arrivé là, des bandelettes séparées sont appliquées en s'imbriquant et en se croisant pour exercer à leur tour la compression de bas en haut, et de façon à former une sorte de panier dont les anses sont maintenues par quelques nouveaux tours circulaires. (Ricord, *Traité pratique des maladies vénériennes*, p. 755.)

Cette médication est très-répandue maintenant; les avantages qu'elle procure ne sont point douteux. Appliquée au début, elle peut faire avorter l'inflammation ou au moins s'opposer à l'épanchement dans la tunique vaginale. Mais il faudra, dans ces cas, surveiller attentivement l'effet produit; car le testicule, continuant souvent à se gonfler, finit par s'étrangler dans la coque médicamenteuse non dilatable, dans laquelle on l'a renfermé; de là, des douleurs intolérables pour le malade et qui forcent le chirurgien d'enlever l'appareil. L'étranglement peut encore se produire par suite de la contraction du crémaster qui entraîne la glande vers la partie supérieure et tend à la faire sortir de l'espèce de panier qui la contient; d'autres fois enfin c'est le chirurgien lui-même qui, en serrant trop les bandelettes, rend l'appareil insupportable au malade. Dans tous ces cas, l'indication évidente est d'ôter les bandelettes ou d'en couper quelques-unes à l'endroit qui paraît le plus souffrir de la compression. Toutefois il ne faut pas se laisser induire en erreur par de légères douleurs, produites quelquefois par des plis de la peau, douleurs que les malades pusillanimes exagèrent souvent; on engagera alors le malade à s'armer de patience, et les douleurs, au lieu d'augmenter, disparaîtront au bout de peu d'heures. Il est enfin des malades d'une sensibilité telle que la compression ne peut leur être appliquée ; peu de temps après le pansement, ils jettent les hauts cris et demandent à être débarrassés de l'appareil. Cela nous paraît tenir surtout à l'excessive irritabilité du scrotum qui s'enflamme par le contact de l'emplâtre de Vigo, et à la mauvaise qualité de cet emplâtre qui jouit souvent de propriétés irritantes, comme nous avons eu l'occasion de nous en assurer à plusieurs reprises.

Quand la maladie est arrivée à sa dernière période, et c'est surtout alors que ce traitement est mis en usage, les bandelettes seront d'une utilité incontestable ; en effet, le gonflement ayant souvent persisté, malgré la diminution des symptômes inflammatoires, les malades ne peuvent se livrer à leurs occupations habituelles ; les bandelettes bien appliquées non-seulement seront alors le meilleur moyen de résolution, mais permettront même le plus souvent aux malades de marcher et de vaquer à leurs affaires.

Mouchetures. Employé d'abord par Roux, ce moyen a été depuis préconisé par une foule de chirurgiens, et entre autres par MM. Velpeau et Nélaton.

Voici du reste comment M. Velpeau conseillait de pratiquer cette opération.

Le chirurgien embrasse mollement toutes les parties gonflées au dessous et sur les côtés avec la main gauche, de telle sorte que le pouce et l'index refoulent jusqu'à un certain point la tunique vaginale en avant, comme pour la tendre, en faisant remonter le liquide qu'elle contient sur la face antérieure du testicule. De la main droite armée d'une lancette à grain d'avoine, tenue comme une plume à écrire, il ponctionne rapidement la portion libre de la tumeur ou celle qui est le plus évidemment fluctuante par un coup sec, porté perpendiculairement sur un, deux, trois ou quatre points de la région circonscrite par les doigts de la main gauche, et l'opération est terminée. (*Dict.* en 30 vol., tome XXIX, p. 459.)

« Nous croyons être autorisé, dit M. Zeller, en nous appuyant sur les résultats de la pratique de MM. Roux, Velpeau, Vidal, etc., à regarder les mouchetures comme un moyen inoffensif; et si, dans quelques cas rares, des accidents se sont déclarés, on en trouvera le plus souvent la cause soit dans l'indocilité et la malpropreté du malade, soit dans le peu de soin ou le peu d'habileté du médecin. »

Nous ne terminerons pas sans dire un mot du débridement du testicule employé par M. Vidal (de Cassis) dans les cas d'orchite parenchymateuse, accompagnée de douleurs excessives. Ce chirurgien fait une ponction de un centimètre et demi avec la lancette ou un bistouri à pointe très-aiguë, à la tunique albuginée, afin de permettre au testicule étranglé — dans cette enveloppe inextensible — de s'épanouir, à mesure que l'abord du sang tend à en augmenter le volume. Il regarde ce moyen comme inoffensif et peu douloureux ; ayant soumis un grand nombre de malades à cette opération, il n'a jamais eu d'accident à déplorer, et la résolution et le soulagement ont toujours été prompts.

Personne ne mettra en doute la compétence de M. Vidal (de Cassis); si ce chirurgien regardait comme innocentes des ouvertures de un ou deux centimètres faites à l'enveloppe même du testicule, à plus forte raison devrait-on regarder comme étant sans danger de simples piqûres de la tunique vaginale.

En 1854, M. Bonnafont imagina d'employer le collodion contre l'orchite blennorrhagique ; ses essais furent couronnés, dit-il, des plus heureux résultats ; M. Coste, de Bordeaux, et un grand nombre de chirurgiens en obtinrent aussi des résultats assez favorables ; d'autres l'employèrent et n'obtinrent que des succès contestables. — Il est facile de s'expliquer cette différence dans les résultats obtenus par la différence des conditions dans lesquelles on opérait, et par la nature même du liquide employé.

Méthode de l'auteur.

Nous avons employé un certain nombre de fois les applications de collodion ; mais nous avons dû y renoncer à cause des inconvénients suivants :

1° Le collodion détermine sur le scrotum une douleur tellement vive, que nous l'avons vue provoquer la syncope ;

2° Une fois appliqué, le collodion ne peut être enlevé que par des agents chimiques fort irritants qu'on ne peut mettre en contact avec la peau ;

3° Le collodion détermine sur le scrotum des ulcérations assez étendues et quelquefois très-profondes.

Dans la conviction que le collodion rendrait de grands services s'il ne présentait pas de si grands inconvénients, nous avons cherché à le remplacer par une autre substance qui remplît le même but sans en avoir les propriétés nuisibles.

Après avoir essayé l'albumine, la gélatine, la gomme, le caoutchouc, que pour des motifs divers nous dûmes abandonner tour à tour, il nous vint à l'idée d'expérimenter la colle-forte liquide, connue sous le nom de *Colléine Cowtry*, que l'on trouve chez tous les papetiers. Comme le collodion, cette substance se dessèche assez rapidement — bien moins vite que celui-ci cependant; par sa dessiccation, elle éprouve un mouvement de retrait assez considérable; d'un autre côté, son application n'est pas douloureuse; elle ne détermine pas d'ulcérations de la peau; elle est soluble dans l'eau tiède : un cataplasme de farine de lin la ramollit assez en quelques heures pour permettre de l'enlever très-facilement : en un mot, la *colléine* offre tous les avantages du collodion sans en présenter les désagréments.

Cela posé, voici en quoi consiste notre méthode qui comprend à la fois les mouchetures, la compression et l'isolement par la colléine :

1° On commence par raser tous les poils du scrotum et du pubis ; on peut se servir à cet effet d'un dépilatoire, du sulfhydrate sulfuré de chaux, par exemple.

2° On pratique dans le testicule gonflé de petites mouchetures avec la pointe d'une lancette : les petites ouvertures donnent issue à quelques gouttelettes d'eau et de sang et il en résulte un soulagement immédiat : la douleur, qui était intolérable auparavant, disparaît comme par enchantement.

Comme nous avons établi que les piqûres du testicule sont absolument sans conséquence, nous ne nous étendrons pas davantage sur ce point.

3° Lorsque le léger écoulement de sang est arrêté, on lave les parties avec de l'eau glacée qui amène une rétraction du scrotum ; puis on revêt les bourses d'un suspensoir *tricoté*, ces suspensoirs s'appliquant plus exactement que les autres ; celui que l'on choisit doit être un peu étroit, un peu juste et d'un tissu épais, afin de nécessiter une quantité assez grande de liquide pour son imbibition.

4° On imprègne le tout de *colléine Cowtry* à l'aide d'un pinceau de blaireau, et on tient les parties exposées à l'air, le siége fortement relevé sur un coussin, afin que les bourses prédominent bien sur le ventre et les cuisses.

Par suite de l'évaporation, la colléine ne tarde

pas à se dessécher et à se rétracter, de sorte qu'au bout de quelques minutes les testicules sont maintenus et comprimés dans une coque rigide et solide : on connaissait déjà les bons effets de la compression sur les orchites, mais on avait dû y renoncer, faute de moyens convenables pour la pratiquer d'une manière toujours uniforme et constante.

Voyons ce qui se passe dans notre méthode.

Les mouchetures ont amené une détente de l'engorgement inflammatoire; la tunique vaginale a été vidée; l'organe a, par conséquent, perdu de son volume.

L'eau glacée intervient alors et amène une contraction énergique de la peau du scrotum et de tous les organes contenus dans les bourses, qui sont ainsi réduites à leur plus simple expression.

En ce moment la colléine est appliquée sur ces organes rétractés et maintenus par le suspensoir : elle se dessèche, et, par sa dessiccation, elle éprouve un retrait considérable (près du tiers de sa surface); dans ce mouvement de contraction, elle entraîne avec elle le suspensoir, et ensemble ils forment une coque solide, comprimant fortement les parties contenues dans leur cavité...

Au bout de quelques heures, les malades peuvent presque toujours se lever : nous en avons vu faire de longues courses huit heures après l'application du bandage *colléiné.*

En un mot, *avec notre traitement, la durée de la maladie et du repos varie de deux à six jours :* nous ne l'avons vue que dans trois cas persister un plus long espace de temps : le maximum a été de douze jours, chez un seul malade.

Quant à l'induration qui persiste après la cessation des douleurs, l'expérience a démontré que le remède par excellence à lui opposer est l'iodure de potassium, qu'on administre à l'intérieur pendant quelques semaines, et qu'on applique extérieurement sous forme de pommades. (Voir pour les formules, p. 174 et 175.)

On doit recommander en même temps aux malades de porter constamment un suspensoir, car il ne faut pas oublier qu'une première orchite crée une fâcheuse prédisposition à en contracter de nouvelles.

Pendant tout le cours du traitement de l'orchite, toute médication active contre l'écoulement uréthral doit être abandonnée complètement, on devra prescrire seulement les émollients et les adoucissants que nous avons conseillés dans la première période de la blennorrhagie.

LYMPHITE ET ADÉNITE BLENNORRHAGIQUES.

Souvent, dans le cours d'une blennorrhagie

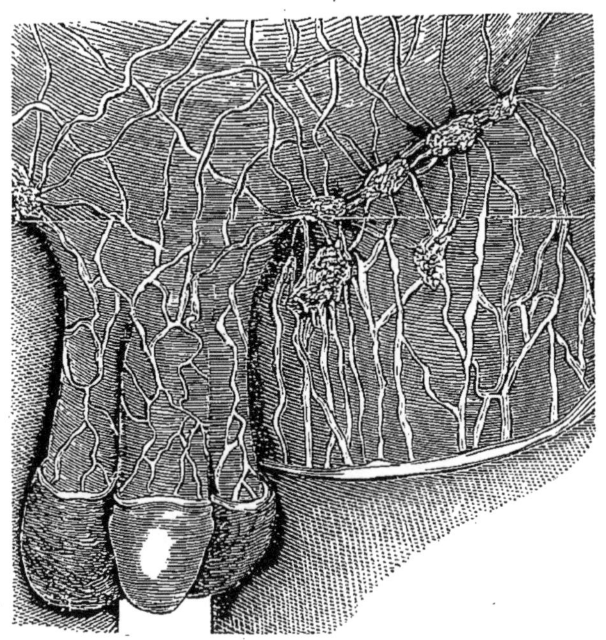

Figure 49.
Vaisseaux et ganglions lymphatiques de la verge, des bourses et de l'aine gauche.

aiguë, les vaisseaux lymphatiques de la face dorsale de la verge sont envahis par l'inflammation ; ils se présentent alors sous la forme de cordons noueux qui, partant du prépuce, vont se perdre dans les aines, — et que l'on avait, jusqu'à ces derniers temps, pris pour des veines enflammées. La peau est légèrement rouge sur le trajet de ces vaisseaux, la douleur est peu considérable, excepté à la pression ; parfois la maladie disparaît, sans traitement, au bout de quelques jours; dans d'autres cas, il se manifeste un œdème considérable du prépuce, avec phimosis ; il peut arriver aussi qu'il se développe des abcès sur un point quelconque des vaisseaux enflammés (*fig.* 50) ; — la maladie peut encore s'étendre jusqu'aux ganglions de l'aîne, y déterminer du gonflement (*fig.* 50), de la douleur, et parfois des abcès assez vastes (*fig.* 50) ; rarement l'adénite blennorrhagique se terminera de cette manière ; presque toujours on obtient la résolution de l'inflammation au moyen d'un traitement convenable. Dans tous les cas, il est rare que plusieurs ganglions suppurent à la fois ; et, lorsque l'abcès s'est formé, que le pus est évacué, la guérison est toujours assez rapide : on verra plus tard que ce pus

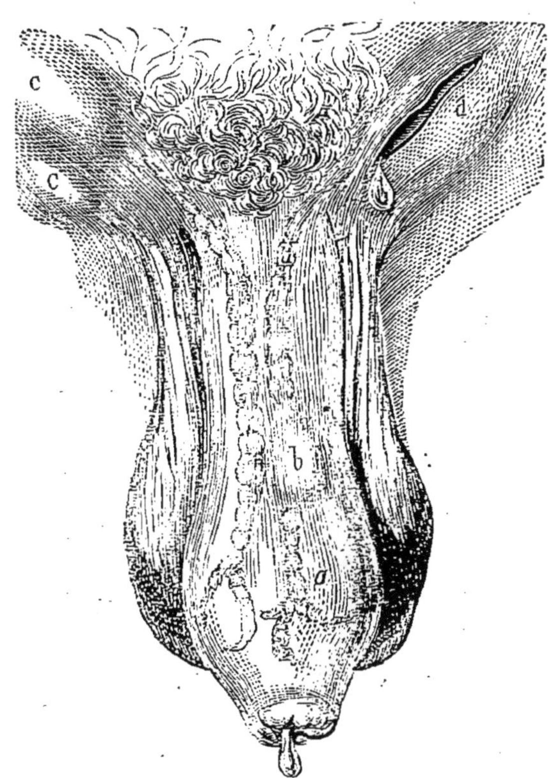

Figure 59.

a, *a*, Vaisseau lymphatique enflammé.
b, Abcès sur le trajet du vaisseau lymphatique.
c, *c*, Ganglions lymphatiques enflammés.
d, Abcès ouvert (bubon suppuré).

n'est pas inoculable à la manière de celui qui est fourni par l'adénite symptomatique du chancre non induré.

Lorsque la maladie doit se terminer par résolution, on observe un affaissement de tous les symptômes ; la douleur diminue ainsi que la

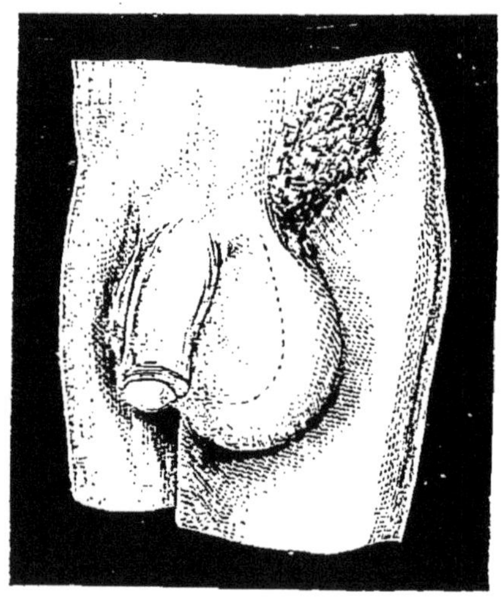

Figure 51.
Vaste bubon suppuré à gauche et orchite.

rougeur de la peau; le gonflement disparaît peu à peu, et il ne reste qu'une induration indolente du ganglion. Lorsque la suppuration se produira, elle sera annoncée par des douleurs lancinantes, par un empâtement douloureux du tissu cellulaire circonvoisin; en même temps il se déclarera souvent des frissons, de la fièvre; la marche sera très-gênée; le malade traînera les jambes en fauchant; c'est, dit-on, à cette manière de marcher des individus atteints de *bubon* ou adénite, que l'on a fait allusion lorsqu'on a donné à cette maladie le nom de *poulain* que le vulgaire lui consacre encore habituellement.

Lorsque le pus s'est rassemblé en foyer, les douleurs sont moins lancinantes; la peau s'amincit, prend une coloration violacée et, si on n'intervient pas, l'abcès se fait jour par une ou plusieurs ouvertures.

De ce que nous venons de dire, il ne faudrait pas conclure que le bubon fût toujours consécutif à l'inflammation des vaisseaux lymphatiques qui se rendent du prépuce à l'aine, ni même qu'il fût toujours lié à une chaudepisse. Souvent on ne peut saisir la trace d'une inflammation qui se serait propagée de proche en proche jusqu'aux ganglions; en effet, la lymphite est beaucoup plus rare que l'adénite, et celle-ci peut se montrer à la suite d'une égratignure, d'une écorchure, d'une plaie, siégeant même sur les membres inférieurs, — quelles que soient d'ailleurs leurs origines; ils peuvent encore survenir d'emblée, à la suite d'un effort violent, d'un excès de marche, du coït, etc., — sans aucune autre lésion ni accident du côté des organes génitaux. Nous insistons à dessein sur ce fait, car il n'est pas rare de voir attribuer à des maladies contagieuses des bubons suppurés dont l'état civil n'a rien d'une telle paternité. On comprend que des accidents de ce genre peuvent devenir la cause de méprises fâcheuses, et avoir les conséquences les plus graves au point de vue des relations conjugales ou sociales.

Traitement.

Lorsque la lymphite existe seule, quelques cataplasmes de farine de lin suffisent pour la faire disparaître en quelques jours; si la lymphite est accompagnée d'œdème du prépuce, nous préférons prescrire des compresses imbibées d'un mélange résolutif, d'eau blanche, par exemple, d'eau-de-vie camphrée étendue d'eau, etc.; s'il s'était formé de petits abcès sur le trajet des lymphatiques, il faudrait les ouvrir avec la lancette, et plus tard les panser avec de la charpie imbibée de gros vin ou de teinture d'iode. Nous ferons observer que ces petites plaies sont toujours assez difficiles à guérir.

L'adénite ou le bubon exige un traitement différent, selon la période à laquelle on l'examine. Au début, lorsque la glande commence à s'enflammer, on peut essayer l'emploi d'une brique chaude qu'on laisse en place pendant une journée entière, le malade étant couché sur le dos; — celle-ci agit d'abord en comprimant la tumeur par son propre poids, elle agit en outre par sa chaleur : nous avons dû à ce moyen de nombreux succès, et il est à la portée de tous.

On a préconisé les sangsues, la saignée; mais nous n'en avons jamais retiré assez d'avantages pour les conseiller; il en est de même de la glace.

M. Diday a proposé d'enlever tout d'abord les ganglions lymphatiques, mais nous doutons qu'il donne jamais, le cas échéant, le résultat d'une pareille pratique sur sa propre personne.

Quant à nous, voici le traitement auquel nous donnons la préférence : lorsque l'emploi de la brique a été sans résultat, nous faisons, après avoir rasé préalablement les poils de la partie malade, pratiquer des frictions prolongées avec la pommade suivante :

℞	Iodure de soufre.	4 gr.
	Iode pulv.	1 gr.
	Glycérolé d'amidon.	30 gr.

On réitère ces frictions toutes les six heures, jusqu'à ce que la peau soit fortement irritée, en ayant soin de laisser, dans leur intervalle, de la ouate enduite de la même pommade sur la partie malade.

Sous l'influence de ce moyen, nous avons presque toujours vu l'inflammation céder avec une grande rapidité, et la maladie se terminer par résolution. Lorsque le pus est rassemblé en foyer, il faut ouvrir l'abcès le plus tôt possible, afin d'éviter des cicatrices d'un aspect désagréable. Le bubon blennorrhagique, n'ayant rien de virulent, se guérit assez facilement, et la cicatrisation de la piqûre qu'on a faite avec la lancette ou le bistouri s'obtient en quelques jours, et est à peine visible. Si l'ouverture s'était faite spontanément, le foyer étant plus vaste et la peau décollée, amincie, il faudrait exciter la vitalité de la cavité purulente en y introduisant des tampons de charpie imbibés de gros vin, de teinture d'iode ou simplement d'alcool; lorsqu'il ne restera qu'une plaie bourgeonnante, on régularisera la cicatrisation à l'aide du crayon de nitrate d'argent, et on protégera la plaie, — avec un bandage convenable et des compresses cératées, — contre les frottements du pantalon ou des autres vêtements.

OPHTHALMIE BLENNORRHAGIQUE SIMPLE.

« Le produit de la sécrétion d'un catarrhe aigu transporté sur une conjonctive saine, peut être inoculé, quoi qu'en aient dit plusieurs auteurs; il ne perd cette propriété que dans le cas où il a été formé pendant un catharre chronique, et quand il ne présente plus ses caractères de purulence. »

Ainsi s'exprime M. Wecker (1) dont la compétence ne sera récusée par personne. Depuis longtemps nous savions à quoi nous en tenir sur ce sujet, car il nous était arrivé à nous-

(1) *Traité des maladies des yeux*, t. I, p. 20.

même de contracter une ophthalmie à la suite du contact d'une goutte de pus provenant d'un abcès de l'amygdale que nous venions d'inciser.

Voici quels sont les caractères que présente l'inflammation de la conjonctive oculaire lorsque cet organe a été soumis à une cause irritante de ce genre : toutes les parties blanches de l'œil, la muqueuse qui tapisse l'intérieur des paupières

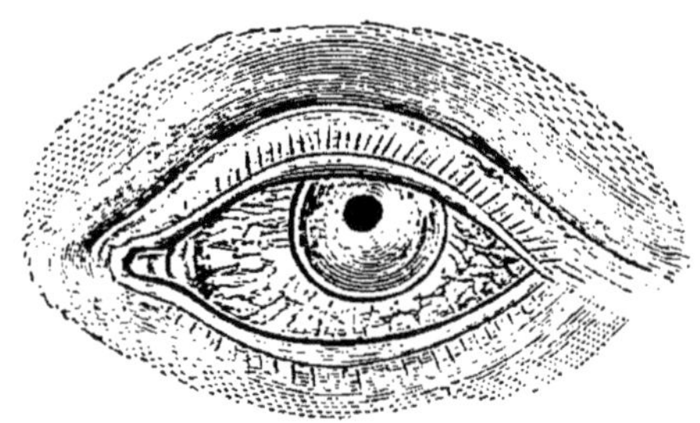

Fig. 52.
Représentant l'inflammation de la Conjonctive.

perdent de leur aspect brillant, deviennent rouges et veloutées ; le malade éprouve la sensation d'un corps étranger dans l'œil, de légers picotements et une lourdeur de la paupière supérieure ; ces premiers symptômes sont comparables à ceux que produirait la présence du sable dans les yeux. De toute la circonférence du globe de l'œil partent un grand nombre de vaisseaux, qui, en s'étendant vers la cornée, forment un réseau d'un rouge écarlate, se déplaçant facilement avec la muqueuse. Si l'inflammation est intense, il se forme autour de la cornée un petit bourrelet lâche et livide auquel on donne le nom de *chémosis*; mais ce gonflement n'est jamais considérable. La peau

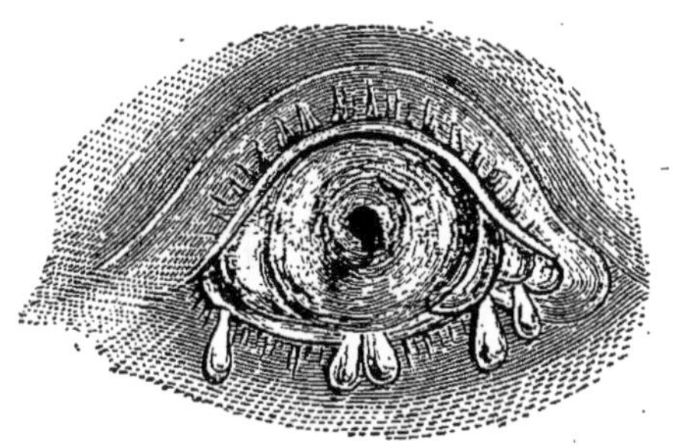

Fig. 53.

Représentant un chémosis assez considérable.

des paupières est un peu gonflée, luisante et légèrement rouge, surtout vers les angles de l'œil. Au début de la maladie, la sécrétion oculaire est augmentée; elle est formée d'un liquide peu consistant, incolore ou contenant quelques flocons blanchâtres; au microscope on trouve des globules sans noyaux (*fig.* 13), et une masse de cellules épithéliales (*fig.* 14). Plus tard la sécrétion de mucus est modifiée et prend les caractères d'une production purulente. On trouve alors, au microscope, une grande quantité de cellules à noyaux (*fig.* 12) mêlées à un petit nombre de cellules épithéliales. Ce liquide s'amasse entre les paupières, s'échappe par l'angle

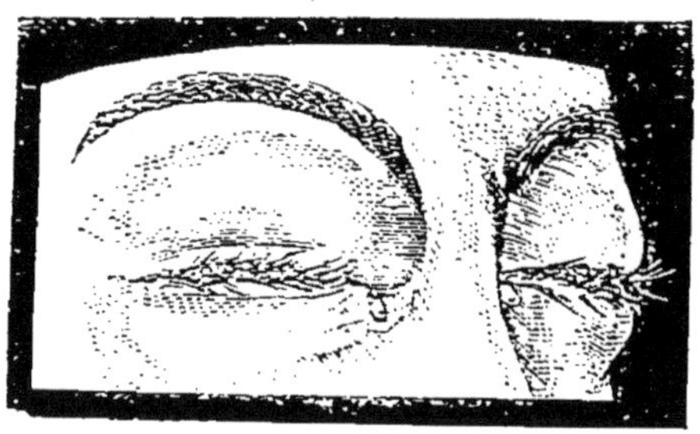

Figure 54.

Aspect des paupières dans l'ophthalmie double.

interne de l'œil, où il forme une croûte jaunâtre et vitreuse, surtout pendant le sommeil. La sécrétion peut être assez abondante pour couler sur les joues et y déterminer des excoriations difficiles à guérir. Le catarrhe aigu peut guérir spontanément ou passer à l'état chronique; sa durée, lorsqu'il est convenablement soigné, ne dépasse guère une huitaine de jours.

Quoique le mode de production de l'ophthalmie catarrhale blennorrhagique soit souvent le transport direct du pus, soit par les doigts, soit par des linges souillés de cette matière, l'inflammation oculaire peut aussi se déclarer spontanément sous l'influence de la diathèse inflammatoire seule. « Très-souvent, dit M. Wecker, le catarrhe conjonctival paraît être un symptôme concomitant d'un catarrhe des autres muqueuses.... Il peut même être épidémique. »

Traitement.

Nous conseillons ordinairement d'appliquer des compresses froides toutes les heures ou toutes les deux heures, pendant un quart d'heure chaque fois, et en les humectant souvent. Ce traitement calme presque toujours la sensation de chaleur et de cuisson, et abat rapidement tous les symptômes inflammatoires.

Nous nous trouvons bien aussi, surtout lorsque l'eau froide seule a été impuissante, de l'emploi de l'*alcoolé de Guaco* étendu de moitié son volume d'eau; on fait pénétrer trois ou quatre fois par jour quelques gouttes de ce liquide entre les paupières, en ayant soin d'imprimer à celles-ci un léger ballottement, pour que le mélange se répande bien dans les recoins de l'œil. Nous avons vu des ophthalmies simples disparaître ainsi en quarante-huit heures sans laisser de traces. Ce traitement est surtout applicable lorsqu'on a la certitude que le pus a été transporté en nature dans les yeux. Mais, si l'inflammation oculaire n'était due qu'à l'influence de la diathèse inflammatoire, — et, dans ce cas, les deux yeux sont presque toujours atteints simultanément, — il faudrait en venir à une médication générale; on devrait prescrire, si l'ophthalmie était intense, une application de sangsues aux tempes; des purgatifs salins (eau de sedlitz, limonade magnésienne, etc.) seraient administrés tous les deux ou trois jours; des cataplasmes tièdes de fécule de pommes de terre seraient appliqués sur l'œil malade, tandis qu'on ferait prendre matin et soir des bains de pieds sinapisés, etc.

Le catarrhe blennorrhagique chronique étant du domaine de l'ophthalmologie, nous renvoyons le lecteur aux traités spéciaux, et en particulier à celui de M. Wecker, que l'on peut regarder comme le chef-d'œuvre du genre.

On verra, plus tard, combien grandes sont les différences entre l'ophthalmie simple, telle que nous venons de la décrire, et l'ophthalmie spécifique.

Figure V

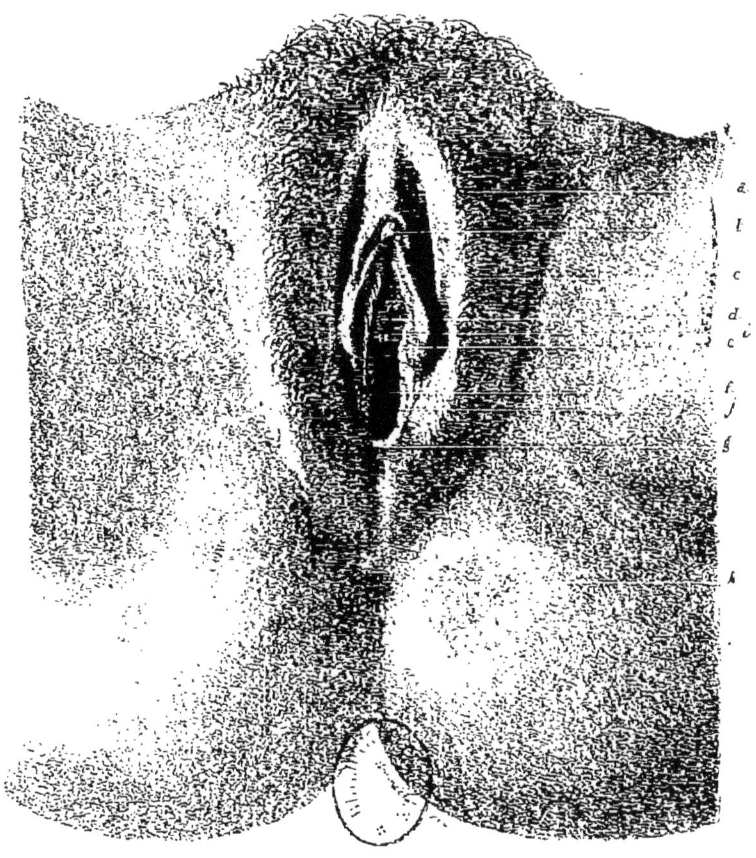

Explication de la figure V

a	Grande lèvre gauche	f	Ouverture du vagin chez une fille vierge
b	Clitoris	g	Fourchette de la vulve
c	Vestibule	h	Anus
d	Méat urinaire	i	Glande sous urethrale
e	Petite lèvre gauche		

j Ouverture de la glande vulvo vaginale

CHAPITRE IV

DE LA BLENNORRHAGIE CATARRHALE

OU PHLEGMONEUSE SIMPLE

2° CHEZ LA FEMME

Dans les chapitres précédents, nous avons établi que le principal théâtre des maladies inflammatoires des organes génitaux était, chez l'homme, le canal de l'urèthre ; ce n'était qu'accessoirement et comme complication que l'on trouvait les organes auxiliaires atteints par la maladie. Chez la femme, on verra qu'il est loin d'en être ainsi : le canal de l'urèthre est si rarement affecté d'inflammation catarrhale qu'on a nié l'existence de l'uréthrite féminine simple, et qu'on a fait de sa présence un caractère de spécificité blennorrhagique.

En revanche, la vulve, — on nomme ainsi l'ensemble des organes externes, — le vagin, la matrice sont fréquemment affectés d'inflamma-

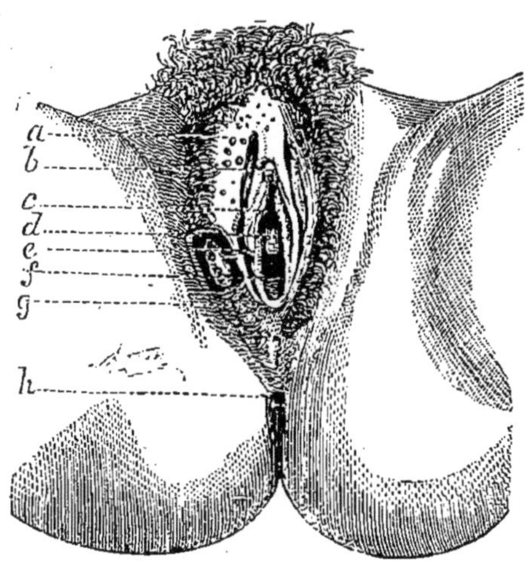

Fig. 57.

a, Follicules engorgés.
b, Clitoris.
c, Méat urinaire.
d, Membrane hymen.
e, Ouverture de la glande vulvo-vaginale.
f, Ouverture du vagin.
g, Fourchette.

tion simple ou phlegmoneuse, soit dans toute leur étendue, soit dans un point limité de leur surface. Nous allons étudier séparément les inflammations de chacun des organes qui constituent l'appareil génital de la femme.

1° VULVITE FOLLICULAIRE ET INFLAMMATION DES GRANDES LÈVRES.

La vulvite est l'inflammation de l'ensemble ou

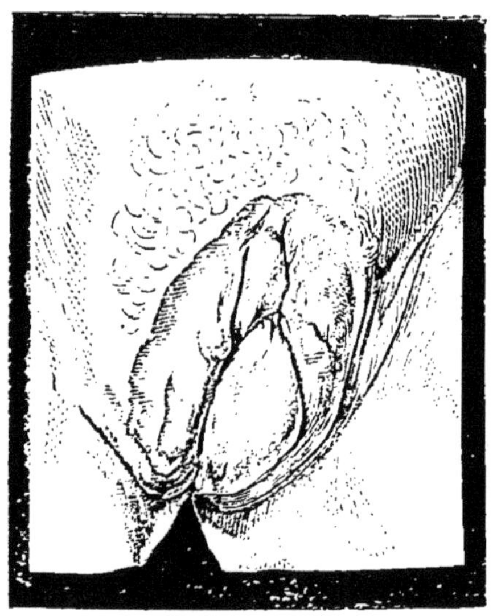

Figure 58.
Inflammation phlegmoneuse de la vulve

d'une partie des organes génitaux externes

(*fig.* 57, 58 et suiv.); on ne donne généralement pas de nom particulier à la maladie selon qu'elle siége exclusivement sur les uns ou les autres des éléments de la vulve; nous les décrirons cependant séparément, car la distinction du siége du mal a quelquefois une grande importance.

La vulvite peut consister en une simple rou-

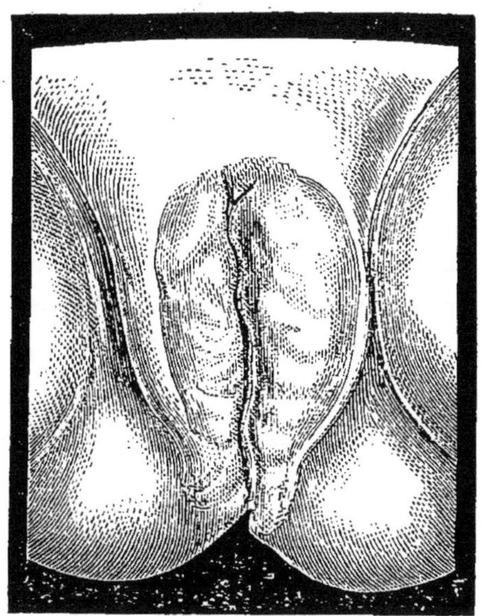

Figure 59.

Inflammation de la vulve chez une enfant à la suite de tentatives de viol.

geur de la muqueuse ; les sécrétions peuvent ne pas être sensiblement altérées et être seulement un peu augmentées; on a alors affaire à un simple érythème vulvaire, à une irritation de peu d'intensité.

Si les glandules, qui sont abondantes à la face interne des grandes lèvres et autour du clitoris, sont atteintes par la maladie, elles sécrètent en quantité plus grande qu'à l'état normal la matière qu'elles sont chargées d'élaborer, et celle-ci vient se déposer sous forme d'un *magma* épais, blanchâtre, ressemblant à du fromage blanc et d'une odeur nauséabonde, repoussante, qu'on n'oublie plus lorsqu'on l'a sentie une fois. Cette matière, si l'inflammation est peu intense, adhère fortement à la muqueuse ; celle-ci est rouge, ponctuée de petites saillies (*fig.* 57, *a*), dues au gonflement des glandules ; lorsqu'on exprime ces petites glandes entre les ongles, on en fait sortir un liquide blanchâtre ; cette sécrétion est jaunâtre si elle renferme du pus et si l'inflammation est portée à un plus haut point d'intensité ; on a donné à cette forme le nom de *folliculite vulvaire*. Les canaux excréteurs de ces glandes sont quelquefois obstrués et alors le liquide, mucus ou pus, se ramasse dans leur cavité et forme de véritables petits kystes ou des abcès en nombre plus ou moins considérable (*fig.* 60, *l*) qui se présentent sous la forme de boutons plus

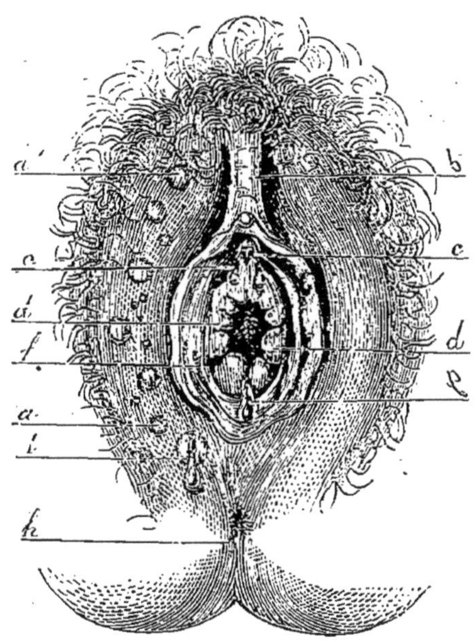

Figure 60.

a, *a*, Follicules enflammés.
b, Clitoris.
c, Méat urinaire.
d, *d*, Caroncules enflammées.
e, Goutte de pus provenant des glandes sous-urèthrales.
f, Ouverture de la glande vulvo-vaginale droite.
l, Abcès folliculaire ouvert.

ou moins nombreux ; on observe souvent cette

variété chez les enfants et les petites filles lymphatiques.

Si la sécrétion est très-abondante, on ne retrouve plus le dépôt caséeux que nous avons signalé et qui se trouve entraîné par le liquide muco-purulent ; alors la rougeur est considérable et la muqueuse est souvent excoriée et dépouillée de son épithélium.

La folliculite vulvaire est généralement peu douloureuse ; ce n'est que dans les cas où l'inflammation est violente, surtout lorsqu'elle s'étend à la partie externe des grandes lèvres, que la douleur est considérable et peut devenir un obstacle à la marche ; parfois même les grandes lèvres seront tellement gonflées et sensibles que la malade ne pourra rester assise, et qu'elle sera forcée de rester couchée, les cuisses écartées...

Nous exposerons plus loin les causes de la vulvite en général.

Traitement de la Vulvite.

Lorsque les glandes sébacées sont atteintes, lorsqu'on a affaire à une folliculite vulvaire et que les grandes lèvres sont couvertes du magma décrit plus haut, il faut d'abord les débarrasser de ce produit dont la nature irritante entretiendrait l'inflammation ; nous conseillons, à cet effet, de se servir d'un jaune d'œuf et d'une petite éponge avec lesquels on exerce des frictions légères jusqu'à ce que tout l'enduit soit enlevé ; on prescrit ensuite des grands bains réitérés et prolongés, des lotions fréquentes avec de l'eau de guimauve pendant le jour et des cataplasmes de fécule de pomme de terre la nuit ; sous l'influence de ces moyens, les follicules ne tardent pas à s'affaisser, la rougeur disparaît, et, souvent, tout rentre dans l'ordre, surtout si la malade garde un repos complet au lit.

Lorsque l'inflammation est intense, l'écoulement abondant, la muqueuse excoriée, les douleurs vives, on doit, outre les moyens précédents, tenir les parties écartées en interposant un peu de charpie entre les grandes lèvres.

Si ces moyens avaient été négligés, ou si, en vertu d'une prédisposition inflammatoire considérable, la maladie avait, malgré leur emploi, une tendance à passer à l'état chronique, on devrait recourir à des lotions astringentes. La préparation que nous employons de préférence est l'*Alcoolé de guaco*, plus ou moins étendu d'eau, selon l'intensité de la maladie; ce moyen nous a toujours réussi. On peut, au reste, prescrire dans le même but, les mélanges dont nous avons donné les formules, page 96 ; les lotions astringentes doivent être réitérées cinq ou six fois chaque jour : — on se trouve bien, lorsque la maladie a presque complétement disparu, de l'emploi de la poudre d'amidon ou de riz qu'on étend avec une houppe ; mais il faut l'enlever avec soin, chaque jour, à l'aide de lotions répétées afin de ne pas lui laisser acquérir des propriétés irritantes par son mélange avec les liquides excrétés...

2° INFLAMMATION DU CLITORIS.

L'inflammation du clitoris (*fig.* 57, *b*) n'est pas rare.

Comme c'est presque toujours sur cet organe que portent les efforts prolongés de la masturbation, il s'ensuit fréquemment une vive irritation de cette partie ; c'est surtout vers le sillon clitoridien qu'on observe alors de la rougeur; ce symptôme est souvent le seul qui témoigne des manœuvres qui ont eu lieu, et peut devenir un indice accusateur d'une grande gravité ; au reste, cette maladie ne présente aucune indication particulière : elle disparaît toujours spontanément en quelques jours et même en quelques heures.

3° INFLAMMATION DES PETITES LÈVRES ET DU VESTIBULE.

Lorsque les petites lèvres sont enflammées, elles acquièrent souvent un volume considérable, leur surface est rouge, luisante, parsemée de points grisâtres semblables à des grains de millet (*fig.* 61, *b*), au lieu d'être légèrement ridée comme dans l'état normal ; on trouve quelquefois, dans leur épaisseur, des noyaux indurés qui se résolvent ou bien se terminent par des petits abcès. — Dans d'autres cas, les petites lèvres prennent des proportions considérables ; elles peuvent atteindre les dimensions d'un œuf de poule ; elles paraissent comme étranglées à leur base : alors c'est de la sérosité qui les distend ainsi ; lorsqu'on les ponctionne il en sort un liquide aqueux et légèrement rosé; peu à peu cet engorgement disparaît, et tout rentre dans l'état normal.

Il est rare qu'on ait à opposer un traitement spécial à l'inflammation des petites lèvres; la

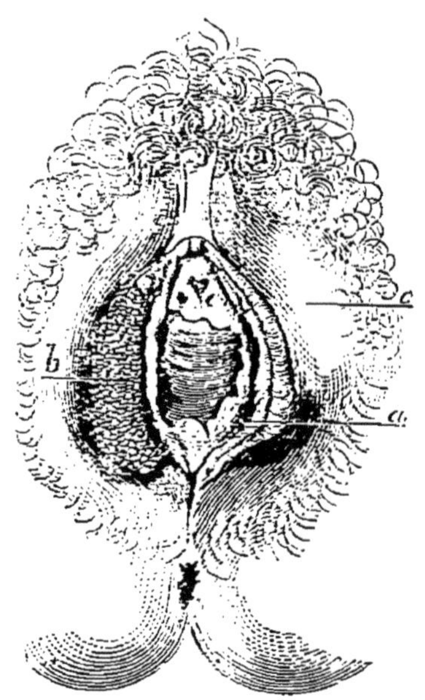

Figure 61.
Inflammation de la petite lèvre droite et abcès de la grande lèvre à gauche.

médication est celle que nous avons exposée à propos de l'inflammation des grandes lèvres : lorsque l'œdème sera considérable on se contentera de pratiquer quelques mouchetures avec la pointe d'une lancette pour faire sortir le liquide épanché.

L'inflammation du vestibule est la plus fréquente de toutes celles que nous avons décrites jusqu'ici ; non-seulement elle accompagne presque toujours les autres variétés, mais encore elle est un des symptômes de la vaginite que nous étudierons bientôt, et elle peut exister isolément ; lorsque des violences extérieures, des tentatives de viol auront eu lieu, c'est presque toujours une des parties qui composent le vestibule qui témoignera, par son irritation, des manœuvres qui auront été faites. Tantôt ce sera la membrane hymen, qui sera rouge, gonflée, luisante (*fig.* 57, *d*) ; tantôt les débris de cette membrane, — ou caroncules myrtiformes, — seront enflammés (*fig.* 60, *d*) ; quelquefois le pourtour du méat urinaire sera le siége d'une altération semblable. Dans tous les cas, on observera une sécrétion abondante, muqueuse, due à une hypersécrétion des glandules contenues dans ces parties ; plus tard, lorsque l'inflammation a progressé, l'écoulement contient du pus et devient blanchâtre, crémeux, puis jaunâtre ; il peut même contenir une assez grande quantité de sang pour prendre une teinte rouillée ou rougeâtre. Rien n'est plus commun que de voir les parties enflammées présenter une surface excoriée, veloutée, d'un rouge vif, semblable à celle d'un vésicatoire récent.

On trouve sur les parties latérales et un peu au-dessous du méat urinaire, deux glandules ou culs-de-sac (*fig.* 60, *e*) qui pénètrent à un centimètre de profondeur : ces organes peuvent être envahis par l'inflammation. On prend souvent la sécrétion purulente qui en résulte pour des écoulements provenant du canal de l'urèthre ; cette distinction aurait, au dire des légistes, une importance capitale, s'il était vrai que l'inflammation du canal de l'urèthre fut toujours le résultat de la contagion de la *blennorrhagie spécifique* ; mais il n'en pas absolument toujours ainsi ; nous donnons nos soins, en ce moment même, à une jeune fille qui n'aurait pu tromper un instant la surveillance de sa mère et qui est atteinte, — quoique vierge et complétement intacte, — d'une vulvo-vaginite, avec ulcération profonde de la lèvre postérieure du col de la matrice, et qui présente en même temps un écoulement uréthral très-abondant...

La douleur varie avec l'intensité de l'inflammation : si celle-ci est bornée à un simple érythème, la malade ne ressent qu'une démangeaison, qu'un prurit, qui la pousse à se livrer au coït ou à la masturbation ; quelquefois cet effet est porté à un si haut degré, que les malades sont en proie à de véritables accès de nymphomanie.

Lorsque la vulvite a une grande intensité, la douleur est très-vive ; le moindre attouchement fait pousser des cris aux malades ; l'examen, même fait avec précaution, en entr'ouvrant doucement les petites lèvres, ne laisse pas que d'être très-douloureux ; l'introduction du *speculum* serait à plus forte raison impossible ; la sécrétion purulente peut être assez abondante pour couler sur les parties voisines et déterminer, à la partie interne des cuisses et au périnée, des excoriations très-douloureuses.

Le traitement de l'inflammation du vestibule et des petites lèvres est celui que nous avons formulé à propos de la folliculite vulvaire ; mais les astringents rencontreront encore plus souvent leur indication dans ces variétés que dans l'inflammation des grandes lèvres ; en outre, lorsque la sécrétion muqueuse sera abondante, on devra prescrire les iodures, selon les formules que nous avons données page 99.

L'inflammation des glandules sous-uréthrales a une grande tendance à passer à l'état chronique ; mais lorsqu'on est prévenu de cette possibilité, rien n'est plus facile que de faire disparaître l'écoulement : quelques injections — à l'aide d'une seringue à canule très-fine (*fig.* 63) — avec le mélange suivant, suffisent pour amener une guérison rapide.

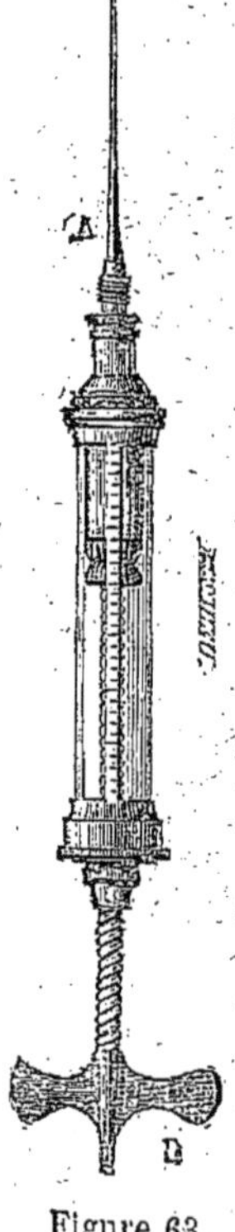

Figure 63.
Seringue fine.

Injection caustique.

℞ Perchlorure de fer sec. 1 gr.
Alcool à 36°. . . . . . 30 gr.

M. F. S. A.

Au lieu de rester limitée à la superficie de la muqueuse, l'inflammation peut envahir le tissu cellulaire sous-muqueux et les glandes situées dans son épaisseur ; des abcès pourront être la conséquence de ces complications que nous allons étudier.

INFLAMMATION DES GLANDES VULVO-VAGINALES.

Les glandes vulvo-vaginales, situées dans l'é-

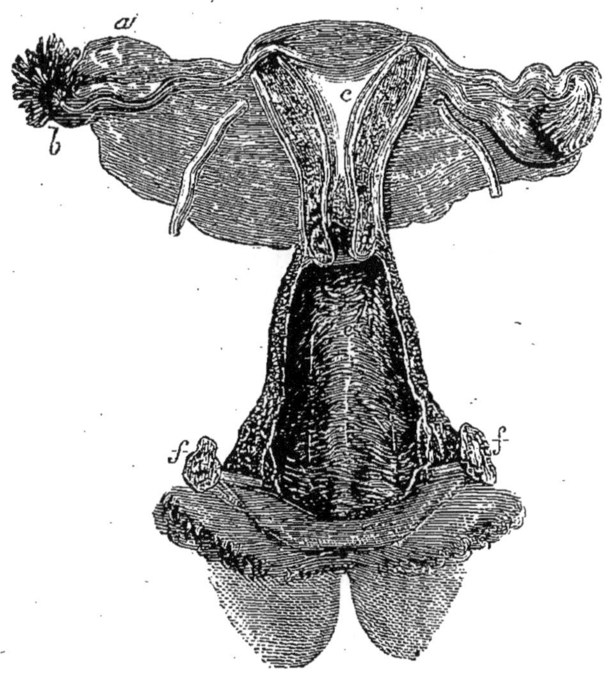

Figure 62.
f, f, Glandes vulvo-vaginales.

paisseur des grandes lèvres (*fig.* 57, *e*), sont deux

organes destinés à fournir un liquide qui lubréfie l'ouverture du vagin ; elles sont pourvues chacune d'un canal qui vient s'ouvrir en-dedans des petites lèvres vers le tiers inférieur du pourtour de l'orifice vaginal (*fig.* 63, *e*) ; on peut regarder ces glandes comme les analogues des glandes de Cowper, chez l'homme.

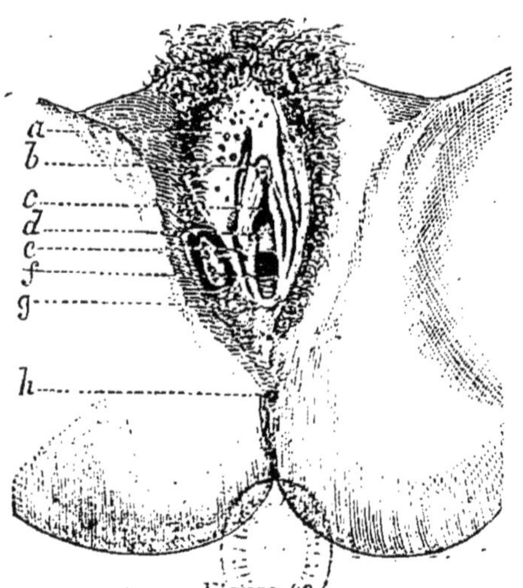

Figure 63.
e, Glande vulvo-vaginale et son conduit.

Lorsque l'inflammation reste bornée aux cavités de la glande elle-même, il n'en résulte qu'une hypersécrétion muqueuse ; mais si la maladie est plus intense, un écoulement purulent en est la conséquence. On constate la présence du pus en comprimant la glande à l'aide d'un doigt introduit dans le vagin et d'un autre doigt appuyé sur la grande lèvre, au niveau de l'organe; on fait sortir par l'orifice que nous avons signalé plus haut le liquide fourni par la glande et on en reconnaît facilement la nature; quelquefois, le conduit excréteur de la glande est obstrué, le mucus s'amasse dans son épaisseur et simule une collection purulente; on peut parvenir par la manœuvre que j'ai décrite à vider la poche du liquide qu'elle contient, ou bien il se forme un véritable kyste complétement clos.

Lorsque l'inflammation suppurative est limitée à la membrane qui tapisse les conduits glandulaires, le pus peut s'écouler lentement par l'orifice de la glande ou s'amasser, comme le mucus, dans une poche constituée par les parois dilatées de ces conduits; mais on comprend que cette dilatation ne peut aller bien loin, et alors, ou la poche se vide par les conduits excréteurs, ou bien ses parois se rompent et le pus se répand dans le parenchyme de la glande et dans le tissu cellulaire voisin : cette variété se confond avec la suivante.

Lorsque l'inflammation a envahi tout le parenchyme, le pus se rasssemble en foyer et s'échappe soit à travers la muqueuse des grandes

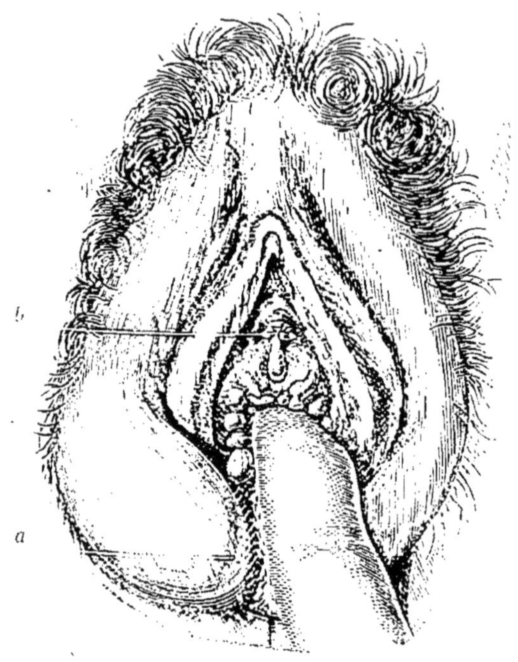

Figure 64.
a, Abcès de la glande vulvo-vaginale.
Le doigt introduit dans le vagin fait sortir une goutte de pus du méat urinaire, *b*.
Le vestibule et les petites lèvres enflammés.

lèvres, soit par une ouverture voisine de l'orifice excréteur, le canal ayant servi de guide au cheminement du liquide purulent; l'abcès s'ouvre quelquefois dans le conduit excréteur lui-même.

Les symptômes de l'inflammation de la glande vulvo-vaginale sont les suivants : lorsqu'il n'y a qu'une simple hypérémie, on sent au toucher une augmentation de volume de l'organe; la pression détermine un peu de douleur ou seulement une sensation de chaleur; du mucus est sécrété en assez grande abondance; c'est quelquefois le seul signe de la maladie; les femmes se plaignent d'être mouillées et ne savent à quoi attribuer l'écoulement.

Lorsque l'inflammation devient suppurative, la douleur remplace la démangeaison; le moindre contact devient insupportable; si le pus s'écoule librement, la muqueuse peut ne pas changer de couleur; la glande reste isolée et indépendante; mais si le liquide purulent ne trouve pas une issue immédiate, il se réunit en foyer; la muqueuse rougit, les douleurs sont lancinantes; une tumeur qui peut atteindre le volume d'un œuf de poule (*fig.* 64, *a*) se forme dans l'épaisseur de la grande lèvre et oblitère en partie le vagin : puis l'abcès se vide comme nous l'avons dit précédemment.

L'inflammation des glandes vulvo-vaginales n'est point une maladie grave; mais elle est très-sujette à récidiver, sous l'influence de la cause la plus légère. En outre, lorsque le pus s'écoule librement au dehors, lorsque la maladie ne consiste qu'en une inflammation suppurative de la muqueuse des conduits, le mal peut passer à l'état chronique et, si on ignore cette circonstance, on ne saura à quoi attribuer la récidive des inflammations des parties voisines. C'est presque toujours à cette cause qu'il faut attribuer le retour de la vulvite; nous ne saurions trop la signaler, car elle a été méconnue de presque tous les praticiens; chaque jour il nous arrive des malades désespérées, se croyant incurables, parce qu'il leur était arrivé à cinq ou six reprises de se croire guéries, sur l'affirmation des médecins qui les avaient soignées tour à tour, et qui n'avaient pas pris le soin de s'assurer si les glandes vulvo-vaginales n'étaient plus le siége d'un écoulement purulent — capable de ressusciter la maladie sur tous les points avec lesquels il serait en contact; en outre, non-seulement les parties voisines pourront être contaminées de nouveau, mais les propriétés contagieuses du pus pourront exercer leur influence sur les organes sexuels de l'homme, et cette cause de la chaudepisse est plus fréquente qu'on ne le pense.

Outre les causes communes à toutes les inflammations vulvaires, M. Guérin cite les suivantes comme exerçant une action directe sur la production de l'inflammation des glandes vulvo-vaginales. (P. 263.)

« L'*Hypersécrétion* des glandes vulvo-vaginales est une maladie de la jeunesse ; jamais on ne l'observe chez les femmes âgées. Elle est rare avant la puberté.

« Les lectures érotiques, le dévergondage de l'imagination, les attouchements, ont pour effet d'augmenter la sécrétion normale ; il en est de même du coït trop souvent répété, surtout lorsque cet acte est suspendu et repris sans qu'il aboutisse à la sensation qui est le dernier terme de la volupté ; par la prolongation de l'éréthisme des glandes, on produit infailliblement une hypersécrétion, et bientôt une hypertrophie de l'organe sécréteur. »

Le traitement, au début, est celui de la vulvite elle-même ; si un écoulement purulent persistait par l'orifice du conduit excréteur, on devrait, pour le tarir, pratiquer des injections à l'aide (*fig.* 62) d'une seringue fine dans l'intérieur même de la glande : cette petite opération, répétée cinq ou six fois, suffit presque toujours à amener la guérison : nous conseillons pour cet usage la préparation suivante :

Injection substitutive.

℞	Perchlorure de fer sec.	1 gr.
	Alcool à 40° B....	50 gr.
	M. F. S. A.	

Si l'écoulement persistait malgré l'emploi de ce moyen, on le combinerait avec l'usage de l'iodure et du bromure de potassium, administrés comme il suit :

Solution iodo-bromurée.

℞	Iodure de potassium.	15 gr.
	Bromure de potassium	5 gr.
	Eau de laitue.	500 gr.
	M. F. S. A.	

Prendre matin, midi et soir une cuillerée à bouche de cette solution.

Lorsque l'inflammation s'est terminée par la formation d'un abcès, nous conseillons de l'inciser le plus tôt possible ; on est ainsi beaucoup plus à l'abri des récidives, qui sont de règle après l'ouverture spontanée de ces abcès ; pour cela on choisit le point le plus saillant de la tumeur et on y fait une ponction avec la pointe d'une lancette ; on prescrit pendant quelques jours des cataplasmes de farine de lin, afin de faciliter le dégorgement des parties voisines, puis on se contente de faire panser avec des compresses enduites de cérat.

Lorsque la sécrétion purulente résiste à l'usage de ces préparations, ou lorsqu'il s'est développé à diverses reprises des abcès de la glande, nous conseillons d'en venir à l'extirpation de cet organe : c'est une opération peu douloureuse que nous avons pratiquée bien des fois, sans observer le moindre accident ; voici comment nous procédons à cette opération : on fait une incision longitudinale dans la grande lèvre, on saisit la glande avec une pince, puis on en étreint le pédicule avec un fil que l'on serre fortement. Au bout de quelques jours la glande mortifiée tombe d'elle-même ; nous évitons, par ce procédé qui nous est propre, la ligature des artères de la glande, — quelquefois difficile à pratiquer, — et le danger de léser l'artère transverse du périnée à laquelle est accolée la glande : quelques cataplasmes, pendant les premiers jours, puis des pansements avec de la charpie et du cérat suffisent pour amener la guérison.

INFLAMMATION DU TISSU CELLULAIRE SOUS-MUQUEUX.

La glande vulvo-vaginale est logée dans une espèce de cellule, dont les parois fibreuses ne

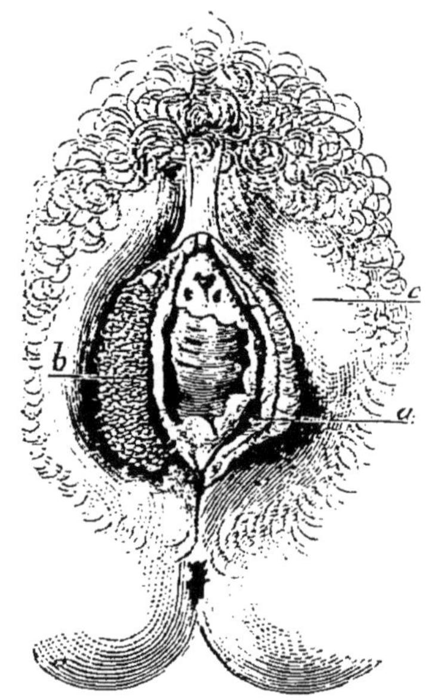

Figure 65.
c, Abcès sous-muqueux de la grande lèvre.

permettent pas à l'abcès de fuser au loin : c'est pourquoi la collection purulente a toujours la forme que nous avons décrite et figurée (*fig.* 64); mais lorsque l'inflammation occupe le tissu cellulaire sous muqueux lui-même, il n'en est plus ainsi. Après avoir débuté par un point quelconque des grandes lèvres et y avoir occasionné de la rougeur et du gonflement, l'inflammation se résout peu à peu, ou bien elle se termine par un abcès qui reste circonscrit (*fig.* 65), ou qui peut occuper toute l'étendue de l'organe. On reconnaît aux douleurs lancinantes qui succèdent à un simple endolorissement que la suppuration s'établit; bientôt le pus se rassemble en foyer, la peau s'amincit, et, si l'art n'intervient pas, la poche se rompt et le pus s'échappe.

Mais cette terminaison est rare, car les douleurs aiguës, intolérables, qui accompagnent la formation de ces abcès, forcent les patientes, — quelle que soit leur crainte d'un examen de la partie malade, — à appeler le médecin et à supporter une petite opération qui prévient des décollements considérables et des désordres graves.

Aussitôt qu'on perçoit de la fluctuation, on doit, avec la lancette ou le bistouri, donner issue au pus rassemblé en foyer; un soulagement immédiat suit l'évacuation du liquide morbide, et, la nuit suivante, les malades trouvent un repos qui les fuyait depuis plusieurs jours.

Lorsque la suppuration n'est pas encore établie, on emploiera avec avantage, comme dans l'inflammation de la glande vulvo-vaginale, les cataplasmes de graine de lin, de fécule de pomme de terre, les bains de siége tièdes et prolongés, les lotions d'eau de guimauve et même des applications de sangsues ; mais il ne faut pas se le dissimuler, dans la plupart des cas, on ne parviendra pas à arrêter dans sa marche le développement du phlegmon des grandes lèvres.

VAGINITE.

L'inflammation du vagin existe assez rarement seule; presque toujours elle est liée à celle du vestibule ou à un état morbide de la matrice.

Comme toutes les inflammations, elle est caractérisée par une rougeur plus ou moins vive, générale ou partielle, de l'organe ; les plis du vagin sont plus accusés qu'à l'état normal, et ils présentent une dureté inusitée ; au début, la douleur est peu considérable ; les malades accusent une sensation de pesanteur vers le fondement ; plus tard, les douleurs spontanées sont rarement aiguës, lancinantes, excepté quand le

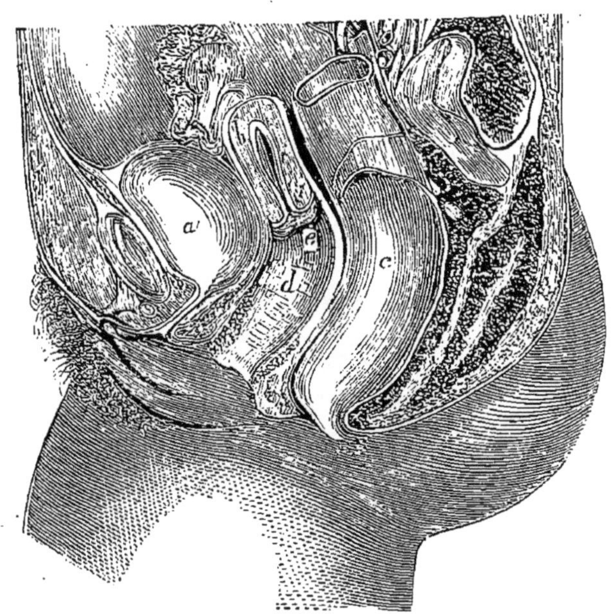

Figure 66.

Organes génitaux et autres coupés d'avant en arrière.

a, Vessie. *c*, Rectum.
b, Matrice. *d*, Vagin.
e, Col de la matrice.

tissu cellulaire péri-vaginal est envahi par l'inflammation ; il n'en est plus de même lorsque la sensibilité est mise en jeu par le toucher, le contact de corps durs comme les spéculums, etc.,

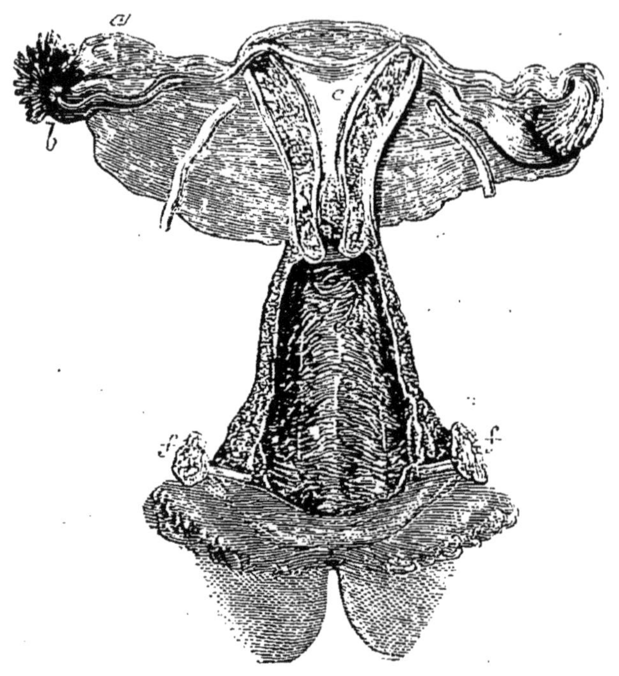

Figure 67.

Organes génitaux coupés transversalement.

a, ovaire.
b, trompe.
c, cavité de la matrice.
d, col de la matrice.
e, vagin.
f, glandes vulvo-vaginales.

qui déterminent des douleurs si violentes que toutes les manœuvres, même exploratrices, sont impossibles ou au moins très-difficiles. Nous conseillons de ne jamais appliquer le spéculum dans la période sur-aiguë de la vaginite; outre la douleur, il peut se produire de petites déchirures de la muqueuse, que les malades ne manqueraient pas de mettre sur le compte de la maladresse du médecin; on pourrait, en outre, dans certains cas, produire des accidents graves, si les parois du vagin étaient d'une friabilité anormale comme on l'observe quelquefois.

La sécrétion muqueuse est d'abord augmentée; un liquide visqueux et filant s'écoule en quantité assez considérable; les femmes se sentent plus mouillées que d'habitude, mais elles prêtent peu d'attention à ce phénomène qui leur paraît de peu d'importance; peu à peu le liquide blanchit et perd de sa viscosité; enfin il n'est bientôt plus constitué que par du muco-pus; nous retrouvons là toutes les phases par lesquelles nous avons vu passer l'uréthrite chez l'homme. Lorsque l'inflammation est arrivée à un haut degré, le pus s'écoule par flots et vient irriter la vulve et la partie interne des cuisses, où il n'est pas rare de le voir déterminer des excoriations très-étendues.

Lorsqu'on l'abandonne à elle-même, la vaginite a une grande tendance à passer à l'état chronique : les sécrétions deviennent de moins en moins abondantes ; elles ne sont plus constituées que par un mucus plus ou moins purulent ; la maladie peut disparaître complétement de la surface de la muqueuse, qui reprend alors ses caractères ordinaires de forme, de coloration, etc., pour ne plus résider que dans les glandules vaginales, et alors il deviendra très-difficile d'en constater l'existence ; l'examen microscopique des liquides sécrétés permettra seul d'affirmer si la sécrétion contient encore ou ne renferme plus de globules purulents, et si, par conséquent, elle est due à une simple hypersécrétion ou à un acte morbide inflammatoire (voir page 108).

Nous l'avons dit, la vaginite peut, à la rigueur, exister isolément ; mais, dans la plupart des cas, le col utérin (*fig.* 66, *e*) participe à l'inflammation. Il en est de même du vestibule et du canal de l'urèthre ; comme ces lésions sont l'objet d'études spéciales, nous ne ferons que les mentionner ici.

Les causes de la vaginite simple ou catarrhale sont celles de l'uréthrite chez l'homme. Elle peut apparaître spontanément, sans causes appréciables apparentes ou sous l'influence des agents irritants que nous avons déjà cités. Ainsi, chez les petites filles, l'inflammation du vagin est souvent la conséquence d'une excitation prématurée des organes génitaux, de la masturbation ou de manœuvres coupables ; mais la cause la plus fréquente de cette maladie se trouve dans l'introduction réitérée de corps étrangers dans le vagin ou dans les violences produites par l'intromission de corps trop durs ou trop gros... On comprendra la réserve qui nous empêche de nous étendre plus longuement sur ce sujet.

La vaginite, chez l'enfant, est souvent une manifestation des diathèses dartreuse et scrofuleuse ; nous y reviendrons plus tard. « La répétition du coït, dit M. Guérin, surtout à l'approche des règles, peut aussi donner lieu à une inflammation de la membrane muqueuse vaginale ; c'est cette vaginite qui suit souvent la première nuit des noces ; il est peu de médecins qui n'aient été consultés pour des écoulements muco-purulents provenant de la défloraison. On voit cette inflammation surtout chez les jeunes filles que l'on a mariées trop tôt. »

Il n'est pas rare de voir la vaginite produite par le contact prolongé des pessaires, surtout de

Figure 8.

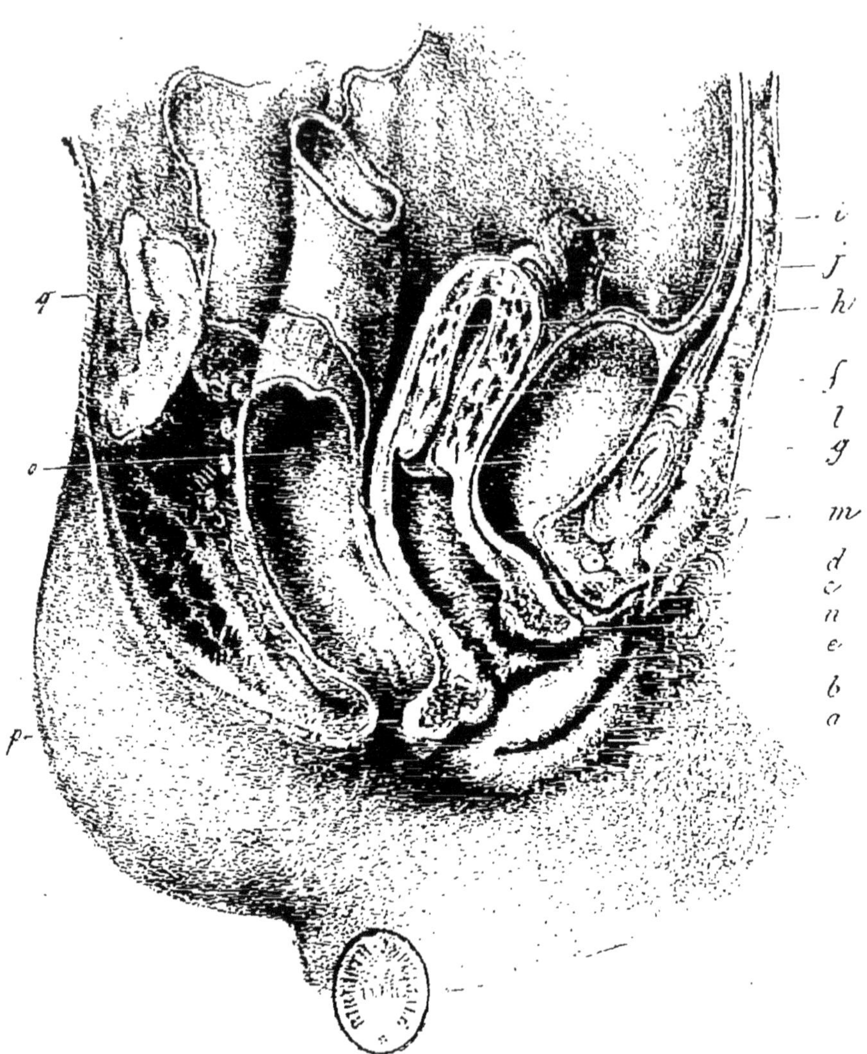

Coupe d'avant en arrière

des organes génito-urinaires de la femme

a.	Grande lèvre	h	Cavité de la matrice
b	Petite lèvre	i	Ovaire
c.	Clitoris	j	Trompe de [illegible]
d	Vagin	l	Vessie
e	Ouverture du Vagin et caroncules myrtiformes	m	Col de la vessie
		n	Méat urinaire
f	Corps de la matrice	o	Rectum ouvert
g.	Col de la matrice	p	Anus

q Rectum recouvert de son péritoine

ceux en gomme, ou par la présence d'une éponge abandonnée dans le vagin; mais nous ne saurions voir dans la malpropreté qu'une simple occasion de cette maladie; en effet, chez les femmes de la campagne les ablutions sont l'exception et non la règle; il n'est pas rare de voir des femmes de cinquante ans, même mariées, qui ne se sont jamais livrées à des soins de toilette, et la vaginite est très-rare à la campagne. En revanche, cette maladie qui est presque l'apanage des femmes des villes, peut être produite par une vie sédentaire ou échauffante, par le séjour dans des lieux humides, malsains ou peu aérés, ou par le passage brusque d'une température élevée à un air froid et vif, surtout la nuit; ainsi les bals et les soirées deviennent souvent une cause de maladies vaginales ou utérines. Les injections irritantes peuvent aussi déterminer la vaginite : dans cette catégorie nous trouvons les eaux, les vinaigres et les autres préparations dites de toilette, qui sont presque toujours trop chargées d'essences et qui, employées en trop grande quantité, donnent à l'eau des injections des propriétés réellement irritantes. Nous avons déjà décrit la folliculite vulvaire.; nous en retrouvons l'analogue dans le vagin. Cette maladie décrite par M. Deville, sous le nom de *vaginite granuleuse* et admise par M. Ricord sous celui de *psorélythrie* consiste pour nous dans une hypertrophie des glandules mucipares du vagin dont l'existence nous est pleinement démontrée : la grossesse, entravant la circulation veineuse, est une des causes principales de cette variété qui disparaît généralement avec la cause qui l'a produite ; si l'on observe quelquefois cette forme, hors les cas de grossesse, on peut presque toujours rattacher la maladie à une cause similaire, à un obstacle à la circulation veineuse.

Traitement de la Vaginite.

Lorsque l'inflammation est récente et intense, le traitement antiphlogistique convient seul : on prescrira les grands bains prolongés, à l'eau de son ou au lait d'amande, les injections réitérées huit ou dix fois par jour avec de l'eau de guimauve ou de graines de lin ; les irrigations pratiquées avec un tube à double courant comme celui représenté ci-dessous, (*fig.* 72) seront aussi ordonnées avec le plus grand succès. L'appareil que nous préconisons à l'avantage de permettre de faire les irrigations sans mouiller les draps du lit, un tube en caoutchouc emmenant continuellement au dehors les liquides qui ont servi à baigner le vagin.

Lorsque l'inflammation a perdu de son acuité, on en vient à l'usage des astringents ou des caustiques légers comme l'alun, le tannin, le sulfate de zinc, etc.; nous retirons aussi les meilleurs effets de l'*alcoolé de guaco* de Pascal, avec lequel on badigeonne les parties malades : c'est surtout lorsque la vaginite est survenue sans cause appréciable, qu'elle paraît due à une simple prédisposition individuelle et qu'elle a par conséquent une grande tendance à passer à l'état chronique, qu'on se trouve bien de cette manière d'agir.

Lorsqu'on peut introduire le speculum sans provoquer trop de douleur, cet instrument aide considérablement à l'application du guaco ou des autres astringents ; chez les enfants et les jeunes filles, la douleur n'est pas le seul empêchement à l'emploi du spéculum, car l'intégrité de la membrane hymen doit toujours être respectée ; il est des enfants chez lesquels le vagin est presque complétement obstrué par cette membrane : on ne doit alors se servir que d'un simple pinceau de blaireau qu'on introduit doucement par le pertuis hyménial ; chez d'autres jeunes filles, l'ouverture vaginale peut admettre sans inconvénient des spéculums d'un petit calibre et les manœuvres sont plus faciles; dans tous les cas, il ne doit pas s'écouler une goutte de sang, lorsqu'on pratique ces petites opérations.

Chez les femmes mariées ou les personnes déflorées, on se trouvera surtout bien de l'application de tampons de linge imbibés de la même liqueur : outre leur action astringente, ces linges ont l'avantage de maintenir écartées les parois du vagin et de prévenir une irritation par contact des muqueuses, comme nous l'avons vu en parlant de l'uréthrite chez l'homme. Les tampons ne doivent pas séjourner plus de six ou huit heures dans le vagin, sous peine d'acquérir des propriétés irritantes et de devenir plus nuisibles qu'utiles. Lorsque la vaginite paraîtra guérie, on devra continuer le traitement pendant quelques jours ; car rien n'est plus fréquent que les récidives de cette maladie, lors même qu'elle semble complétement terminée ; en outre, il peut se faire qu'un recoin du vagin soit encore le siége d'un reste d'inflammation et que celle-ci regagne rapidement de proche en proche : c'est surtout ce qui est à craindre chez les enfants lorsque les explorations vaginales exactes sont impossibles; lorsque tout sera réellement terminé, on devra pendant quelques semaines, revenir à des examens de plus en plus éloignés, afin de pouvoir intervenir au début de tous nouveaux accidents.

Une dernière recommandation : lorsqu'on a à soigner une vaginite chez les petites filles, il ne faut jamais manquer de faire constater par les parents l'écoulement du pus, s'ils ne l'avaient, par extraordinaire, reconnu eux-mêmes; cette observation peut paraître puérile, mais elle est loin d'être sans importance. Comme la vaginite, une fois guérie, ne laisse aucune trace, il peut se faire qu'à la fin d'un traitement les parents aillent trouver un autre médecin qui, — ne trouvant plus de signes actuels du mal, et n'étant pas très-familiarisé avec ces sortes de maladies, — affirme que l'enfant n'est, ou même n'était pas malade!... Quoique cette assertion paraisse ressembler fort à celle de l'homme qui prétendrait qu'un éclair n'a pas sillonné les airs huit jours auparavant, le médecin prudent doit toujours se mettre en garde contre les dires de l'impéritie ou de la malveillance... Nous en parlons sciemment; il n'y a pas deux mois encore, un confrère finissait de donner ses soins à une enfant atteinte de vaginite, survenue sans cause appréciable; chez cette petite fille l'introduction d'un spéculum mince avait été possible, sans la moindre effusion de sang et sans provoquer une douleur notable; il avait, dès le premier jour, fait constater par la mère l'écoulement de pus provenant du vagin ainsi que la rougeur du vestibule; en moins d'un mois l'écoulement purulent avait disparu, il ne restait qu'un suintement muqueux insignifiant, les parties externes avaient repris leur coloration normale; il avait recommandé qu'on lui ramenât l'enfant comme par le passé, afin de prévenir toute récidive... Conseillés par des commères, les parents conduisirent la petite fille chez un autre médecin dont je n'ai pu savoir le nom, et qui affirma que l'enfant n'avait jamais rien eu... Comme cette dénégation d'une maladie, — qu'on regarde toujours comme un peu honteuse, — satisfaisait le secret amour-propre maternel, cette assertion effrontée fut reçue avec enthousiasme: il fut admis que l'enfant n'avait jamais été malade... On put donner à tous les amis cette bonne nouvelle et l'*honneur* de la petite, — lequel n'était certes pas en jeu, — fut déclaré sain et sauf..., et le médecin n'était plus que bon à pendre !... Et cependant la mère avait vu et constaté l'écoulement et les autres symptômes inflammatoires extérieurs !...

On voit, par cet exemple, que nous n'avions pas tort de donner les conseils ci-dessus... Si le médecin avait toujours affaire à des personnes intelligentes ou seulement délicates, son rôle n'en serait pas plus beau, mais il serait bien plus aisé, et souvent moins ingrat...

MÉTRITE

L'inflammation de la matrice ou *utérus* peut revêtir les différentes formes, passer par les diverses phases que nous avons observées dans la vaginite. Ainsi il peut n'y avoir qu'une simple augmentation de la sécrétion glandulaire, sans aucun autre signe d'inflammation ; dans un degré plus prononcé, l'écoulement anormal est accompagné de rougeur et de tuméfaction de la muqueuse ; le liquide secrété, de transparent et visqueux qu'il était, devient opalin et blanchâtre; enfin, dans un état plus avancé encore, on trouve du muco-pus, puis du pus en quantité variable. Lorsque l'inflammation est très-intense, les orifices des glandules peuvent être ulcérés ; la métrite peut être limitée au col de l'utérus ou s'étendre à tout l'organe. L'écoulement provenant du col utérin est presque toujours visqueux, gluant, semblable à du blanc d'œuf, excepté lorsque la membrane muqueuse est ulcérée ou lorsque l'inflammation est excessive ; la sécrétion du corps de la matrice est plus fluide, plus laiteuse ; mais généralement on observe à la fois ces deux variétés d'écoulement ; si, souvent, la métrite du col existe seule, il est rare d'observer l'inflammation isolée du corps de la matrice.

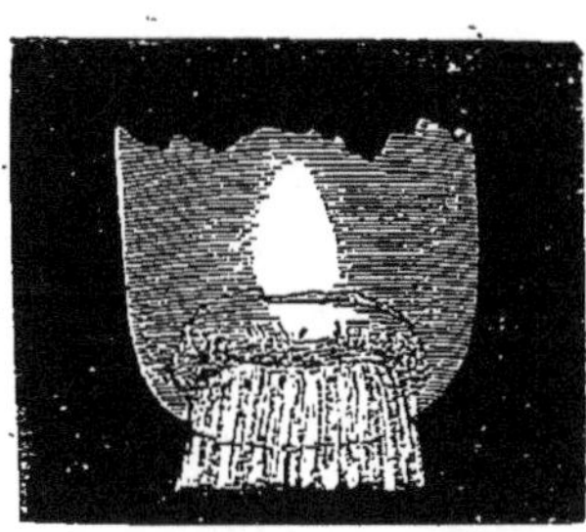

Figure 68 *bis*.
Écoulement visqueux, ulcération du pourtour du méat utérin (demi-nature).

C'est à ces divers écoulements qu'on donne généralement les noms de *flueurs blanches*, *pertes blanches*, *catarrhe utérin*, confondant ainsi, sous les mêmes dénominations, des produits morbides tout à fait différents.

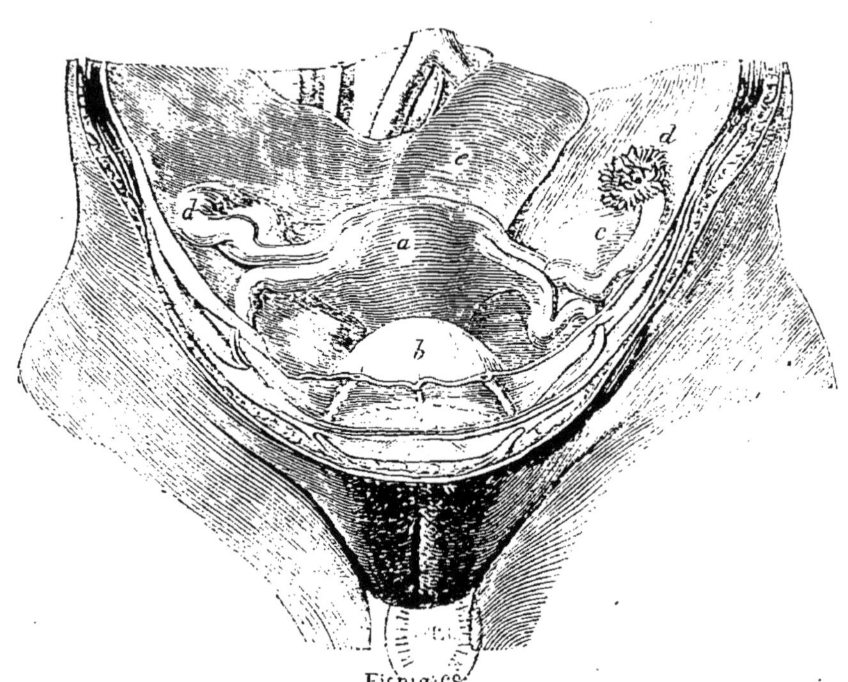

Figure 68.

Situation du corps de la matrice dans le ventre.

a, Matrice. *c*, Ovaire.
b, Vessie. *d*, Pavillon de la trompe.
e, Rectum.

Pour reconnaître si un écoulement provient de la matrice ou du vagin, il suffit d'introduire un spéculum, d'essuyer avec soin l'orifice de l'utérus et de dire à la femme de pousser comme pour

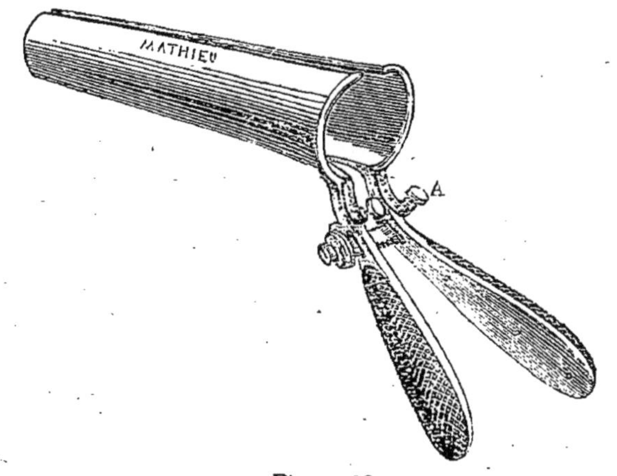

Figure 69.
Spéculum à deux valves.

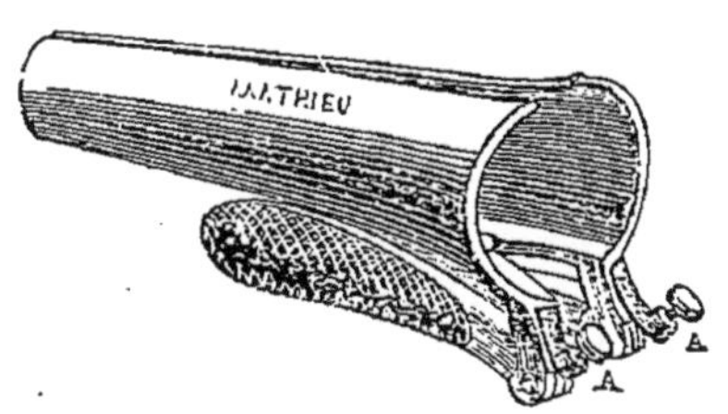

Figure 70.
Spéculum portatif à manches pliants.

aller à la selle; si le siége du mal est dans la matrice, on ne tarde pas à voir sourdre quelques gouttes de pus ou de liquide albumineux par l'ouverture utérine.

Au lieu de rester bornée à la muqueuse, l'inflammation peut envahir le parenchyme de l'or-

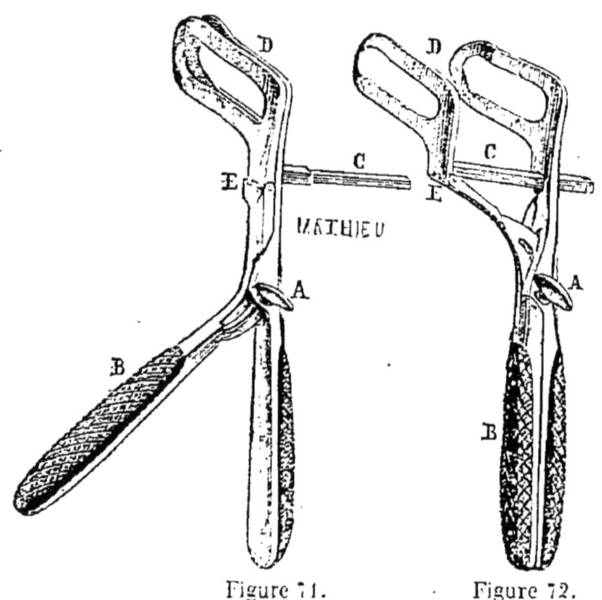

Figure 71. Figure 72.

Spéculums de Reybard ouvert et fermé.

gane ; mais cette complication ne rentre pas dans notre cadre, et nous ne la décrirons pas ici.

La métrite interne ou catarrhale présente des symptômes différents suivant le siége et l'intensité du mal ; lorsqu'il n'y a qu'une hypersécrétion des glandules du col, les malades n'accusent aucune douleur locale ; une sensation vague de pesanteur dans les reins, des tiraillements d'estomac, de la lassitude, quelquefois des douleurs névralgiques variées, tels sont, — joints à l'écoulement albumineux, — les signes d'une inflammation commençante, d'une hypersécrétion muqueuse du col et du corps de la matrice. Lorsque la métrite interne est générale et plus intense, les malades accusent une sensation de chaleur, de pesanteur dans le bas ventre ; les symptômes énumérés ci-dessus sont exaspérés ; souvent il y a une constipation opiniâtre ; la position assise paraît aggraver le mal ; il en est de même de la marche et de toutes les fatigues.

Lorsque l'écoulement est purulent et qu'il dure depuis assez longtemps, il peut excorier les surfaces avec lesquelles il se trouve en contact ; ainsi on trouvera fréquemment la lèvre postérieure du col ulcérée à des profondeurs variables selon l'intensité et l'ancienneté de la maladie. Inutile de dire que si on ne s'attaquait qu'à ces ulcérations, sans combattre la cause qui les a produites, on les verrait renaître à mesure qu'on les croirait guéries.

Les causes de la métrite interne sont celles de toutes les inflammations simples ou catarrhales ; ainsi tout ce qui peut produire une excitation des organes génitaux peut, par son excès, déterminer la métrite.

« Certaines habitudes, dit M. Guérin, provoquent sûrement des flueurs blanches : nous voulons parler de l'onanisme, du coït prolongé et souvent répété, des excitations habituelles des organes génitaux. Les passions comprimées, les fatigues excessives de l'équitation, la tension d'esprit, l'insomnie, les veilles prolongées doivent aussi être comprises dans l'étiologie des pertes blanches. Les climats et les habitations humides y prédisposent ; il en est de même du séjour des grandes villes ; les pertes blanches sont très-rares dans les campagnes et sur les bords de la mer. Parmi les aliments, le café au lait a la réputation, bien établie, de les provoquer ; du reste, à un degré plus ou moins grand, presque toutes les femmes sont affectées temporairement des pertes blanches ; seulement, comme cette affection ne cause ni gêne, ni douleur, les médecins sont rarement consultés à ce sujet. A Lourcine, toutes les femmes sont affectées de cette maladie. Celles qui font le plus d'excès, qui se livrent avec plus de frénésie à leurs passions désordonnées sont les plus malades. »

A ces causes il faut ajouter les injections irritantes, l'introduction de corps durs ou rugueux dans le vagin, l'usage de pessaires mal conditionnés ou détériorés par un long séjour, les coups ou violences sur le bas ventre, les tentatives d'avortement, surtout si elles sont suivies d'effets. Enfin nous signalerons encore comme une cause assez fréquente des inflammations du col utérin, les coups réitérés donnés à cet organe par une verge d'une longueur disproportionnée.

Citons en passant un fait qui nous paraît avoir échappé à l'observation des auteurs ; la longueur excessive de la verge est souvent une cause d'avortement ; nous l'avons constatée bien des fois, et il est facile de se rendre compte de son mode d'action : Les secousses imprimées au col de la matrice et, par suite, à celle-ci toute entière, suffisent pour produire des décollements suivis de fausses-couches. Nous avons connu, rue des Saints-Pères, une personne qui, en moins de deux ans, éprouva six fois de semblables accidents ; un bourrelet appliqué au mari prévint dans la suite le retour des fausses-couches.

La suppression brusque des règles laissant la matrice engorgée, est une cause fréquente de l'inflammation de cet organe ; on peut aussi signaler le refroidissement subit, hors même la période mensuelle, comme pouvant produire le même résultat.

Quant aux écoulements auxquels il faut réellement réserver le nom de *flueurs blanches*, ils ne sont constitués que par du mucus à globules lisses et sans noyaux, et ne présentent rien d'inflammatoire ; nous avons donné (p. 108) le moyen de les reconnaître ; ces flueurs blanches sont surtout l'apanage des jeunes filles et des jeunes femmes lymphatiques ou atteintes de chlorose et d'anémie, de *pâles couleurs*, comme on dit vulgairement.

Abandonnée à elle-même, la métrite catarrhale passe presque toujours à l'état chronique ; les symptômes locaux disparaissent peu à peu, et il ne reste qu'un écoulement plus ou moins abondant ; souvent au moment des règles, la maladie reprend des caractères d'acuité qui disparaissent au bout de cinq ou six jours pour revenir à l'époque menstruelle suivante ; les accidents du côté des organes digestifs, les troubles nerveux persistent presque toujours aussi longtemps que dure l'écoulement, et finissent par amener des désordres graves.

Nous n'avons pas parlé jusqu'ici des ulcérations

qui compliquent presque toujours la métrite; nous leur réservons un chapitre spécial.

Lorsque l'inflammation utérine a été convenablement soignée, lorsqu'elle doit se terminer par une guérison franche, on arrive ordinairement à la mener à bonne fin en deux ou trois semaines; mais on ne doit pas ignorer qu'aucune maladie ne présente autant de chances de récidive que la métrite; il est rare que la maladie ne se reproduise pas au bout d'un laps de temps, qui peut varier de quelques semaines à plusieurs années.

Traitement.

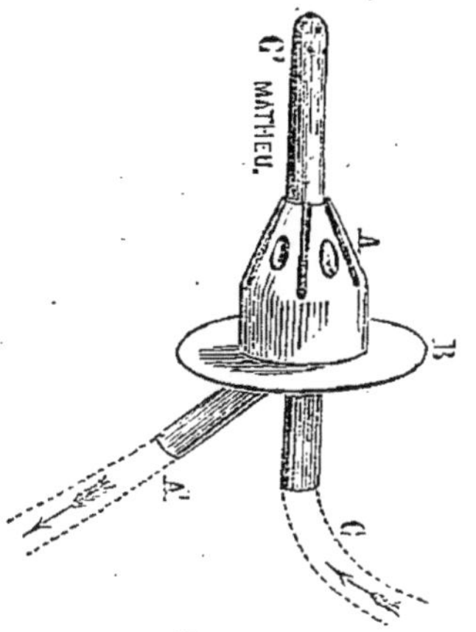

Fig. 73.
Canule à dnoble courant pour injections vaginales.

Lorsque la maladie ne consiste que dans un écoulement inflammatoire peu intense et récent, le repos au lit, les grands bains, les lavements émollients, les injections, ou mieux les irrigations continues d'eau de morelle ou de pavots, à l'aide d'une canule à double courant qui permet de garder le lit sans mouiller même les draps, — tels sont les moyens qui suffisent ordinairement à faire disparaître le mal. Lorsque la métrite occasionne des douleurs dans la région malade, lorsque la matrice a considérablement augmenté de volume, on prescrit avec avantage une application de sangsues sur les aines ou mieux encore sur le col utérin, à l'aide d'un spéculum ; si l'on employait ce dernier moyen, il faudrait avoir soin de fermer l'orifice utérin avec un petit tampon de coton pour empêcher les sangsues de pénétrer dans la matrice. Quant à nous, nous préférons les scarifications du col aux sangsues ; nous les répétons au besoin pendant quelques jours ;

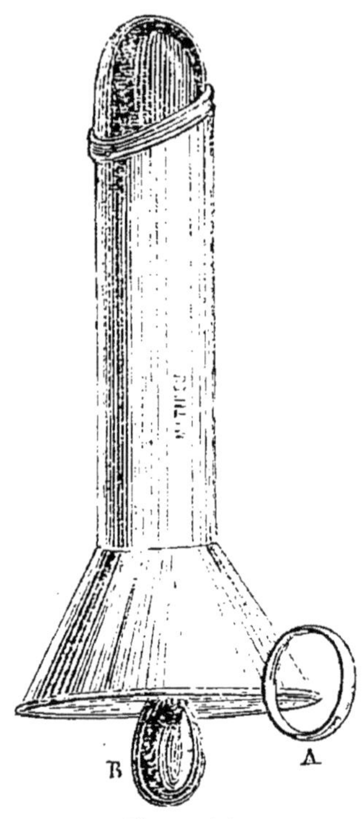

Figure 74.
Spéculum plein avec son embout B.

les petites plaies se guérissent d'elles-mêmes, et l'opération, outre qu'elle n'est aucunement douloureuse, est moins difficile que l'application des sangsues.

On combat la constipation avec des laxatifs ou des purgatifs salins, comme l'eau de sedlitz, la limonade au citrate de magnésie ; nous nous trouvons très-bien de faire prendre tous les jours à jeun un grand verre d'eau minérale de Pullna ; c'est un moyen que nous ne saurions trop recommander aux personnes qui sont habituellement constipées.

Plus tard lorsque la maladie a passé à l'état chronique, il faut en venir aux astringents et aux caustiques locaux.

Si la métrite est bornée au col, on peut porter dans la cavité de cet organe des pinceaux de blaireau imbibés d'une des solutions suivantes :

Solution caustique n° 1

℞	Azotate d'argent cristallisé .	1 gr.
	Eau distillée.	30 gr.

Solution n° 2.

℞	Perchlorure de fer sec. . . .	4 gr.
	Alcool à 40° B.	30 gr.

Solution n° 3.

℞	Sulfate de cuivre	5 gr.
	Eau distillée.	100 gr.

On réitérera tous les deux jours ces cautérisations jusqu'à ce qu'on ait obtenu un résultat convenable.

Lorsque la métrite chronique interne occupe le corps de l'organe, nous recommandons l'emploi des crayons suivants qu'on introduit dans la matrice où on les abandonne.

Crayons utérins.

℞	Tannin	1 gr.
	Gomme adraganthe.	0,25 centigr.
	Miel.	0,10 —
	Sirop de gomme	q. s.

M. Faites un crayon de la grosseur d'une plume de corbeau et de 7 centimètres de longueur.

Nous avons complétement renoncé à l'usage des injections intra-utérines ; après avoir, pendant dix ans, pratiqué un très-grand nombre de fois ces sortes d'opérations, nous avons vu une péritonite se déclarer chez une de nos malades, quelques heures après l'injection de six grammes d'une solution de tannin au dixième dans la cavité utérine très-dilatée. Il y avait évidemment là une prédisposition individuelle, mais ce fait malheureux nous a fait abandonner cette pratique. Nous avons depuis cette époque recueilli un assez grand nombre d'observations d'accidents analogues: Si tous les médecins avaient la bonne foi de publier leurs revers comme ils prônent leurs succès, on pourrait éviter bien des désagréments fâcheux. Aussi ne pouvons-nous comprendre comment un homme de la valeur de M. Alph. Guérin puisse recommander l'usage de ces injections, même contre les flueurs blanches les plus bénignes. Il est vrai qu'il n'a fait qu'exagérer les errements de la plupart des chirurgiens de notre temps : Récamier, Robert, Velpeau, Lisfranc, Marjollin, Chassaignac, etc., qui tous préconisent et mettent en usage, au moins dans les hôpitaux, les injections de substances caustiques dans la cavité utérine.

DES GRANULATIONS DU COL UTÉRIN

Nous consacrons un chapitre spécial à cette maladie, — une des plus fréquentes de la matrice,

— parce qu'elle réclame un traitement spécial et qu'elle est une des causes les plus fréquentes des écoulements utéro-vaginaux ; elle a été bien décrite par M. Velpeau et surtout par M. Robert à qui nous empruntons les détails suivants :

« Au début de la maladie on voit apparaître à la surface du col, et surtout autour et au voisinage de son ouverture un pointillé formé de très-petites taches rouges, isolées, dépassant à peine le niveau de la surface muqueuse...; c'est à l'accroissement et à la multiplication de ces petites tumeurs isolées qu'est dû l'état remarquable que nous allons esquisser : si l'on examine le col utérin à l'aide du spéculum, et qu'en écartant bien les valves de cet instrument on entrouvre le plus possible le museau de tanche, on aperçoit autour de lui une surface couverte de petites saillies arrondies du volume d'un grain de millet ou d'une tête d'épingle, agglomérées et confluentes, rappelant, suivant M. Velpeau, l'aspect des saillies arrondies de la framboise... Cette altération se termine ordinairement à l'orifice du col, mais, dans certains cas, elle peut s'étendre beaucoup plus haut... la couleur des granulations est d'un

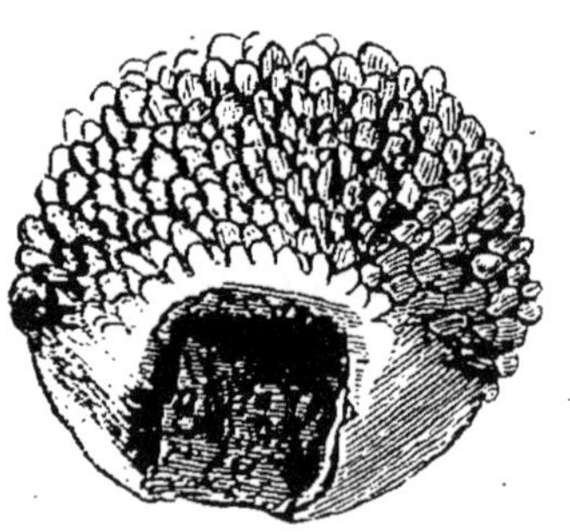

Figure 75.
Granulations du col utérin.

rouge assez prononcé qui tranche avec la nuance rosée des parties saines ; l'orifice utérin et la surface malade sont toujours cachés par une quantité plus ou moins considérable d'une matière visqueuse, pareille à du blanc d'œuf, demi-transparente, quelquefois opaque et jaunâtre, très-adhérente... En pratiquant le toucher, on reconnaît que la consistance des granulations est assez ferme, et l'on en apprécie facilement le relief, surtout à l'orifice du col et autour de lui... le tissu du col n'est altéré, ni dans sa forme, ni dans sa consistance, ni dans son volume. »

On verra plus loin que ces granulations diffèrent essentiellement de celles qu'on observe dans la *blennorrhagie spécifique* et des végétations proprement dites.

Les granulations framboisées dont nous parlons semblent n'être constituées que par une hypertrophie ou un engorgement inflammatoire des glandes muqueuses du col utérin.

C'est par la sécrétion, qui accompagne toujours ces sortes de granulations, que la maladie en question peut déterminer une irritation, une inflammation des organes génitaux de l'homme avec lesquels ont lieu des rapprochements sexuels.

Le traitement de cette maladie, qui paraît ne se guérir jamais spontanément, consiste uniquement dans des cautérisations énergiques ; dans ce but, nous avons employé avec un succès constant l'acide azotique nonhydraté, et voici comment nous procédons. Après avoir isolé les parties malades dans un spéculum et les avoir nettoyées avec un tampon de linge, nous portons un pinceau composé de fils très-fins de platine et imbibé d'acide azotique, sur les granulations à détruire ; la quantité de caustique doit être très-minime, afin qu'il ne coule pas sur les parties saines ; au bout de deux ou trois minutes l'effet est produit et on neutralise l'acide en excès avec un tampon de linge imprégné d'une solution de sous-carbonate de soude. Si, au bout de trois ou quatre jours on s'apercevait que toutes les granulations ne sont pas détruites, on réitérerait l'opération.

Si l'on n'avait pas l'habitude de ces manœuvres, on devrait isoler le pourtour du col avec du coton imbibé d'une solution de sous-carbonate de soude, afin d'éviter sûrement que l'acide ne vienne fluer sur les parties voisines et corroder les parois vaginales.

Comme les cautérisations sont toujours suivies d'un écoulement assez abondant, on recommandera aux malades de se donner de fréquentes injections avec de l'eau pure ou légèrement alcoolisée, pendant les jours qui suivront l'opération.

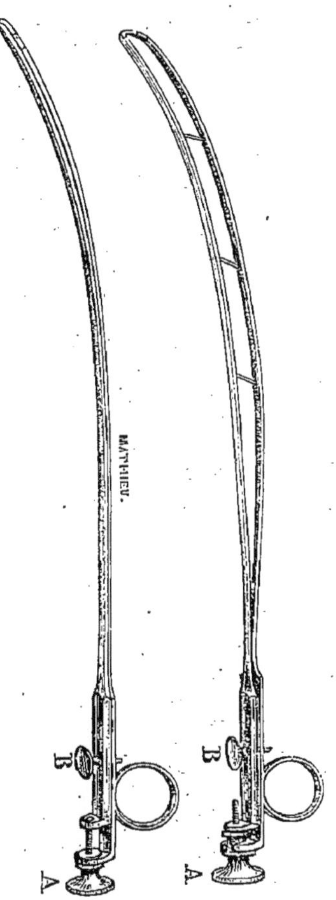

Figure 76. Figure 77.
Sonde dilatatrice ouverte et fermée.

Lorsque les granulations pénètrent dans le corps de l'utérus — ou même seulement dans le col, — il est nécessaire d'intervenir, mais les caustiques ne peuvent plus être employés et il faut les enlever avec des instruments spéciaux. Si l'on peut faire pénétrer une curette de Récamier, un raclage exact permet de les extirper avec assez de facilité; mais si les orifices du col sont rétrécis et peu extensibles, on est obligé d'avoir recours à la dilatation préalable du conduit utérin, à l'aide des instruments spéciaux dont nous représentons deux modèles (*fig.* 76, 77, 78, 79 et 80.)

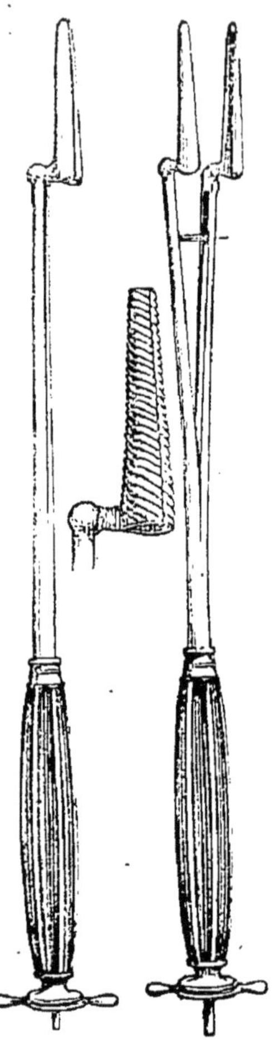
Fig. 78, 79 et 80.
Dilatateur du col utérin.

Outre les granulations que nous venons de décrire, on peut encore observer, dans la cavité utérine, de véritables végétations que M. Aran rattache à deux types distincts :

Dans une première forme, la plus commune de toutes, ce sont des tumeurs ordinairement sessiles, se continuant de toutes parts avec la membrane muqueuse par une base large, et quelquefois aussi large qu'elles-mêmes, d'un volume variable, depuis celui d'un grain de blé, d'un petit pois, jusqu'à celui d'un noyau de cerise et même d'une petite fraise, d'une grosse framboise ; ces dernières sont souvent pédiculées. Ces tumeurs font à la surface de la membrane, une saillie qui varie entre 2 et 5 millim. ; leur surface est irrégulière, comme chagrinée ; leur consistance est molle ; elles semblent infiltrées de liquide et sont assez faciles à détacher avec l'ongle ou avec un racloir ; leur coloration tire sur le rouge plus ou moins foncé... ; elles occupent une étendue plus ou moins grande de la cavité utérine ;... elles peuvent exister en plus ou moins grand nombre, mais le plus souvent elles sont peu nombreuses, une, deux ou trois.... ; enfin, ces tumeurs affectent beaucoup de prédilection pour la face postérieure de l'utérus, au voisinage des trompes... (*végétations cellulo-vasculaires*).

Dans une seconde forme, ce sont des espèces de végétations pédiculées, semblables, pour l'aspect, à ces polypes folliculeux si fréquents dans le corps de l'utérus, d'un volume variable, depuis celui d'un grain de blé, jusqu'à celui d'un pois, en nombre également peu considérable, offrant une coloration blanchâtre ou grisâtre, une assez grande consistance, et surtout remarquables par la facilité avec laquelle il échappent aux corps avec lesquels on veut les saisir, tant leur pédicule est flexible et élastique (*végétations cellulo-fibreuses*)...

Ces deux espèces de végétations consistent évidemment dans une hypertrophie de la membrane muqueuse.

On a attribué à ces fongosités — et avec juste raison — une large part dans la production des hémorrhagies qui sont si fréquentes dans la métrite catarrhale chronique; qu'il soit difficile de constater avec la sonde utérine la présence des granulations, c'est ce que je suis loin de nier; mais en inférer de là que la maladie ne présente pas les indications qu'en a tirées Récamier, lorsqu'il inventa le *raclage* ou l'*abrasion*, c'est vouloir dénier toute valeur à des faits réellement probants.

En effet, on a constaté maintes fois que le raclage, lors même que l'on n'amenait que des débris de végétations paraissant sans importance, on a constaté, dis-je, que le raclage était suivi de la cessation des hemorrhagies....

Nous préférons donc cette pratique à celle des injections caustiques intra-utérines, préconisées par M. Aran et sur lesquelles nous nous sommes déjà expliqué.

Nous avons dû parler de ces végétations, car outre les hémorrhagies, elles donnent souvent lieu à des écoulements, qui peuvent jouir de propriétés fort irritantes et, en dehors de toute inflammation véritable, non-seulement devenir la cause d'une irritation du vagin et des parties génitales extérieures de la femme, mais encore déterminer de semblables accidents sur les organes génitaux de l'homme.

DES ULCÉRATIONS DU COL DE LA MATRICE

On donne le nom d'ulcérations à des plaies plus ou moins profondes, survenant spontanément ou à la suite de blessures et n'ayant pas de tendance à la cicatrisation.

Toute la surface du col utérin et sa cavité même peuvent être envahies par le travail ulcératif, mais la lèvre postérieure est plus souvent atteinte que les autres parties.

L'ulcération ne consiste quelquefois que dans une simple érosion de la muqueuse; l'épithélium paraît seul avoir été enlevé; mais le plus souvent la muqueuse est détruite dans toute son épaisseur; nous ne l'avons vue atteindre une plus grande profondeur que dans les cas où le col utérin était atteint de phlegmon ou profondément altéré par des maladies antérieures, ou lorsque la maladie reconnaissait pour cause une diathèse à effets ulcératifs.

L'ulcération, au début, présente une surface

lisse, veloutée, d'un rouge vif ou violacé, à bords irréguliers et peu saillants ; dans les ulcè-

Figure 81. Figure 82.

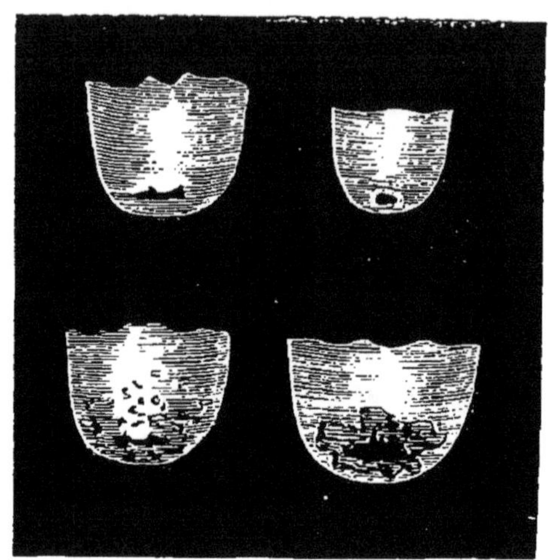

Figure 83. Figure 84.

Figure 81.
Col utérin chez la jeune fille vierge.

Figure 82.
Col utérin chez la femme ayant eu un enfant.

Figure 83.
Ulcérations folliculaires du col utérin.

Figure 84.
Ulcération profonde du pourtour du méat utérin.

(Toutes ces figures sont demi-largeur naturelle).

res plus profonds cette surface offre des petites saillies, des inégalités, des bourgeons charnus séparés par de petits sillons, qui la font ressembler à la surface d'un vésicatoire en pleine suppuration.

Dans d'autres cas on ne trouve qu'une plaie arrondie à fond grisâtre, à côté de boutons ou de phlyctènes encore intacts ; plusieurs de ces boutons peuvent se réunir par leurs bords et la forme arrondie disparaît ; ces sortes d'ulcérations ont pour siége les follicules dont elles ont détruit les parois ; la profondeur en est variable.

On trouve, nous l'avons dit, parfois des ulcérations, des plaies assez profondes sur le col utérin ; nous en avons vu qui pénétraient à plus d'un centimètre et qui, succédant à de véritables abcès du col, donnaient à celui-ci un aspect bizarre et bosselé ; cette variété est rare et n'est pas mentionnée dans les auteurs ; il ne faut pas confondre ces phlegmons avec les abcès tuberculeux ; dans les pre-

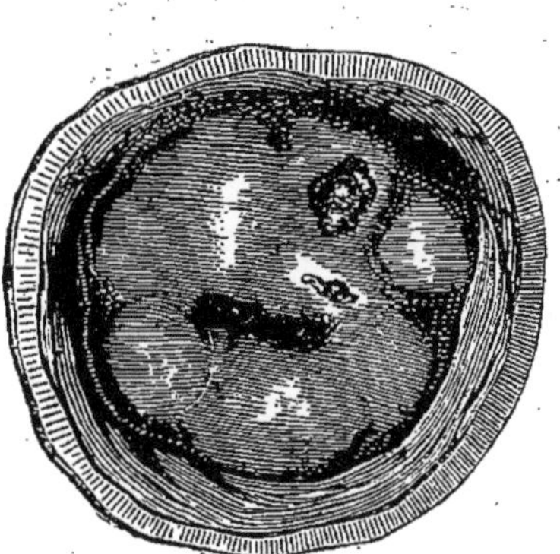

Figure 85.
Phlegmons et ulcères circonscrits du col utérin.

miers on ne trouve pas de résidus calcaires, lorsqu'on traite le pus par l'acide acétique concentré ou l'ammoniaque, ce qui a toujours lieu pour la matière tuberculeuse. Entre les bosselures on voit des traînées blanchâtres, des brides, qui sont constituées par les cicatrices d'anciens abcès. Chez la femme, dont nous avons fait dessiner le col utérin, la maladie de cet organe avait, pendant dix mois, déterminé des douleurs névralgiques et des vomissements qu'on avait en vain traités par tous les moyens médicaux, et qui disparurent comme par enchantement après l'ouverture de deux petits abcès, des scarifications profondes de tout le col et la cautérisation par l'acide azotique de toutes les parties ulcérées.

Dans certains cas le col utérin a seulement augmenté de volume, sa consistance a peu changé, quelquefois même, au début, on trouve un peu plus de dureté qu'à l'état normal; mais quand l'ulcération est ancienne, l'organe est tuméfié, mou, comme fongueux; en même temps il change de forme; les lèvres gonflées s'écartent, se renversent même; la lèvre postérieure prend souvent un développement plus considérable que l'antérieure, on observe surtout ce phénomène chez les femmes qui ont eu des enfants ; les surfaces ulcérées sont souvent couvertes d'un en-

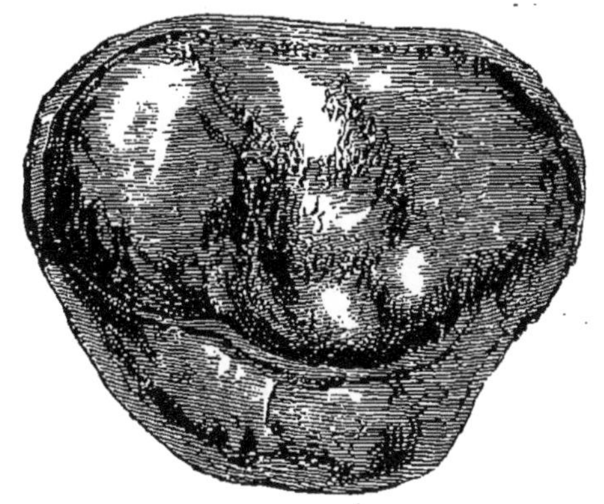

Fig. 86.
Engorgement considérable et ulcération du col.

duit blanchâtre, purulent, adhérent, qu'il faut enlever pour constater les lésions sous-jacentes.

Symptômes.

La douleur locale est nulle quand il n'existe pas d'inflammation ou d'engorgement du col utérin ; nous avons déjà décrit les symptômes de la métrite du col, nous y renvoyons le lecteur.

Il arrive fréquemment que les ulcérations superficielles du col ne déterminent pas de troubles généraux; que de femmes atteintes d'écoulements, de flueurs blanches, ne soupçonnent pas qu'ils sont dus à de semblables lésions ! Mais le plus souvent les malades éprouvent des tiraillements et même des douleurs aiguës dans l'estomac ; les besoins de manger sont aussi fréquents que les digestions sont lentes et pénibles ; à ces phénomènes se joignent de la faiblesse, de la pâleur, de la bouffissure, des palpitations, une grande irritabilité, des douleurs névralgiques, des maux de tête, des élancements dans toutes les parties du corps, etc. Parfois les règles sont plus rapprochées et durent plus longtemps qu'à l'état normal; d'autres fois, elles peuvent être remplacées, en partie, par l'écoulement blanc ou même disparaître complétement quand celui-ci est très-abondant ; les ulcérations sont un obstacle très-fréquent à la conception ; que de femmes, jusque-là réputées stériles, ont conçu après la guérison des lésions du col utérin !

« On peut regarder, dit M. Bonnet, comme certain que bien des femmes mariées ne conçoivent pas par suite de lésions de cette nature. MM. Gendrin et Émery m'ont dit avoir été plusieurs fois consultés par de jeunes femmes mariées depuis six mois, un an, deux ans, et même bien davantage, qui n'avaient pas conçu, malgré le vif désir qu'elles éprouvaient de devenir mères ; un petit nombre seulement d'entre elles éprouvaient de légères douleurs hypogastriques, la plupart ne ressentaient rien d'anormal. Examinées, elles présentaient des ulcérations superficielles de la membrane muqueuse du col et des engorgements peu considérables de son tissu. La guérison de l'ulcération du col était suivie, dans la plupart des cas, d'une guérison rapide... On comprend, en effet, très-facilement que le gonflement qui accompagne l'engorgement du col et la présence de mucus ou de pus entre ses lèvres, puissent en oblitérer la cavité au point de rendre la conception impossible. »

Pendant la grossesse les ulcéres du col utérin deviennent une cause puissante d'avortement.

Le symptôme le plus important de tous, ce sont les écoulements qui se font par les parties génitales, écoulements dont les symptômes et les propriétés varient ; nous avons déjà décrit ceux qui provenaient de la métrite et de la vaginite et donné leurs caractères, nous n'y reviendrons pas ; l'écoulement qui provient d'une ulcération contient toujours du pus et, par là, peut devenir pour l'homme une cause de chaudepisse ; en outre, à un moment donné, ces ulcérations peuvent se compliquer de métrite — et même de vaginite, par suite du contact du pus avec les parois du vagin. Cette cause de la blennorrhagie simple, chez l'homme, est plus fréquente qu'on ne croit; c'est surtout lorsque l'on dirige un traitement par les caustiques qu'on doit recommander aux femmes une *abstinence* complète, l'effet des caustiques étant de déterminer toujours une inflammation des parties sur lesquelles on les applique, et, par suite, un écoulement purulent très-aigu.

L'examen au spéculum est indispensable pour déterminer le siége de la lésion qui donne lieu

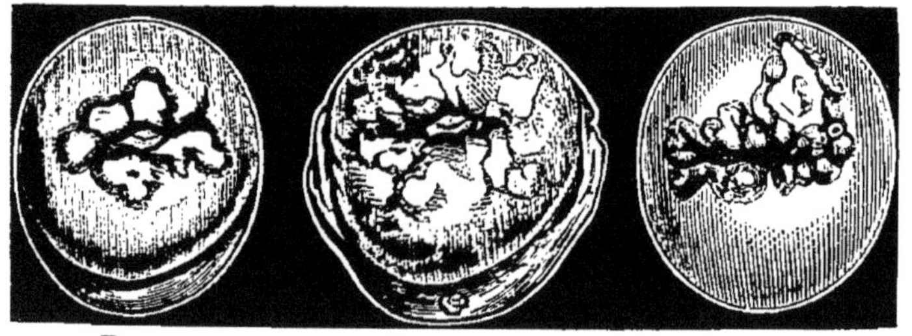

Fig. 87. Fig. 88. Fig. 89.

Représentant des chancres du col utérin.

à la sécrétion morbide; disons seulement que la présence du sang, que la coloration rougeâtre de l'écoulement est un des signes les plus certains de l'ulcération du col.

Les ulcérations simples du col utérin se distinguent des chancres, en ce que ceux-ci présentent généralement des bords élevés, taillés à pic, nettement découpés, un fond grisâtre, chagriné, tandis que le col n'a que peu ou pas changé de volume et de consistance (fig. 87, 88 et 89); nous y reviendrons dans un prochain volume.

Traitement.

1° L'ulcération récente, sans engorgement du col, ne réclame que le repos de l'organe; on devra maintenir ou provoquer la liberté du ventre par de légers laxatifs : cette forme est rare et peut presque toujours être regardée comme le résultat de blessures ou d'excoriations produites soit par la verge, soit par des canules de seringues, des corps étrangers, etc.; si elle persistait on lui appliquerait le traitement suivant.

2° L'ulcération simple avec engorgement du col, réclame d'abord le traitement que nous avons formulé à propos de la métrite. Lorsque la congestion aura disparu, on procurera la cicatrisation des ulcérations par des attouchements réitérés avec le nitrate d'argent ou la teinture d'iode.

3° Lorsque l'ulcération est plus profonde, le nitrate d'argent ne suffit plus, il faut en venir à de véritables cautérisations. Le caustique que nous employons le plus volontiers est l'acide azotique mono-hydraté, que nous appliquons comme il a été dit en traitant des granulations du col utérin. Si l'acide azotique est insuffisant nous

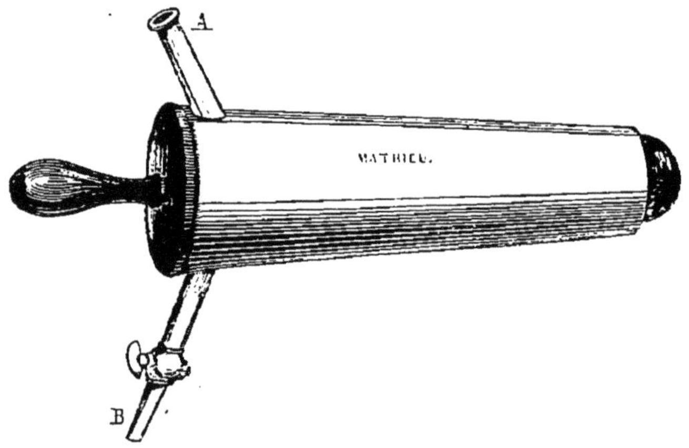

Fig. 90.
Spéculum pour les cautérisations au gaz ou au fer rouge.

cautérisons avec un jet de gaz enflammé : Ce moyen est moins effrayant et plus facile à mettre en usage que le fer rouge ; nous nous servons à cet effet d'un spéculum à doubles parois, imaginé par M. Matthieu (*fig.* 90), et dans lequel on fait passer un courant d'eau, qui l'empêche de s'échauffer.

Nous employons depuis quelque temps avec le plus grand succès les cautérisations électro-chimiques, d'après la méthode de Ciniselli, introduite en France par notre savant confrère et ami le docteur Tripier. Nous nous servons, à cet effet, d'une pile de 25 éléments au proto-sulfate de mercure ; le pole positif étant mis en rapport avec la cuisse, on promène lentement l'électrode négatif sur les parties malades, et on obtient ainsi, sans secousse et sans douleur, sans appareil effrayant, des cautérisations aussi profondes qu'on le désire : nous recommandons vivement à l'attention de nos confrères, ce procédé que nous avons, le premier, mis en usage dans ces sortes de maladies.

Un moyen sur lequel nous insistons surtout, ce sont les scarifications du col utérin, toutes les fois qu'il y a engorgement ulcéreux de cet organe. Avec un instrument en forme de lancette, nous pratiquons chaque jour trois ou quatre piqûres qui donnent issue à une cinquantaine de grammes de sang, jusqu'à ce que l'engorgement ait disparu; cette opération ne détermine qu'une légère sensation douloureuse et ne présente aucun inconvénient; nous nous servons aussi, chez les femmes très-nerveuses et irritables, pour pratiquer cette petite opération, d'un *scarificateur* (*fig.* 91), porté sur un manche assez long; un mécanisme ingénieux permet de mettre en mouvement plusieurs lames à la fois, et l'opération se trouve terminée en un instant. Pour faciliter l'écoulement du sang, on se sert avec avantage de la *ventouse utérine* (*fig.* 92), que l'on met en jeu à l'aide d'une petite pompe;

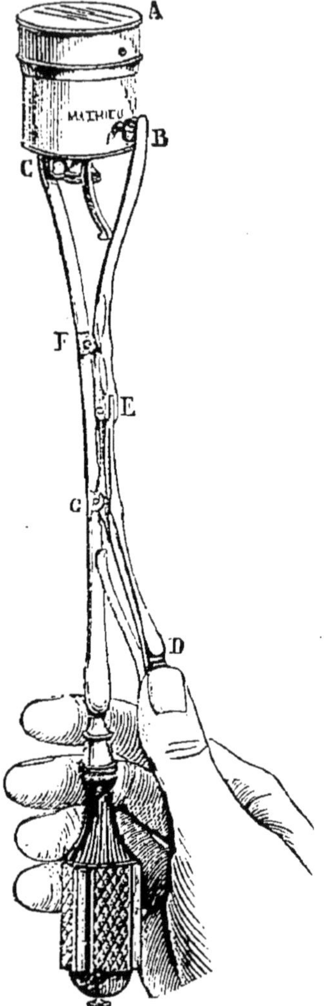

Figure 91.
Scarificateur utérin.

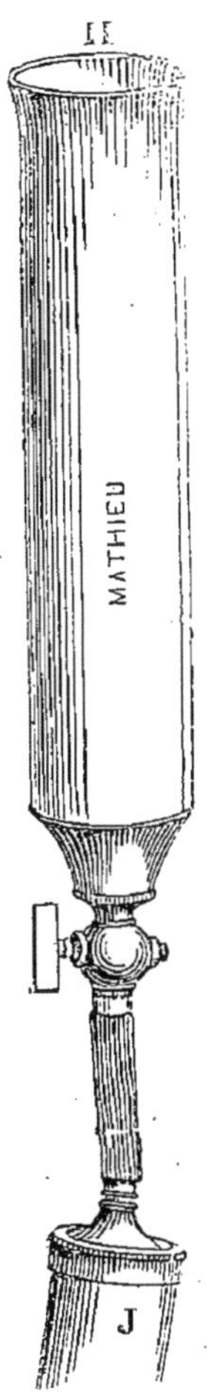

Figure 92. *Ventouse utérine.*

nous avons, par ces moyens, aidés de la cautérisation azotique ou électro-chimique, guéri des ulcères utérins, qui avaient résisté aux caustiques les plus énergiques, au fer rouge même.

Les injections ne doivent être données qu'avec prudence ; elles n'ont guère d'action contre les ulcérations, et le contact de la canule peut déterminer de nouvelles excoriations. — Une cuillerée d'alun, ou mieux une cuillerée à café de chlorure de zinc liquide dans un litre d'eau, — que l'on administre avec une seringue armée d'une canule à plusieurs trous, — telles sont les seules injections que nous ordonnions, quand la maladie est ancienne. Au début l'eau pure ou très-légèrement alcoolisée sera employée pour les soins de propreté.

Les bains tièdes entiers ne conviennent que dans les ulcérations récentes, avec inflammation du col ;

plus tard les bains froids, les bains de rivière, de mer, les bains alcalins, salés, seront prescrits avec avantage pour favoriser la résolution complète des engorgements.

Le traitement général comprend, lorsqu'il y a un engorgement considérable, les préparations d'iodure de potassium ou de fer, selon les règles que nous avons posées (p. 174); l'emploi fréquent des purgatifs salins, et en particulier de l'eau de Pullna. — On se trouve bien aussi de l'introduction dans l'anus de suppositoires d'iodure de plomb, réitérés matin et soir (p. 174).

A ces nombreux moyens on doit associer les prescriptions de l'hygiène ; l'usage des vêtements de flanelle sur les extrémités inférieures ; les frictions sèches ou alcooliques sur tout le corps ; au début une alimentation peu abondante ; plus tard, si la débilité prédomine, la nourriture sera tonique et tirée du règne animal ; l'abstinence de café au lait ; et, avant tout, *l'éloignement absolu de tout ce qui pourrait éveiller l'ardeur des organes génitaux*, etc.

OVARO-PÉRITONITE

Nous donnons ce nom à l'inflammation des

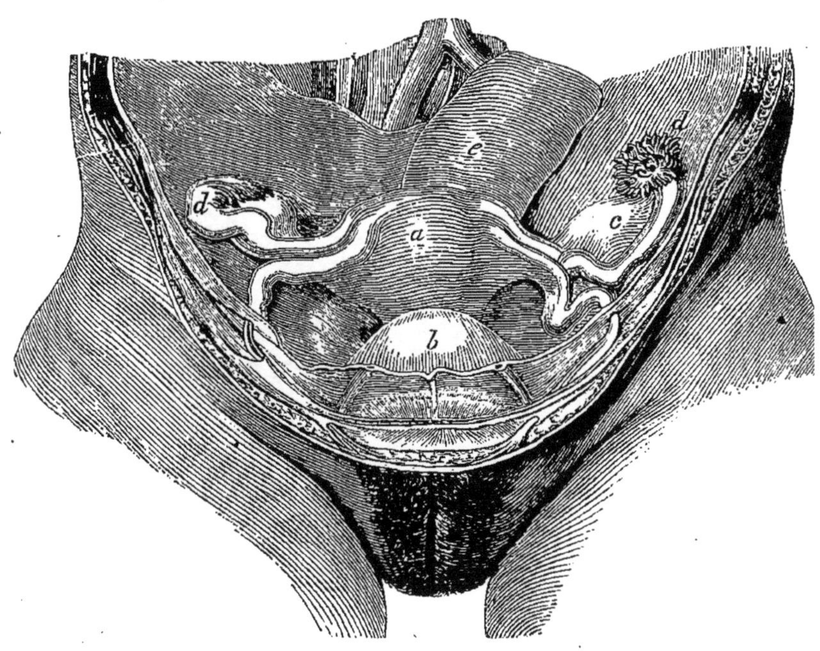

Figure 68.

Situation de la matrice dans le ventre.

a, Matrice. *c*, Ovaire.
b, Vessie. *d*, Pavillon de la trompe.
e, Rectum.

Figure VII

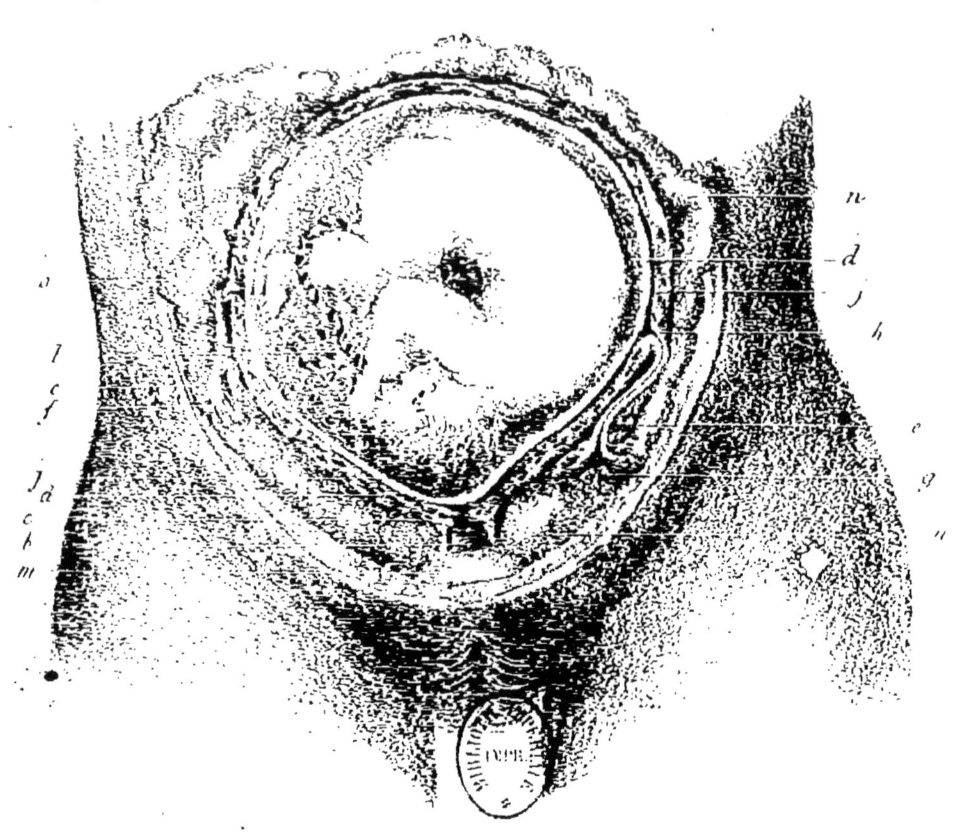

Figure VII

[illegible] de la femme

[illegible] de la grossesse

[illegible]	[illegible]	h	Ouverture de la trompe dans la matrice
[illegible]	[illegible]		
[illegible]	[illegible]	J J	[illegible]
a a	[illegible]	l	Cordon ombilical
c c	[illegible]	m	Vessie
f	[illegible]	m m	[illegible]
g	[illegible]	o	Fœtus de 7 mois

[illegible] des Boulangers 17 Paris

ovaires, des trompes et du péritoine qui les recouvre, ainsi que des organes circonvoisins.

En comprenant dans une même description des maladies dont le siége seul diffère, mais qui présentent en définitive à peu près les mêmes symptômes et les mêmes indications thérapeutiques, nous n'avons pour but que de simplifier l'étude de ces maladies.

L'ovaro-péritonite peut être la suite d'une métrite, qui aurait gagné de proche en proche, ou se déclarer d'emblée sous l'influence d'un coup, d'une chute ou de toutes les autres causes susceptibles de déterminer des inflammations des organes génitaux. Nous n'aurions pas à nous occuper dans cet ouvrage de l'ovaro-péritonite spontanée, si elle n'était fréquemment suivie d'une métrite, dont l'écoulement purulent peut être contagieux. C'est, au reste, la plus grave des complications de la blennorrhagie chez les femmes.

Voici les symptômes de cette redoutable maladie.

En première ligne, nous placerons la douleur. Elle n'est pas la même chez tous les malades, mais elle ne fait jamais défaut ; tantôt elle est limitée et peu considérable, tantôt diffuse et atroce ; le palper abdominal la réveille infailliblement ; elle a tous les caractères de la douleur abdominale qui se rencontre dans la péritonite ; le moindre ébranlement, la moindre pression, ne peuvent être supportés ; les couvertures les plus légères elles-mêmes occasionnent des souffrances ; parfois celles-ci sont tellement vives qu'elles font pousser aux patientes des gémissements et des cris plaintifs ; alors les malades restent couchées sur le dos, les cuisses repliées sur le ventre ; dans certains cas, le décubitus sur le côté malade est encore possible, mais il ne l'est jamais sur le côté opposé. Bientôt l'état général vient inquiéter le médecin : la malade a des nausées, des vomissements — rares, il est vrai ; perte d'appétit, diarrhée ou constipation ; envies fréquentes d'aller à la selle ou d'uriner, suivies de peu ou pas d'effet ; il y a souvent un petit frisson initial ; bientôt les traits s'altèrent, le *facies* est grippé ; le pouls devient petit, fréquent, serré. Mais, il faut le dire, ces symptômes ne sont pas aussi intenses que dans la péritonite ordinaire ; sous l'influence d'un traitement approprié, et souvent même *sua sponte*, les phénomènes s'amendent : le pouls se ralentit, le facies devient meilleur. Les autres symptômes suivent la même marche décroissante. Le toucher vaginal qui, jusqu'à ce moment, ne pouvait être pratiqué à cause de la douleur, permet bientôt, lorsque l'inflammation siége sur les parties latérales et inférieures de la matrice ou de son col, de constater, autour du col, une tuméfaction qui donne au doigt la sensation de battements artériels; si la maladie occupe un point plus élevé des organes génitaux, l'ovaire ou les trompes, par exemple, la palpation abdominale devenue possible montre la présence d'une tumeur de même nature.

Cette tumeur est constituée généralement par un engorgement du tissu cellulaire qui se trouve entre l'utérus lui-même et le péritoine et plus spécialement par le tissu cellulaire renfermé dans le ligament large.

Ces tumeurs présentent un caractère fondamental, type de l'affection; nous voulons parler des recrudescences inflammatoires qui coïncident le plus souvent avec l'époque menstruelle. On voit alors apparaître de nouveau les symptômes propres à la pelvi-péritonite, douleurs hypogastriques tantôt du même côté, tantôt du côté opposé; quelquefois un léger frisson, quelques troubles digestifs insignifiants, un petit mouvement fébrile; en même temps, la tumeur utérine subit une sensible augmentation de volume. Ce sont ces recrudescences mensuelles qui mettent le plus souvent obstacle à la guérison définitive et font passer la maladie à l'état chronique.

Il est rare que ces tumeurs se terminent par de la suppuration; lorsque cela arrive le pus se fraie une issue, soit par le rectum, soit par la vessie, ou bien l'abcès s'ouvre dans la cavité du péritoine, et en quelques heures, dans ce dernier cas, la maladie se termine par la mort. Lorsque l'ouverture se fait dans le rectum ou la vessie, les malades éprouvent un soulagement immédiat, mais la guérison définitive peut se faire attendre longtemps. On reconnaît cette terminaison à la présence du pus dans les selles ou l'urine. La terminaison la plus ordinaire de l'ovaro-péritonite est la résolution lente des parties engorgées : il n'y a pas de maladies plus sujettes à récidives que celles-ci, chaque époque menstruelle amenant une nouvelle congestion de la matrice et des organes voisins.

Souvent la blennorrhagie catarrhale — quand l'ovaro-péritonite en est une complication —

s'efface et l'écoulement disparaît tant du côté de la matrice que du vagin lorsque cette dernière maladie se déclare, et il n'est pas rare de voir celle-ci passer brusquement d'un côté à l'autre du bassin.

Traitement.

Le traitement de l'ovaro-péritonite consiste, au début, dans des applications réitérées de sangsues jusqu'à ce que les accidents s'amendent : on est quelquefois obligé d'aller jusqu'à la syncope. En même temps on fait pratiquer des onctions avec la pommade belladonée, recouvrir le ventre de larges cataplasmes de farine de lin. On donne des lavements d'eau de guimauve, des injections additionnées de dix ou quinze gouttes de teinture de belladone dans le rectum.

S'il y a de la constipation, on prescrit de 30 à 50 grammes d'huile de ricin; on combat les vomissements en faisant prendre aux malades de petites gorgées d'eau de seltz ou même des fragments de glace de la grosseur d'un noyau de cerise.

On a préconisé l'essence de térébenthine contre cette maladie, mais les malades la supportent difficilement ; nous en avons constamment retiré de bons effets en l'administrant en lavements à la dose de 20 à 25 grammes par jour.

Nous combattons la douleur par l'opium ou la belladone, selon que la pupille est contractée ou dilatée, de la manière suivante :

Lorsque la pupille est fortement resserrée, on donne toutes les heures un des paquets suivants dans une cuillerée d'eau :

Prises d'atropine.

Sulfate d'atropine. . . . 0,001 milligr.
Fécule. . . . . q. s.
Pour un paquet. F. 10 semblables.

On s'arrêtera lorsque la dilatation des pupilles surviendra et lorsque la malade commencera à éprouver du soulagement et une sorte d'engourdissement général.

Sous l'influence de l'atropine, il n'est pas rare de voir cesser tout à coup les envies d'aller à la garde-robe et de copieuses évacuations se produire : c'est en définitive le médicament dont nous avons retiré les meilleurs avantages dans la plupart des cas.

Lorsque la pupille est dilatée naturellement,

nous prescrivons l'acétate de morphine aux mêmes doses et avec les mêmes précautions. Le repos devra être absolu.

La forme chronique présente quelques indications particulières : ou cette chronicité est réelle, ou elle offre des exacerbations, des recrudescences ; dans ce dernier cas, il faut recourir aux antiphlogistiques, aux émollients. A l'état chronique, les femmes vomissent ; M. Bernutz administre la noix vomique ou la strychnine : dans la pelvi-péritonite chronique confirmée, il ne faut pas perdre de vue que les malades sont sous l'influence d'une cause qui altère chaque jour leur santé ; elles tombent dans un état d'anémie profonde ; il faut les bien nourrir, leur donner du vin à leurs repas, des viandes rôties, du vin de quinquina, des ferrugineux ; si on le peut, il faut les envoyer à la campagne ; on pourra également leur administrer les eaux minérales alcalines, chlorurées-sodiques ; l'hydrothérapie elle-même peut être de quelque secours aux femmes qui offrent des symptômes de tuberculisation ; l'huile de foie de morue doit être recommandée ; on en donnera un petit verre à bordeaux matin et soir.

URÉTHRITE SIMPLE

On a nié l'existence de l'uréthrite spontanée ou traumatique chez la femme : MM. Ricord, Cullerier, Lenglebert, etc., font de cette maladie un signe non équivoque d'infection contagieuse ; outre qu'il prouvera la fausseté de cette assertion, le fait suivant nous montrera quels sont les symptômes et la marche de cette maladie : en même temps nous exposerons le mode de traitement que nous avons mis en usage avec un plein succès et qui devra servir de guide en pareil cas :

Madame S...., 18 ans, d'une constitution frêle et très-nerveuse, s'est mariée le 7 mars 1865 ; dès la période menstruelle suivante — vers le 25 avril — les règles font défaut : Madame S.... est enceinte. Le 12 juillet, cette dame me fait demander ; elle se plaint de souffrir des parties quand elle s'assied ; les rapports conjugaux sont douloureux et presque impossibles ; je constate un développement variqueux des petites lèvres et du vestibule ; mais l'examen le plus minutieux ne me permet pas de constater la moindre trace d'inflammation. Six semaines après, l'état variqueux est porté à un tel degré, que Madame S.... ne peut plus quitter le lit ; elle se plaint d'éprouver des douleurs en urinant et une certaine difficulté de miction : je constate que le méat est saillant, bleuâtre, variqueux, mais le doigt introduit dans le vagin et ramené en avant, en comprimant la paroi supérieure de ce conduit, ne ramène pas une seule goutte de liquide.

Madame S...., qui n'a pas quitté le lit depuis le 25 septembre, éprouve, le 19 décembre, à midi, les premières douleurs de l'enfantement ; à une heure du matin, les contractions, qui avaient été assez fréquentes, cessent subitement après la rupture de la poche des eaux ; je constate alors une procidence du cordon ; la dilatation du col est presque complète ; à trois heures, les battements du cordon commencent à perdre de leur force, du sang s'écoule en assez grande quantité. J'applique le forceps, et, en une vingtaine de minutes — non sans grande difficulté — j'amène une petite fille vivante.

Le 20 décembre, la miction est impossible ; l'introduction de la sonde est douloureuse ; le 21, le méat est rouge, fortement projeté en avant, pas de traces d'écoulement ; la vulve est un peu enflammée ; je prescris : tisane de chiendent nitrée ; lotions d'eau de guimauve sur les parties ; cathétérisme matin et soir. Le 22, je constate un peu d'écoulement blanchâtre par le méat ; les envies d'uriner sont fréquentes, mais la miction est toujours impossible ; l'introduction de la sonde est très-douloureuse, et cependant Madame S.... la réclame à chaque instant. Je pratique dans la vessie, après chaque cathétérisme, une injection d'eau tiède additionnée de 5 ou 6 gouttes de teinture d'opium : le ténesme vésical perd un peu de son intensité. — Même traitement. — Le 23, écoulement jaunâtre abondant, provenant du canal ; on le constate à la vue, sans qu'il soit besoin de recourir à la manœuvre figurée plus haut ; le bas-ventre est douloureux dans toute son étendue ; la fièvre intense, 96 pulsations ; quelques nausées. Je prescris les lavements suivants à prendre matin et soir :

℞	Extr. de belladone.	0,10 centigr.
	Essence de térébenthine. .	25 grammes.
	Émulsion	100 grammes.

M. pour un lavement.

Une demi-heure après le lavement, le ténesme vésical disparaît comme par enchantement.

Le 24, l'écoulement continue ; la miction est possible, mais le passage de l'urine arrache des cris à la malade. — Mêmes prescriptions.

Les jours suivants, l'écoulement ne paraît pas sensiblement modifié, mais l'émission de l'urine devient plus facile. — Même traitement.

Le 1er février, voici quel était l'état de la malade : pas de fièvre ni de troubles généraux ; pas de constipation ; la vulve est rouge, surtout au pourtour du méat urinaire ; les caroncules sont un peu volumineuses, arrondies, luisantes ; l'écoulement vaginal est abondant, sans caractères anormaux ; l'introduction du doigt dans le vagin n'est douloureuse que lorsqu'on appuie sur la paroi supérieure de ce conduit, où l'on sent le canal de l'urèthre qui se présente sous la forme d'une corde du volume du petit doigt; par le méat urinaire, un pus épais, jaunâtre, strié de sang, s'écoule en abondance et vient irriter les parties voisines. La miction est douloureuse, mais possible; le jet est interrompu, saccadé, par suite de contractions spasmodiques du col de la vessie; je prescris le traitement suivant :

1° Prendre dans la journée deux litres de tisane (formule page 48);

2° Prendre, de deux en deux heures, une capsule de copahu et de goudron n° 2 (formule p. 76);

3° Bain de siége d'eau de morelle et de pavots;

4° Cataplasme de fécule de pommes de terre sur les parties génitales.

Ce traitement est continué pendant huit jours, en augmentant la dose des capsules de deux par jour.

L'amélioration a été progressive; l'écoulement et la douleur ont beaucoup diminué; on supprime les cataplasmes; les capsules au copahu et au goudron, qui ne sont plus tolérées qu'avec peine, sont remplacées par un nombre égal de capsules de copahu et cubèbes composées (p. 85).

Le 15 février, le méat urinaire a repris son aspect normal; la miction n'est ni difficile ni douloureuse; il ne reste qu'un suintement muqueux du canal; je remplace les capsules

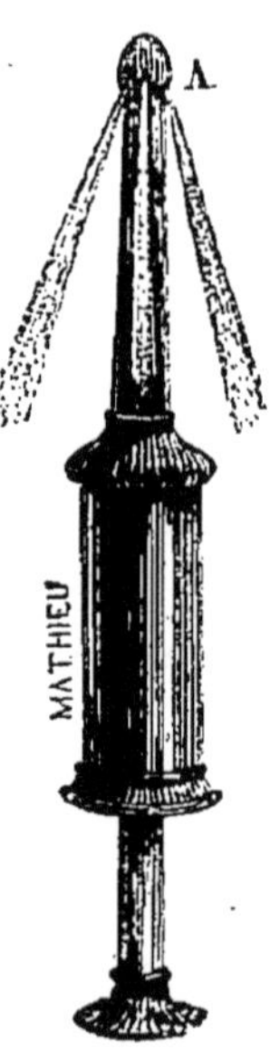

Figure 91.

par les pilules de térébenthine et de goudron (p. 52) à la dose de 12 par jour ; je fais administrer avec la seringue à jet récurrent (fig. 94) des injections d'acétate de plomb (p. 50). Huit jours après, toute trace du mal avait disparu.

L'observation qui précède ne laisse aucun doute sur la nature du mal : nous avions évidemment affaire à une uréthrite traumatique intense ; les détails dans lesquels nous sommes entré nous dispensent de nous appesantir plus longuement sur cette maladie qui est réellement d'une assez grande rareté.

Nous établirons, quand il sera question de la *blennorrhagie spécifique*, que le propre de celle-ci est d'être envahissante, de tendre à se propager de proche en proche ; alors, nous appuyant sur cette particularité, nous démontrerons que l'inflammation limitée au canal de l'urèthre chez la femme, n'a rien de spécifique et prend sa cause dans des violences extérieures ou dans une prédisposition constitutionnelle.

DE LA BLENNORRHAGIE RHUMATISMALE CHEZ L'HOMME ET LA FEMME

Signalée, pour ainsi dire, en passant, par les auteurs, cette maladie a été étudiée et décrite pour la première fois par nous, dans un mémoire que nous avons adressé à l'Académie des sciences et à l'Académie de médecine : nous renvoyons à ce travail le lecteur désireux de détails que la nature de ce traité ne nous permet pas de faire entrer ici (1); nous nous contenterons, dans cet ouvrage, d'exposer les causes, les symptômes et le traitement de cette forme de la blennorrhagie.

La blennorrhagie rhumatismale reconnaît pour causes toutes celles qui peuvent déterminer des attaques de rhumatisme : l'exposition au froid humide, un refroidissement subit, les fatigues de toutes sortes, les excès, les émotions morales vives, les coups, les chutes, la douleur produite par des opérations chirurgicales, etc.; en un mot,

(1) *De la blennorrhagie rhumatismale*, in 8; Adrien Delahaye, 1866. Prix : 1 fr. 50.

toutes les perturbations physiques et morales peuvent, *chez les sujets prédisposés*, devenir la cause prochaine d'accidents rhumatismaux.

De ce qui précède il résulte que *la blennorrhagie spécifique* et *l'irritative* contractées récemment, peuvent — par l'irritation qu'elles déterminent sur les organes génitaux — devenir une cause de l'appel rhumatismal sur ces mêmes organes : alors, à la blennorrhagie spécifique se joindra une blennorrhagie de nature rhumatismale et celle-ci modifiera les caractères ordinaires de celle-là. On sait aujourd'hui que tous les organes, sans exception, peuvent être le siége d'une attaque de rhumatisme ; les parties génitales pourront donc être envahies par la maladie, soit primitivement, avant qu'aucune autre région ait encore été atteinte, soit consécutivement à des lésions d'autres organes ; lorsqu'on a affaire à une personne déjà rhumatisante, — surtout si cette personne ne s'est exposée à aucune chance de contagion, — la nature de la maladie sera assez facile à reconnaître ; mais il n'en sera plus de même, lorsque le malade se sera livré à des excès dans des conditions suspectes et qu'il n'aura jamais eu de rhumatisme ; il faudra alors toute la sagacité du médecin éclairé pour établir d'une manière certaine la nature du mal; il est vrai que les difficultés sont singulièrement aplanies, lorsqu'on voit tout à coup, sans raison plausible, les symptômes inflammatoires quitter brusquement les parties premièrement affectées pour se porter tout à coup sur une articulation ou sur un autre organe, — surtout le testicule, — en y déterminant des accidents dont la nature rhumatismale ne saurait être méconnue.

C'est presque toujours dans les vingt-quatre heures qui suivent l'application d'une des causes énumérées plus haut, que se manifeste l'attaque de rhumatisme. *Presque toujours un frisson plus ou moins violent en marque le début;* puis un sentiment de pesanteur, de gêne, se fait sentir dans les parties profondes du canal de l'urèthre, chez l'homme; dans un point quelconque des organes génitaux, chez la femme. Au bout de quelques heures cette sensation pénible se change en une véritable douleur, en même temps que du gonflement, de la rougeur, se produisent dans les organes affectés. Un écoulement d'abord séreux, filant, incolore, puis muqueux et blanchâtre ne tarde pas à paraître et à devenir très-abondant; les douleurs vont en augmentant; elles sont continues, lancinantes, et persistent même dans les intervalles des émissions de l'urine. Chez l'homme le canal de l'urèthre est dur, tendu ; il offre une rénitence bien marquée ; sa rigidité fait contraste avec la mollesse des corps caverneux ; *les érections sont cordées; mais lorsqu'elles se prolongent, le canal de l'urèthre reprend sa rectitude normale;* ce caractère a pour nous la plus grande importance, car il marque que le gonflement n'est dû qu'à la présence d'un liquide séreux dans les parois du corps spongieux. Pour envahir une étendue considérable des tissus, la maladie n'a souvent mis que quelques heures, une journée ou une nuit à peine. L'émission de l'urine est entravée dès le début ; le jet est amoindri, rubané, ou divisé et contourné en forme de tire-bouchon ; *ces accidents qui sont dus au gonflement des parois du canal ne se présentent jamais à cette période des autres variétés de la blennorrhagie*, bientôt l'écoulement devient purulent sans diminuer d'abondance ; les douleurs sont atroces, persistantes; le passage de l'urine sur la muqueuse dénudée détermine d'horribles souffrances ; du sang se mêle au pus et peut même prendre des proportions telles que l'écoulement ne paraît constitué que par lui seul. Chez la femme les parties malades éprouvent la même succession de symptômes ; il n'est pas rare de voir les organes malades, fortement gonflés, se présenter sous l'aspect des surfaces nouvellement dénudées par des vésicatoires.

Au bout de trois ou quatre jours, *si la maladie ne s'est pas brusquement déplacée pour se porter sur un autre organe*, les accidents commencent à décroître ; les symptômes diminuent d'intensité ; l'écoulement repasse par les phases inverses de celles qu'il avait parcourues ; les douleurs s'apaisent ; tout fait présager une guérison prochaine, lorsque tout à coup une articulation, ou un testicule, ou un autre organe est envahi par du gonflement, de la douleur, en un mot par une attaque de rhumatisme. A partir de ce moment, tous les accidents qui subsistaient sur les organes génitaux disparaissent avec une surprenante rapidité ; en quelques heures tout paraît fini et la maladie suit ailleurs sa marche accoutumée. Il n'en sera pas de même si à la blennorrhagie rhumatismale est jointe une blennorrhagie spécifique ; les caractères que nous venons d'assigner à la maladie rhumatismale disparaîtront, mais on verra persister ceux que nous décrirons plus loin comme propres à la blennorrhagie spécifique, et celle-ci devra être traitée par les moyens que nous indiquerons. — Parfois, après s'être promené sur diverses autres régions, le rhumatisme reviendra se fixer de nouveau sur les parties génitales et y déterminer une seconde et même une troisième fois la même série d'accidents... Il ne faut pas oublier qu'une première attaque de rhumatisme constitue une prédisposition presque fatale à de nouvelles atteintes.

Traitement.

1° *Période aiguë.* — Lorsque la blennorrhagie présente les caractères spéciaux que nous avons énumérés, surtout si le sujet a déjà éprouvé des attaques de rhumatisme, on doit prescrire le traitement suivant :

Faire prendre chaque jour deux litres de la tisane ci-après :

℞ Nitrate de potasse. . . .	15	grammes.
Extr. de chiendent pulv.	5	—
Sucre de lait	100	—

M. — Faire dissoudre à froid dans deux litres d'eau.

Donner d'heure en heure une des pilules suivantes, de six à dix par jour, en augmentant graduellement la dose :

℞ Sulfate de quinine. . . . 1 gramme.
Ext. de colchique . . . . 0,10 centigr.
M. F. S. A. pil. n° 10.

Nous avons vu plusieurs fois des uréthrites, que nous avions jugées de nature rhumatismale, disparaître en huit ou dix jours, sous l'influence de ce traitement, ce qui venait confirmer la justesse de notre diagnostic, — l'uréthrite simple ou catarrhale s'exaspérant sous l'action des préparations de colchique.

En même temps, on maintient les organes génitaux exposés à la vapeur de l'eau bouillante à diverses reprises chaque jour; on les recouvre avec du coton imbibé de baume tranquille; on prescrit aussi avec beaucoup d'avantage les grands bains de vapeur aromatique.

Lorsque la blennorrhagie rhumatismale reconnaît pour cause occasionnelle une influence extérieure (contact de corps irritants, contagion du pus de la blennorrhagie spécifique, etc.), on doit adjoindre au traitement de la diathèse rhumatismale celui de l'espèce d'uréthrite elle-même qui a été le point de départ, le coup de fouet de la manifestation du rhumatisme.

Lorsque les douleurs sont intenses, les érections pénibles, nous prescrivons concurremment avec les moyens ci-dessus, la poudre suivante, dont on prend un paquet matin et soir, dans un pain azyme :

Opium brut pulv. . . . 0,20 centig.
Camphre pulv.. . . . . 4 grammes.
M. — Faites dix paquets.

2° *Période de décroissance.* — Lorsque l'écoulement aura perdu de son acuité, on en viendra à l'usage de la térébenthine et du copahu, qu'on pourra prendre de la manière suivante :

Pilules de térébenthine et de copahu.

℞ Térébenthine au citron . . . 10 gram.
Copahu pur. . . . . 15 —
Magnésie calc. . . . . q. s.

Faites des pilules de 5 décigrammes, dont on prendra quinze ou vingt par jour.

Nous n'avons jamais eu besoin de prescrire d'injections contre les écoulements rhumatismaux qui disparaissent toujours avec facilité.

Quant à l'arthrite elle-même, il n'entre pas dans notre cadre de tracer ici son traitement, nous renvoyons le lecteur aux nombreux travaux qui ont été publiés sur le rhumatisme articulaire.

DE LA BLENNORRHAGIE SCROFULEUSE

« Il est une classe d'individus si éminemment exposés aux écoulements de l'urèthre, qu'ils en contractent pour la cause la plus légère et ne s'en débarrassent qu'avec la plus grande peine : un excès de boisson avant le coït, des jouissances immodérées, l'existence de quelques flueurs blanches, la présence des règles pendant l'acte, suffisent pour produire une uréthrite ; ou bien quand ils ont une fois contracté une blennorrhagie contagieuse, ils conservent toujours un léger suintement qui augmente pour la moindre cause. *Ces individus sont ordinairement lymphatiques ou portent des traces d'affection scrofuleuse*, comme engorgement des ganglions, cicatrices, etc.; ils sont presque toujours disposés aux catarrhes chroniques des diverses membranes muqueuses, surtout à des otorrhées (suintement des oreilles) que quelques-uns portent depuis l'enfance. Il en est qui sont si malheureusement organisés sous ce rapport qu'ils contractent une uréthrite chronique par un refroidissement subit, comme d'autres gagnent un coryza ou une angine. ... Ceux qui sont préoccupés de l'idée de contagion toutes les fois qu'il s'agit d'écoulements par l'urèthre, croiront sans doute que les individus dont je parle se sont trompés sur la cause de leur maladie, ou l'ont dissimulée; mais il est des cas où cette supposition n'est pas admissible. J'ai été consulté plusieurs fois pour des enfants très-jeunes, d'un tempérament lymphatique, qui de temps en temps éprouvaient un suintement uréthral, jaunâtre, épais, puriforme, accompagné d'érections (1)..... »

Les symptômes propres à la blennorrhagie scrofuleuse sont les suivants : écoulement épais, jaunâtre, purulent, d'une abondance qui n'est pas en rapport avec la douleur peu intense accusée par les malades; rougeur violacée des parties affectées; la maladie envahit d'emblée une grande étendue des organes génitaux; chez l'homme, le canal de l'urèthre tout entier peut être atteint, mais la région prostatique paraît être le siége principal du mal; les érections déterminent peu de douleur : elles ne sont jamais cordées à moins de complications, attendu que la superficie seule de la muqueuse est atteinte;

(1) Lallemand, *Observations sur les maladies des organes génito-urinaires*, 1825, t. II, p. 359.

il n'est pas rare de voir tout le gland et le prépuce participer à l'inflammation et sécréter des flots de matière purulente; chez les femmes et même les petites filles, toute la vulve et le vagin peuvent être envahis à la fois et paraître comme noyés dans des flots d'un pus épais, lequel, en se desséchant, forme sur les grandes lèvres des croûtes jaunâtres et très-friables.

La maladie peut persister très-longtemps dans cet état; ce n'est qu'en faisant éprouver à l'organisme tout entier une modification profonde qu'on peut espérer une guérison solide.

Le traitement comprendra donc des moyens généraux et locaux : Parmi les remèdes généraux, nous plaçons en première ligne l'huile de foie de morue, les vins de gentiane, de quinquina, le sirop antiscorbutique, le sirop d'iodure de fer, les solutions d'iodure de potassium, d'hydrochlorate de baryte et surtout les préparations d'or. Comme cette maladie atteint tous les âges indistinctement, il nous est impossible de déterminer les doses auxquelles ces médicaments doivent être administrés : le médecin seul est apte à les formuler.

Les moyens locaux comprennent les cautérisations et les injections. Lorsque l'inflammation est peu intense, la douleur peu vive, on se trouve très-bien de toucher chaque jour les parties malades, soit avec de la teinture d'iode, soit avec une solution légère de nitrate d'argent ou mieux de les badigeonner avec de l'alcoolé de Guaco étendu de moitié de son volume d'eau; dans l'intervalle des cautérisations, on maintient les parties isolées avec l'une des préparations que nous avons formulées page 97. Chez l'homme, les injections remplacent les badigeonnages; nous recommandons surtout celles dont nous avons donné les formules, page 50.

Dans tous les cas, il ne faut pas laisser ignorer au malade que les blennorrhagies de cette nature sont toujours de longue durée et très-sujettes à récidiver, que, par conséquent, la médication interne devra être continuée longtemps après la guérison des accidents locaux.

Les moyens hygiéniques consistent dans une nourriture saine et très-fortifiante dont les viandes rôties et grillées, les légumes frais, le bon vin feront tous les frais : on prescrira autant que possible l'habitation dans des lieux secs et aérés; les climats chauds sont préférables aux climats froids: les stations d'eaux sulfureuses, les bains de mer seront aussi conseillés avec succès.

DE LA BLENNORRHAGIE HERPÉTIQUE OU DARTREUSE

« J'ai souvent vu des éruptions cutanées alterner avec des uréthrites passagères qui étaient attribuées sans hésiter à un virus contagieux, lorsqu'elles étaient survenues à la suite d'un coït suspect ; dans le cas contraire, elles jetaient les médecins dans une grande perplexité, surtout lorsque les malades n'avaient jamais eu de blennorrhagie ou d'affections vénériennes, lorsqu'ils n'avaient même jamais connu d'autre femme que la leur. Bien plus, j'ai vu des jeunes gens qui affirmaient vainement n'avoir jamais eu de rapport avec aucune femme et qu'on ne traitait pas moins comme les autres. Je sais qu'il faut se garder d'être trop crédule dans tous les cas où l'on peut soupçonner qu'un sentiment de honte porte au mensonge; mais il faut aussi se garder d'un excès contraire et ne pas imiter ceux qui remontent obstinément jusqu'au père ou au grand'père pour trouver des traces de virus vénérien. J'ai vu de longs traitements fondés sur les présomptions les plus légères ; j'ai vu de longs chagrins domestiques causés par une expression équivoque échappée à un praticien prévenu.

C'est ici qu'il a besoin de toute sa prudence, de toute sa perspicacité. Il doit se rappeler les liaisons intimes qui existent entre la peau et les membranes muqueuses et la facilité avec laquelle une irritation fixée habituellement sur l'une se déplace sur l'autre, surtout lorsque l'éruption cutanée a été combattue par des moyens astringents, répercussifs, et lorsque l'urèthre a été exposé à une cause quelconque d'irritation. Ces cas sont exactement analogues à ceux des flueurs blanches si âcres, si incommodes, qui tourmentent les femmes affectées de dartres; seulement les hommes y sont moins exposés, et la sécrétion est moins abondante, moins opiniâtre, parce que la membrane muqueuse de l'urèthre est moins étendue que celle du vagin (1). »

L'élément dartreux peut se manifester sur les organes génitaux de deux manières distinctes : Ou bien il déterminera une véritable inflammation caractérisée par une rougeur étendue, de la douleur et un écoulement plus ou moins abondant : c'est à cette forme que doit être réservé le nom de blennorrhagie dartreuse ; elle est presque toujours due à la *répercussion* d'une dartre qu'on a fait disparaître intempestivement; — l'autre forme affecte l'aspect de petits boutons remplis de sérosité transparente ou blanchâtre qu'on observe surtout sur le gland ou le prépuce et sur les grandes lèvres. On la désigne sous le nom de *Herpès* du prépuce.

La blennorrhagie dartreuse proprement dite peut se manifester sans cause appréciable ; elle

(1) Lallemand, *loco citato*.

coïncide souvent avec des éruptions cutanées ou des ulcérations des autres muqueuses, ou bien elle alterne avec celles-ci. L'écoulement n'est jamais constitué par de véritable pus, à moins de complications scrofuleuses ; presque toujours c'est une sérosité blanchâtre, striée de filets sanguinolents que l'on observe; la maladie s'étend presque toujours à l'ensemble des organes génitaux ou même les occupe d'emblée ; sur le gland elle détermine un aspect lamelleux de l'épiderme qui se détache par petites écailles; le méat paraît légèrement induré; souvent on observe des taches rouges plus foncées que les parties voisines, de quelques millimètres à un centimètre de diamètre, sur des points variés des organes génitaux ; la douleur n'est jamais intense ; le contact de l'urine ne détermine en général que des picotements peu considérables; — ce n'est que dans les cas où elle succède à une maladie dartreuse aiguë supprimée, que la blennorrhagie herpétique revêt des caractères inflammatoires plus aigus. Fréquemment la blennorrhagie dartreuse coïncide avec un érythème ou un pityriasis de la partie interne des cuisses et du scrotum : nous avons très-souvent observé cette particularité.

La marche de l'écoulement est toujours chronique ; rien n'est souvent plus difficile à tarir que les suintements d'origine dartreuse ; nous ne pouvons entrer ici dans le détail du traitement de l'affection dartreuse elle-même, le cadre de ce livre n'y suffirait pas ; nous renvoyons nos lecteurs à notre *Notice sur les maladies de la peau.*

Le traitement externe consiste dans l'emploi des injections et des pommades suivantes :

1° *Injection soufrée.*

℞ Soufre sublimé non lavé. . 25 grammes.
Emulsion gommeuse. . . . 100 grammes.

M. F. S. A.

Prendre chaque jour 10 ou 12 injections avec ce mélange, contre la blennorrhagie compliquant les maladies de la peau, accompagnées de vives démangeaisons.

2° *Pommade soufrée.*

℞ Soufre sublimé non lavé. . 10 grammes.
Glycérolé d'amidon . . . . 30 grammes.

M. F. S. A.

S'emploie en onctions, chez les femmes, dans

les cas où nous avons indiqué les injections soufrées chez les hommes.

3° *Pommade siccative.*

℞ Bioxyde de plomb . . . . . 10 grammes.
Acétate de plomb crist. . . 4 grammes.
Glycérolé d'amidon. . . . 50 grammes.
M. F. S. A.

4° *Injection siccative.*

Bioxyde de plomb . . . . . 30 grammes.
Acétate de plomb crist. . . 1 gramme.
Emulsion. . . . . 125 grammes.
M. F. S. A.

Cette pommade et cette injection s'emploient contre la blennorrhagie symptomatique d'une affection dartreuse donnant lieu à des sécrétions abondantes, non accompagnées de vives démangeaisons.

Dans les cas rebelles, on est obligé d'en venir à des cautérisations répétées au nitrate d'argent, à la teinture d'iode, à l'huile de cade, etc.; mais ces moyens doivent toujours être employés avec prudence et ne peuvent être confiés qu'à des mains expérimentées. On sera parfois forcé d'en venir à l'application de vésicatoires à demeure, surtout lorsque la blennorrhagie aura succédé à des éruptions dartreuses donnant lieu à des sécrétions abondantes; dans les mêmes cas on se trouvera bien des douches et des bains sulfureux naturels ou artificiels.

HERPÈS DES ORGANES GÉNITAUX

Tout le monde connaît ces éruptions qu'on remarque fréquemment sur les lèvres et qu'on désigne habituellement sous le nom de *boutons de*

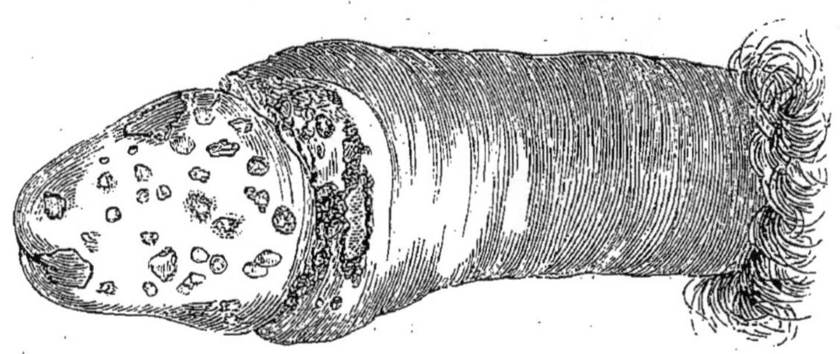

Fig. 95.
Représentant l'herpès de la verge.

fièvre. Que l'on transporte par la pensée ces

boutons sur le prépuce ou sur les grandes lèvres et l'on se fera une idée exacte de l'*herpès* des or-

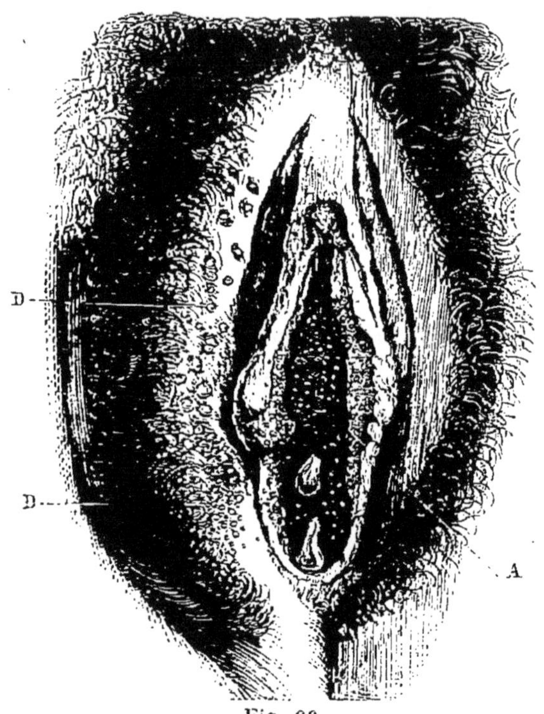

Fig. 96.
Herpès de la grande lèvre droite.

ganes génitaux. En effet, cette maladie est caractérisée par une éruption de petites vésicules de la grosseur d'un grain de millet ou d'une grosse tête d'épingle, remplies d'un liquide transparent ou blanchâtre, en nombre variable, isolées ou rassemblées en groupes, reposant sur une surface légèrement enflammée, se crevant bientôt, pour être remplacées par des croûtes jaunâtres et peu adhérentes ; après leur chute, ces croûtes tom-

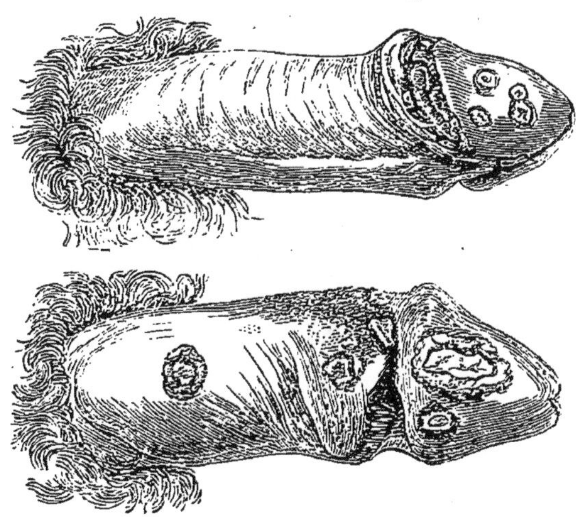

Fig, 97 et 98.
Chancres non indurés, chez l'homme, à diverses périodes.

bent sans laisser de cicatrice, lorsque la guérison a été rapide ; mais il n'en est pas de même quand de petites ulcérations ont succédé à la rupture des vésicules. Quelquefois ces ulcérations peuvent être prises pour des chancres et cette méprise est assez fréquente; on les distinguera par les caractères suivants : Les chancres sont peu

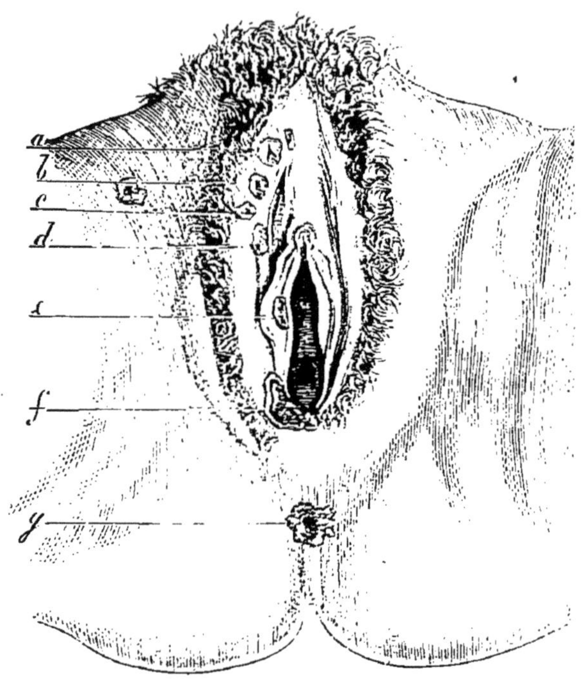

Fig. 99.
Chancres non indurés de la vulve et de l'anus.

nombreux; ils creusent profondément les tissus; leurs bords sont décollés, arrondis; leur fond est grisâtre; les croûtes qui les recouvrent sont adhérentes, brunes ou noirâtres; ils n'ont pas de tendance à la cicatrisation et durent souvent des

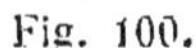

Fig. 100.

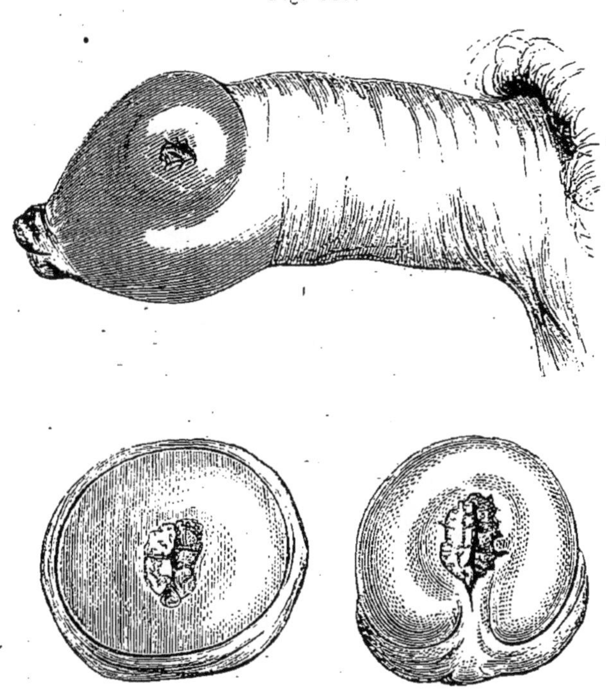

Fig. 101. Fig. 102.

Représentant des chancres indurés chez l'homme.

mois entiers... On a vu qu'il était loin d'en être de même pour l'herpès. Au reste les figures ci-jointes en diront plus que toutes les explications (*fig.* 97, 98, 99, 100, 101, 102 et 103).

Après une première poussée, survenant sous l'influence d'une cause d'irritation quelconque,

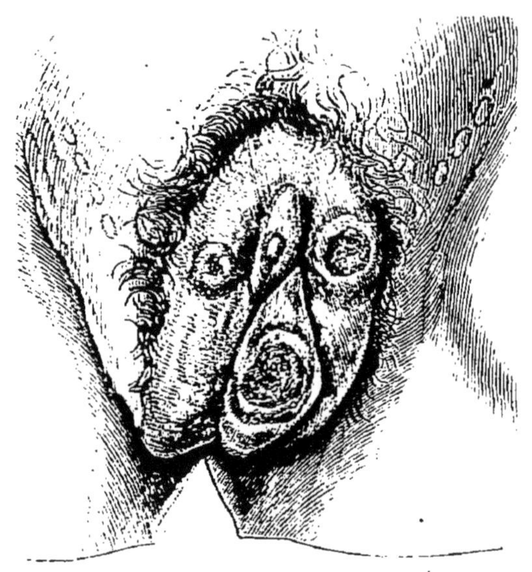

Fig. 103.
Représentant des chancres indurés chez la femme.

tout peut rentrer dans l'ordre ; mais il n'en est généralement pas ainsi ; à une première éruption en succède une seconde, puis une troisième et ainsi de suite : et cette maladie qui n'a réellement rien de sérieux ni de grave, finit par devenir un véritable tourment pour les personnes qui en sont atteintes; en effet sa ténacité est quelquefois si grande que les traitements les mieux dirigés, les soins les plus minutieux demeurent sans résultat, la maladie reparaissant au bout d'un temps plus ou moins éloigné, sans cause appréciable ; c'est chez les personnes dont le gland est normalement recouvert par le prépuce, qu'on remarque presque toujours cette tendance fatale aux récidives : l'opération du phymosis est le seul remède dans ces cas.

Traitement.

Le traitement comprend deux ordres de moyens. Lorsque la maladie est récente, on fait tomber l'inflammation par l'application de cataplasmes de fécule, par des lotions d'eau de guimauve; plus tard on saupoudre les parties malades avec de l'amidon ; *on les maintient écartées par l'interposition de linges secs; cette condition est de rigueur*. Ces soins suffisent quelquefois lorsque la maladie est récente ; mais, lorsqu'elle a récidivé plusieurs fois, on doit, après la cessation des symptômes inflammatoires de la récidive, tâcher de donner aux parties la tonicité qui leur manque. Nous conseillons à cet effet, — et c'est là notre second ordre de moyens, — l'usage de poudres et de liquides astringents, destinés à durcir, à *tanner* la peau.

Poudre astringente.

℞ Poudre de tan. . . . . 15 grammes.
Poudre de Lycopode . . . . 30 grammes.

Lotion astringente.

℞ S.-Acétate de plomb liquide. 4 grammes.
Alcoolé de cachou. . . . . 30 grammes.
Décoction de ratanhia. . . 100 grammes.
M. F. S. A.

Il est bien entendu que les frottements des parties entre elles et sur les vêtements seront rendus impossibles par l'interposition de linges fins, saupoudrés avec la préparation ci-dessus ou imprégnés de la lotion astringente. Chez les femmes, ce dernier moyen est plus souvent applicable et réussit presque toujours.

Quant à l'opération du phymosis, — lorsqu'elle est reconnue inévitable, — nous renvoyons le lecteur à la page 131.

Le régime devra être très-doux ; on devra éviter avec soin tous les excès ; on proscrira l'usage des excitants, de la bière, du vin, des liqueurs, du café, des salaisons, des mets épicés, etc. Les bains d'eau de mer, les bains sulfureux naturels donneront aussi quelquefois de bons résultats. Un précepte que nous ne saurions trop recommander, c'est celui d'entretenir une bonne liberté du ventre à l'aide de lavements froids ou d'un verre d'eau de Pullna pris le matin à jeun.

Pour le traitement interne, nous renvoyons le lecteur à notre *Notice sur les maladies de la peau.*

DE LA BLENNORRHAGIE CHANCREUSE

Les chancres et les accidents secondaires développés dans le canal de l'urèthre peuvent donner lieu à quelques-uns des symptômes de l'uréthrite ; mais il n'entre pas dans notre cadre de traiter ici cette question, sur laquelle nous reviendrons dans notre *Traité des chancres et de la syphilis*, et nous abordons immédiatement la *blennorrhagie spécifique*, un des principaux sujets de ce traité.

Figure [illegible]

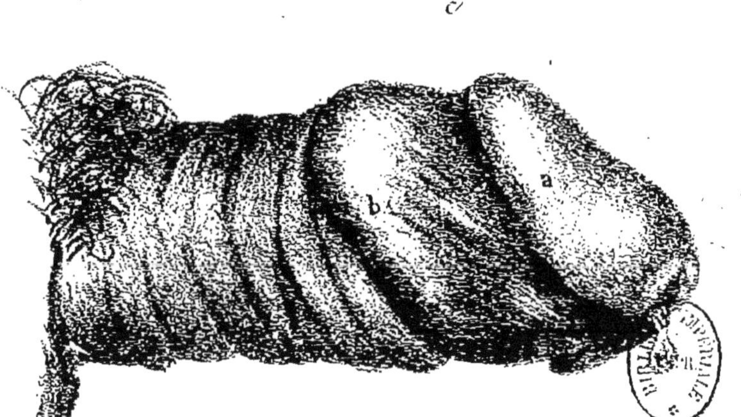

Verge atteinte d'Uréthrite et de balano-posthite

a Gland

b Prépuce renversé

c Rainure balano-préputiale

d. Méat urinaire

Figure 10

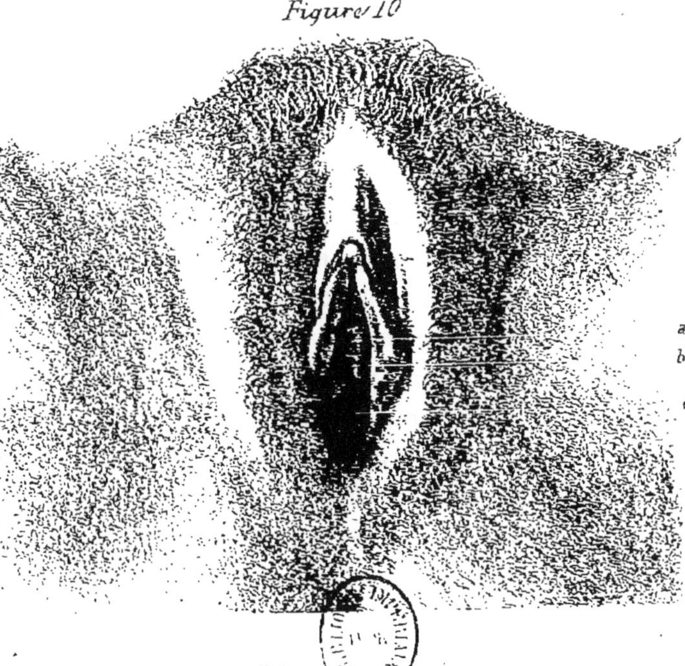

Blennorrhagie

chez la femme

a Méat [illegible]

b [illegible]

c [illegible]

[illegible] inflammation [illegible]

[illegible]

CHAPITRE V

DE LA BLENNORRHAGIE SPÉCIFIQUE

OU GRANULEUSE

CHAUDEPISSE VRAIE

Nous avons étudié jusqu'à présent les diverses espèces de maladies d'apparence inflammatoire qui peuvent se manifester sur les organes génitaux — en l'absence de toute contagion proprement dite. Nous allons décrire maintenant la blennorrhagie vraiment contagieuse, dans toute l'acception du mot, celle à laquelle nous avons donné le nom de *blennorrhagie spécifique* ou *granuleuse*. Cette variété est tellement la plus fréquente de toutes, que nous pouvons dire, sans crainte d'exagération, qu'à elle seule elle constitue les huit dixièmes des chaudepisses : son étude est donc d'une extrême importance; mais les longs détails dans lesquels nous sommes entré ont abrégé singulièrement notre tâche, et nous pourrons en quelques pages exposer les caractères qui lui sont propres et le traitement qu'on doit lui opposer.

Nature.

La blennorrhagie spécifique n'est pas une inflammation simple : son mode de propagation et de développement, son acuité extrême dans la plupart des cas, suffiraient à la différencier des phlegmasies ordinaires.

Ce n'est pas une maladie virulente, attendu qu'il n'y a pas de pénétration dans toute l'économie du principe morbide qui a déterminé la maladie locale, et que, selon l'expression vulgaire, *la maladie ne passe jamais dans le sang*. On peut donc, nous le disons en passant, être complétement rassuré sur les suites de toute blennorrhagie — même spécifique : lorsque l'écoulement et les symptômes inflammatoires ont disparu, tout est fini, et le malade n'a pas à craindre l'apparition d'accidents ultérieurs ou constitutionnels; il n'y aura par conséquent jamais de traitements dits dépuratifs à faire suivre après la guérison locale de la blennorrhagie.

Examinons maintenant quelle est la nature de ce principe délétère, morbide, qui cause la spécificité de la blennorrhagie en question.

Les uns ont prétendu que c'était du virus chancreux *dégénéré* et ayant perdu tellement de son activité qu'il ne pouvait plus déterminer d'accidents constitutionnels, de sorte que tout se bornait à une lésion locale. Malheureusement pour ce système, lorsque le pus du chancre détermine — en vertu de l'action irritante commune à toutes les productions purulentes (voir page 102) — une inflammation des organes génitaux, celle-ci apparaît avec les symptômes que nous avons déjà étudiés dans le chapitre Ier de ce livre, et n'a rien de commun avec ceux que nous exposerons bientôt et qui sont propres à la blennorrhagie spécifique; et cependant, dans ce cas, le pus n'est pas même *dégénéré*, puisqu'il provient d'un chancre en activité, et la blennorrhagie devrait être doublement spécifique!... mais il n'en est pas ainsi : les produits du chancre déterminent le chancre — ou, dans certaines conditions que nous exposerons plus tard, seulement une chaudepisse irritative simple et non spécifique.

D'autres, au contraire, ont supposé que le virus jouissait d'une telle activité, que l'inflammation était tellement vive, l'écoulement tellement abondant, que la pénétration était impossible et que tous les produits morbides étaient entraînés au dehors, sans que rien entrât dans le sang. Cette théorie ne supporte même pas le raisonnement, attendu qu'il arrive toujours un moment où cette activité, cette acuité, décroissent — même spontanément — et où l'imprégnation, la pénétration deviendrait inévitable pour le sujet lui-même, puisque l'écoulement est toujours contagieux au même degré que dans la période aiguë pour les autres personnes. Au reste, quoique, depuis près d'un siècle, on ait fait justice de cette hypothèse, on en retrouve encore des traces dans un préjugé populaire, qui consiste à croire qu'il faut *faire couler* pendant un certain temps pour éviter le passage de la maladie dans le sang. Si, parfois, on doit tempérer l'inflammation excessive à l'aide de moyens qui paraissent propres à faire ainsi *couler*, — ce n'est pas pour débarrasser l'économie d'un principe mauvais qui y serait entré et qui paraîtrait s'échapper avec le pus, qu'on administre des médicaments adoucissants, mais bien pour pouvoir ensuite appliquer, sans danger d'exaspérer une inflammation déjà trop intense les remèdes convenables contre l'essence même du mal, contre le principe spécifique.

« Regarder le produit pathologique d'une inflammation d'une muqueuse comme un moyen d'épuration, est une de ces erreurs qui dénote l'ignorance complète dans laquelle on se trouve de la nature des causes et des altérations des blennorrhagies. C'est contraire à la raison et au bon sens. Non, l'écoulement d'une uréthrite n'est pas un émonctoire d'un *prétendu* virus dont l'économie serait le réservoir, c'est tout simplement un symptôme de l'inflammation qui résulte de la perturbation jetée dans la fonction de la muqueuse dont la sécrétion est augmentée et pervertie, ou bien d'une exsudation nouvelle provoquée par l'acuité phlegmasique. L'écoulement dit blennorrhagique est à la muqueuse uréthrale, ce que l'expectoration, les crachats sont au rhume, à la fluxion de poitrine, ce que l'écoulement nasal est au rhume de cerveau. Dans ces diverses maladies, on regarderait comme un homme dépourvu de raison, celui qui viendrait conseiller de respecter l'expectoration pulmonaire et l'écoulement nasal, sous le prétexte que c'est un moyen d'épuration salutaire. N'est-on pas en droit d'en agir de même envers ceux qui conseillent la même chose à l'égard de l'écoulement des uréthrites? Ici encore, nous répéterons que l'on doit se hâter de tarir les écoulements des uréthrites, c'est le meilleur moyen d'éloigner tout accident et de s'assurer de la guérison de la maladie, sans avoir à redouter pour l'économie cette influence pernicieuse attribuée au *prétendu* virus blennorrhagique. » (Thiry, *Affections blennorrhagiques*, p. 290.)

M. Thiry attribue à un *virus*, qu'il nomme *granuleux*, la nature spécifique du mal. Cette expression est impropre, car, qui dit *virus* dit principe pénétrant et infectant tout le corps, et nous avons vu que cela n'avait jamais lieu pour la blennorrhagie. Que M. Thiry remplace le mot *virus* par celui de *principe* et nous serons à peu près d'accord. — Au reste, ce savant praticien, dans le paragraphe que nous reproduisons ci-dessus, paraît ne pas tenir beaucoup à ce mot, puisque deux fois il qualifie de « *prétendu virus blennorrhagique* » l'élément qui constitue la spécificité de la granulation.

M. Thiry définit la *granulation*, un élément anatomique morbide, sans analogue dans les tissus normaux du corps, se développant sur certaines muqueuses toutes les fois que celles-ci sont mises en contact avec les produits sécrétés par d'autres muqueuses atteintes d'une maladie semblable.

La granulation ne peut se produire spontanément; partout où on la trouve, on peut affirmer qu'il y a eu contamination par du pus provenant d'une muqueuse atteinte d'une inflammation granuleuse; d'un autre côté, le contact de ce pus détermine presque fatalement sur certaines muqueuses — comme celles de l'œil, du canal de l'urèthre, des organes génitaux de la femme, etc., — des inflammations avec production de granulations; les muqueuses affectées d'une inflammation granuleuse présentent, outre la rougeur et le gonflement, un aspect grenu finement chagriné, qui fait contraste avec les surfaces lisses, tendues, luisantes, des mêmes parties atteintes d'une inflammation simple.

Ainsi donc, la blennorrhagie granuleuse est une maladie déterminée par le contact d'un produit spécifique, auquel nous donnons le nom de *principe granuleux*, ne survenant jamais spontanément, et caractérisée par une inflammation plus ou moins vive, qui donne aux parties malades un aspect grenu tout spécial.

Nous savons bien qu'il est parfois impossible de constater la présence des granulations ; c'est une objection presque capitale à la théorie de M. Thiry ; mais sa manière de voir, son hypothèse, si l'on veut, donnent des faits une explication si plausible, si rationnelle ; les indications thérapeutiques s'en déduisent si logiquement ; les résultats pratiques en sont si constants, que, lors même que M. Thiry se tromperait sur la nature réelle du principe spécifique, il n'y aurait là qu'une erreur de mot, les faits resteraient les mêmes et, dans cet ouvrage exclusivement pratique, nous n'aurions pas à nous en préoccuper. M. Thiry appelle le principe *granuleux*, la lésion *granulation ;* acceptons ces deux mots comme l'expression de la nature spécifique de la blennorrhagie en question, lors même qu'ils ne seraient pas l'expression exacte de la nature réelle du mal ; cette restriction importante faite, nous entrons dans la description de la maladie, à laquelle nous donnons désormais les noms de *chaudepisse vraie* ou *blennorrhagie granuleuse* ou *spécifique* indistinctement.

Symptômes.

La blennorrhagie granuleuse débute toujours sur le point qui a été souillé par le pus granuleux. Tantôt, chez l'homme, ce sera le pourtour du méat urinaire, tantôt l'intérieur même du canal de l'urèthre, la fosse naviculaire, plus rarement la muqueuse du gland ou la rainure balano-préputiale, qui seront atteints d'abord. Chez la femme, c'est surtout vers l'orifice du vagin, aux caroncules myrtiformes, qu'on observe les premiers signes du mal. *Immédiatement après la contamination, le principe granuleux commence à exercer son action délétère;* sur la muqueuse oculaire on peut, au bout de six ou huit heures, distinguer déjà les effets de sa présence; sur les organes génitaux, dont la muqueuse est moins délicate, ce n'est guère qu'au bout de vingt ou trente heures, au plus tôt, qu'on peut percevoir, par un examen minutieux, les premiers signes de l'infection; généralement c'est du troisième au dixième jour que la maladie devient bien manifeste; quelquefois la période d'incubation paraît beaucoup plus longue; nous avons vu des malades lui attribuer une durée de vingt ou vingt-deux jours, mais cela tenait à un défaut d'observation de leur part, ou à une lenteur inaccoutumée dans la propagation du mal.

Le symptôme initial consiste toujours dans une rougeur plus ou moins étendue, selon que les parties ont été plus ou moins largement contaminées. Cette coloration, qui peut varier du rose vif au rouge sombre ou violacé, s'étend peu à peu, quelquefois avec une extrême lenteur, d'autres fois très-rapidement, sur les parties voisines ou contiguës, absolument comme fait une goutte d'huile sur du papier; la muqueuse revêt souvent en même temps un aspect grenu, pointillé, à saillies extrêmement menues, lequel est alors tout à fait caractéristique.

Avec le développement de la rougeur ou de la première granulation coïncide toujours un écoulement séro-purulent ou purulent, qui n'est pas, comme dans les autres variétés de blennorrhagie, précédé d'un suintement muqueux et filant; l'abondance de cet écoulement varie avec l'étendue des surfaces malades : *cet écoulement précède toujours la douleur.*

A la sensation de picotement, de démangeaison, de chaleur qui avait marqué le début de la maladie succèdent une sorte de pincement, puis

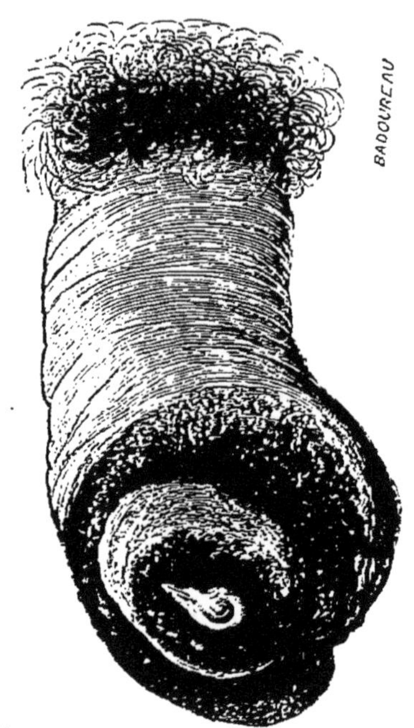

Figure 104.
Inflammation granuleuse du pourtour du méat et du prépuce.

une véritable douleur qui se manifestent surtout au contact de l'urine ou des vêtements.

Peu à peu, la maladie s'étend, elle continue à gagner de proche en proche; les organes en contact avec le pus voient leurs muqueuses envahies par l'inflammation; le prépuce contracte, aux points qui correspondent aux parties enflammées du gland, les symptômes inflammatoires granuleux, et il en résulte une balanoposthite spécifique (*fig.* 104).

Chez la femme, les grandes et les petites lèvres subissent le même sort; elles sont rouges, tuméfiées, grenues et d'une extrême sensibilité au toucher.

En même temps qu'elle s'étend à l'extérieur, la maladie gagne aussi en profondeur; le canal de l'urèthre voit toutes ses régions envahies successivement, — tant chez l'homme que chez la femme; — généralement, les douleurs causées par le passage de l'urine vont en augmentant et deviennent atroces; les malades disent ne pouvoir mieux les comparer qu'à celles que produirait le passage de lames de rasoir ou de rognures de fer blanc dans le canal; l'émission de l'urine est lente, gênée, difficile, à cause du boursouflement des parois de l'urèthre; *les douleurs cessent quand l'urine a été évacuée, ou du moins s'apaisent sensiblement peu de temps après;*

elles sont alors remplacées seulement par un sentiment de pesanteur ou par des élancements dont les malades sont plus ou moins incommodés : on a vu qu'il n'en est pas de même dans la *blennorrhagie rhumatismale*.

« La muqueuse granulée, d'un rouge amarante, ne laisse plus apercevoir le moindre vaisseau ; privée de son épithélium, elle saigne au moindre contact, ce qui fait, qu'au début, l'écoulement est sanguinolent. Le poli de cette muqueuse a disparu. La tuméfaction est considérable, elle ne se limite pas à la muqueuse, mais envahit encore le tissu cellulaire sous-jacent, qui présente ces nodosités que l'on constate si facilement dans les uréthrites granuleuses Ce gonflement inflammatoire dépasse encore le tissu cellulaire, il peut s'étendre jusqu'au tissu fibreux, jusqu'à la peau ; ce phénomène donne à la partie affectée un aspect singulier, qui rappelle la forme phlegmoneuse ; on comprend que dans un tel état l'affection granuleuse puisse présenter les complications les plus graves ; ainsi outre l'œdème et l'inflammation des paupières, des grandes lèvres, du prépuce, chose que nous observons journellement, il peut encore arriver des abcès et la gangrène. La tension est extrême ; les ganglions circonvoisins sont presque toujours engorgés ; de là ces adénites sympathiques du pli de l'aine, de la région préauriculaire, auxquelles on a attribué une valeur qu'elles ne pouvaient avoir, n'étant que la conséquence directe et légitime d'un excès d'inflammation ; ajoutez à cela que la matière de l'écoulement étant excessivement irritante, corrode les parties qu'elle lubréfie et vient de la sorte activer l'énergie inflammatoire, quand elle ne va pas au loin, par sa puissance contagieuse, propager le mal qui lui a donné naissance. » (Thiry, *loc. cit.*)

La fièvre, les troubles généraux, malaises, frissons, inappétence, manquent rarement de se montrer à cette période ; mais *ils ne précèdent jamais l'invasion de la maladie*, comme dans les variétés rhumatismale et inflammatoire.

L'écoulement augmente à mesure que l'inflammation gagne du terrain ; il est constitué par du pus mélangé de sang, ce qui lui donne une apparence jaunâtre, roussâtre ou verdâtre ; il tache fortement le linge, à qui il communique une coloration semblable.

« Les taches ne se détachent pas par le frottement comme celles qui résultent de l'écoulement d'une blennorrhagie simple, et ne s'enlèvent que difficilement par le lavage. La dessiccation ne fait pas perdre à cette matière sa propriété contagieuse, c'est ainsi que des lavandières ont pu être infectées de conjonctivites granuleuses en lavant le linge d'individus atteints de blennorrhagies virulentes. » (Thiry, *loc. cit.*)

Les érections sont d'abord fréquentes et pénibles, surtout la nuit ; elles deviennent souvent cordées par suite de l'extension de la maladie aux couches profondes de la muqueuse et aux corps spongieux; elles sont alors extrêmement douloureuses; *la prolongation de l'érection n'amène point un relâchement de la corde*, comme dans la blennorrhagie rhumatismale. Comme la chaudepisse cordée granuleuse n'entraîne point d'autres indications que la chaudepisse cordée inflammatoire simple, nous renvoyons le lecteur aux pages 141 et suivantes, où nous avons traité très-longuement de cette complication et des moyens qui doivent lui être opposés.

Les érections sont quelquefois suivies d'éjaculations; le sperme peut alors être coloré en rouge par la présence d'une petite quantité de sang, et même des hémorrhagies peuvent être la conséquence de cet accident. Au moment de l'éjaculation, les malades accusent, si la maladie occupe déjà la région prostatique, une vive souffrance, une sensation de déchirement dans cette région.

Souvent les douleurs s'étendent à des organes éloignés du siége de la maladie; la peau des bourses, du bas-ventre, du périnée, les aines, les hanches, la région de l'estomac peuvent devenir sensibles, douloureux, irritables.....

Chez la femme, le vagin, le col de l'utérus, — et peut-être même la cavité de celui-ci — sont atteints de la même façon; l'écoulement revêt les mêmes caractères que chez l'homme, mais il est encore plus abondant; si la femme ne se livre pas à des soins de propreté suffisants, les matières purulentes peuvent couler sur les cuisses et y déterminer des excoriations telles que la marche en soit entravée.

« On conçoit qu'avec un écoulement aussi contagieux et aussi irritant, ces blennorrhagies ne se limitent pas facilement; aussi chez l'homme l'uréthrite granuleuse est-elle presque toujours compliquée immédiatement de balano-posthite, de phimosis et de paraphimosis; chez la femme l'uréthrite se complique de vulvite, de vaginite, d'œdème des grandes lèvres, parfois même l'affection s'étend jusque dans les glandes vaginales, et jusqu'au col utérin. L'engorgement œdémateux des grandes lèvres peut être tel, que l'orifice vaginal en soit obstrué. » (Thiry, *loc. cit.*)

Arrivée à ce point, en un laps de temps qui peut varier de huit à quarante jours, la maladie abandonne sa voie de progrès, reste stationnaire pendant quelque temps, puis commence à décroître plus ou moins lentement. Ce qui annonce surtout cette décroissance, c'est la diminution de la douleur en urinant; les malades, d'instinct, redoutent moins les moments où il faut uriner; le jet est moins déformé, plus gros; les érections sont moins cordées, moins douloureuses, moins fréquentes; l'écoulement devient moins abondant, plus blanc, plus laiteux, plus fluide; si le malade ne fait pas d'imprudences, s'il ne se livre à aucun écart de régime, l'amélioration continue, et, au bout de quelque temps, il ne reste plus qu'un suintement blanchâtre peu abondant. Mais, au lieu de se résoudre complétement en huit ou quinze jours comme les blennorrhagies irritatives simples, la blennorrhagie granuleuse diminue mais ne guérit guère. En effet, le principe granuleux agit à la manière d'un corps irritant; la première impression qu'il fait, en *s'implantant* sur la muqueuse, détermine une certaine irritation. Peu à peu, la muqueuse s'habitue au contact de ce corps étranger, et elle subit moins fortement son influence : de là, la décroissance des symptômes; mais le principe granuleux n'en persiste pas moins, quoiqu'il ne trahisse plus sa présence que par un écoulement à peu près insignifiant, mais toujours purulent et spécifiquement contagieux. La maladie peut durer ainsi des mois et des années en l'absence de toute prédisposition chez l'individu.

« Si, par le fait de la diminution ou de la disparition des symptômes inflammatoires, le muco-pus perd de ses qualités irritantes, il n'en reste pas moins vrai qu'il conserve sa puissance contagieuse, et il la conserve jusqu'à ce que la dernière granulation ait disparu ; le seul changement que l'on pourra peut-être observer, c'est qu'il ne sera plus aussi actif ; néanmoins, que l'on ne s'y fie pas, et que l'on recommande toujours la continence la plus complète, jusqu'à ce que la guérison soit radicale.

« Nous avons vu des individus atteints d'uréthrite granuleuse chronique, produisant à peine une ou deux gouttes d'écoulement par jour, ne tenir aucun compte de nos conseils et se livrer à des rapprochements sexuels avec des femmes saines. Qu'arrivait-il ? — Ordinairement ces femmes étaient infectées soit d'uréthrite ou de blennorrhagie vaginale ou utérine, les individus qui les avaient infectées, quelques jours après, en venant nous raconter ce fâcheux résultat, nous annonçaient également que leurs uréthrites à peine sensibles antérieurement, étaient repassées à un état aigu tellement caractérisé, que parfois ils se croyaient victimes d'une nouvelle infection. » (Thiry, *loc. cit.*)

C'est de l'apparence de guérison amenée par l'amélioration des symptômes, — qui se bornent à un léger suintement, à une simple goutte le matin, — que ne manquent pas de se prévaloir, pour arguer de leur savoir-faire, les individus qui traitent empiriquement les chaudepisses ; ils ne savent pas ou ne disent pas que, *sans aucun traitement, abandonnée à elle-même, la maladie en vient toujours là : la chaudepisse passe naturellement à l'état chronique!* Tout le traitement est à recommencer, avec cette seule différence que la blennorrhagie chronique est beaucoup plus difficile à guérir que la blennorrhagie aiguë...

« Les blennorrhagies granuleuses chroniques, quel que soit leur siége, peuvent persister pendant des années : dans le canal de l'urèthre, elles déterminent ces *rétrécissements granuleux*, si difficiles à guérir, et qui peuvent occuper les différentes régions de ce canal, depuis la fosse naviculaire jusqu'à la région membraneuse et prostatique. Dernièrement, chez un de nos malades, nous avons constaté trois rétrécissements de l'espèce dans trois régions différentes du canal uréthral. — Ces rétrécissements ne peuvent se guérir par la simple dilatation, il faut tout d'abord en modifier la nature par un certain nombre de cautérisations. » (Thiry, *loc. cit.*)

Il ne faudrait pas inférer de ce qui précède que tous les malades atteints de blennorrhagie granuleuse doivent éprouver nécessairement toute la série des accidents que nous venons d'énumérer; il est loin d'en être ainsi; chez certaines personnes, la prédisposition inflammatoire est si peu intense, que la présence des granulations n'amène aucune réaction douloureuse et que l'écoulement purulent est le seul signe de la présence des granulations; entre cette forme extra-bénigne et celle que nous avons décrite, il y a des degrés infinis; c'est une question de tempérament, voilà tout.

Toutes les blennorrhagies granuleuses ne débutent point avec ce cortége effrayant de symptômes; nous avons dit que ces altérations pouvaient se développer lentement, sourdement, ne s'annoncer que par un écoulement purulent peu abondant et ne provoquer que très-tard les symptômes inflammatoires redoutables dont nous avons parlé; quelquefois même, avons-nous dit, les granulations qui sont le seul résultat spécifique du virus, conservent cet état primitif jusqu'à leur disparition; — cela se voit aussi dans l'ophthalmie granuleuse, mais nous devons ajouter que ce ne sont pas les cas les plus fréquents. (Thiry, *loc. cit.*)

En traitant des blennorrhagies diathésiques, nous avons dit que toutes les causes d'irritation portant sur les organes génitaux pouvaient mettre en jeu les diathèses préexistantes et encore cachées et devenir une cause d'écoulements des organes génitaux, d'inflammations douées du caractère propre à ces mêmes diathèses; il est donc évident qu'à la blennorrhagie spécifique ou granuleuse pourront se joindre les blennorrhagies dartreuse, rhumatismale, etc., amenées par l'irritation produite par les granulations; au début, l'inflammation granuleuse étant plus aiguë masquera les caractères des autres inflammations; mais plus tard celles-ci pourront prendre le dessus et donner lieu aux symptômes qui leur sont propres et que nous avons déjà étudiés : on a affaire à la fois à des maladies de nature différente. C'est à des exaspérations intermittentes, — revenant à des intervalles plus ou moins éloignés, — de ces manifestations diathésiques inflammatoires ou autres, survenant sous l'influence des causes spéciales capables de favoriser leur développement, qu'il faut presque toujours attribuer les récidives ou les recrudescences qu'on observe dans le cours de certaines blennorrhagies granuleuses; les granulations ont persisté, sans trahir leur présence autrement que par un léger écoulement : les diathèses viennent imprimer à la maladie les caractères qui leur sont propres. On comprend combien est importante la connaissance de ces faits lorsqu'il s'agit d'appliquer un traitement à la blennorrhagie. Si l'on n'oppose à l'inflammation granuleuse que le traitement destiné à détruire la granulation, et qu'il existe en même temps une manifestation d'une diathèse quelconque sur les organes génitaux, on détruira bien la granulation, mais la diathèse n'étant pas combattue persistera, et l'écoulement qu'elle produit, avec elle ; M. Thiry paraît à peu près de notre avis sur ce point :

« Sans admettre que les constitutions ni les diathèses préexistantes des individus affectés de ces blennorrhagies aient une action sur la nature toute spéciale de ces maladies, nature qui ressort tout entière du virus granuleux, nous devons cependant reconnaître qu'en raison de ces constitutions, de ces diathèses, les symptômes de ces blennorrhagies peuvent présenter certaines variations de forme et d'intensité, que leur marche et leur durée peuvent s'en ressentir, et qu'enfin en raison de cela elles peuvent exiger quelques modifications dans les agents thérapeutiques à leur opposer. »

La marche des blennorrhagies granuleuses est irrégulière, elle n'a rien de fixe; elle présente de nombreuses variétés en raison de l'intensité qu'elles revêtent, des influences irritantes qu'elles peuvent subir et des traitements qu'on leur applique.

Les blennorrhagies granuleuses ne se terminent par résolution qu'autant que la muqueuse granulée a subi une modification radicale, sans cela la résolution est impossible; ce phénomène vient encore affirmer la nature spéciale de ces affections. Lorsque cette modification n'a pas lieu, et que, conséquemment, la résolution est impossible, les granulations passent à l'état chronique et, enfin, deviennent fongueuses.

Quant à la durée des blennorrhagies granuleuses, la proposition suivante peut être considérée comme une règle générale : c'est que plus on tarde à les combattre efficacement et plus on s'éloigne de la période d'invasion, plus aussi on s'expose à les voir se perpétuer et devenir rebelles aux agents thérapeutiques. Il est peu de médecins qui n'aient eu l'occasion de donner leurs soins à des malades atteints d'uréthrites qui dataient de plusieurs mois, de plusieurs années, et qu'ils ne parvenaient pas à guérir... C'était, qu'on n'en doute pas, à des uréthrites granuleuses qu'on avait affaire.

Complications.

Toutes les complications que nous avons décrites à propos de la blennorrhagie inflammatoire peuvent survenir dans le cours d'une blennorrhagie spécifique, mais elles sont toujours dues à une propagation, à une extension de l'inflammation dont les granulations ont été le

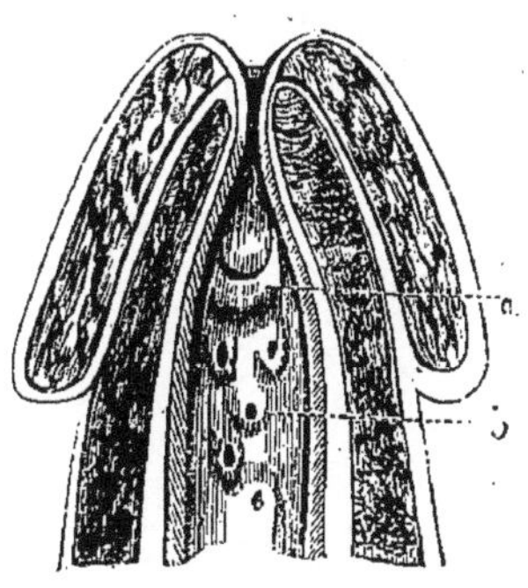

Figure 105.
a, *b*, Lacunes de Morgagni.

point de départ, et non à la présence réelle des granulations elles-mêmes, car *le principe granuleux semble ne pouvoir pénétrer ni dans les glandes, ni dans les conduits glandulaires;* les lacunes de Morgagni (*fig.* 105, *a*) et les glandes sous-uréthrales et les vulvo-vaginales paraissent seules faire exception à cette règle générale.

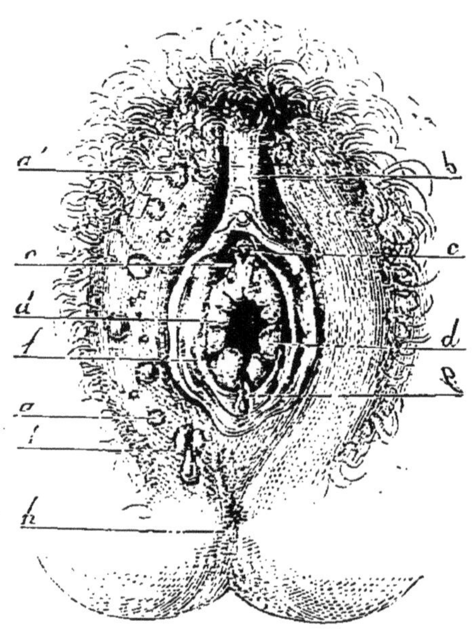

Figure 106.
e, Orifice de la glande sous-uréthrale droite.

« Chez l'homme, à la suite d'uréthrite granuleuse, il peut se produire comme complication des cystites plus ou moins intenses, des engorgements prostatiques, et enfin des engorgements testiculaires, des *orchites*. Ces orchites, qu'on ne l'oublie pas, ne présentent rien de particulier, la virulence de la maladie qui a provoqué leur développement n'a aucune influence sur elles, elles se trouvent ici dans les mêmes conditions pathologiques que lorsqu'elles sont la conséquence d'une uréthrite simple; le même mécanisme préside à leur formation, il n'y a rien de plus, il n'y a rien de moins, et elles ne réclament pas d'autre traitement. » (Thiry, *loc. cit.*)

Ainsi l'orchite, l'inflammation des vésicules séminales, des glandes de Cowper, de la prostate, des glandules vaginales, etc., qui surviennent dans le cours d'une blennorrhagie granuleuse sont toujours de nature purement inflammatoire, n'ont rien de spécifique, ne sont nullement granuleuses; bien plus, quand on les voit survenir, on peut affirmer que le sujet avait une des prédispositions diathésiques inflammatoire, dartreuse, rhumatismale, etc., et ce fait sera d'une grande utilité pour diriger le traitement. Dès lors, comme ces complications n'entraînent pas un traitement spécifique — *à part l'ophthalmie dont il sera bientôt question* — nous ne nous y arrêterons pas plus longtemps, et nous renverrons nos lecteurs à ce que nous avons dit, de la page 112 à la page 224 de cet ouvrage, des complications de la blennorrhagie inflammatoire diathésique.

Diagnostic et Traitement.

« Ceux qui prétendent que toutes les gonorrhées proviennent originairement de la même cause, et doivent conséquemment être toutes traitées de la même manière, et qui ordonnent à tous leurs malades blennorrhagiques le même régime et les mêmes remèdes, montrent que leurs connaissances pratiques sont très bornées, ou que conduits par un vil intérêt ils ne désirent que gagner de l'argent avec le moins de peine possible, tandis qu'un médecin honnête et éclairé se fera toujours un devoir, non-seulement de guérir le malade, mais de le guérir de la manière la plus sûre, la plus aisée et la plus prompte. »

(SWÉDIAUR, *Mal. syphil.*, t. I, p. 110.)

Peu de maladies ont subi autant de médications que la blennorrhagie ; c'est à peine si l'on peut s'y reconnaître. Chacun avait son traitement, ses moyens particuliers ; les uns donnaient les médicaments réputés antiblennorrhagiques, sous l'influence d'une sorte de routine, d'habitude, parce qu'ils avaient vu ou entendu dire que, dans certains cas, ces médicaments avaient réussi ; parfois ces remèdes se trouvaient, par hasard, appropriés à la variété de blennorrhagie que l'on voulait guérir et on la guérissait, et la confiance dans les moyens dont on s'était servi augmentait encore : quant aux cas où ils avaient été infructueux, ils étaient bientôt sortis de la mémoire, ou bien si on en avait gardé un vague souvenir, on n'en profitait que pour user d'un peu de modération dans les promesses qu'on faisait aux malades. — Les autres, agissant en vertu d'idées théoriques, arrivaient au même résultat; ils retenaient les observations favorables à leur manière de voir, mettaient de côté les cas nombreux d'insuccès et les oubliaient réellement; — je parle des hommes honnêtes et convaincus, — tant est grande la puissance de la conviction chez certains esprits.

A quoi tiennent donc cette confusion, ce chaos, dans le traitement de la blennorrhagie? A l'empirisme, à la négligence des causes du mal, à l'administration inconsciente des médicaments! — Nous l'avons répété bien des fois : les blennorrhagies dépendent de causes de natures très-diverses; elles ne doivent conséquemment pas être traitées de la même manière les unes que les autres, ni par les mêmes remèdes, ni par le même régime; dès lors, quand on se trouvera en présence d'une blennorrhagie, on s'enquerra avec soin de ses causes, de sa provenance, de son origine, des symptômes qui ont précédé le moment de l'examen; on s'informera des habitudes, du régime du malade; on l'interrogera sur ses maladies antérieures; et, de cet examen, ressortira pour le médecin habile la connaissance exacte de la nature de la maladie; on n'appliquera plus à l'écoulement symptomatique d'un rhumatisme des organes génitaux le traitement de la blennorrhagie gagnée dans un coït infectant; on aura un guide sûr dans le choix des moyens thérapeutiques; à chaque espèce de blennorrhagie, que l'on saura reconnaître, on appliquera le remède convenable, suivant sa nature, son intensité, ses symptômes, etc., — et la blennorrhagie ne sera plus regardée comme un des écueils de la pratique médicale, comme « *l'opprobre de l'art*, » suivant l'expression de Lagneau.

Cette dernière ligne doit surprendre beaucoup le lecteur... Quoi! la chaudepisse est une maladie difficile à guérir!... Mais le moindre herboriste, mais tel pharmacien a, à ma connaissance, guéri monsieur un tel...

Voulez-vous savoir ce qu'en pensent les auteurs qui ont écrit sur ce sujet — et leur opinion va modifier considérablement la vôtre :

La blennorrhagie uréthrale est, de toutes, la plus à redouter, car, outre les difficultés que l'on éprouve à l'éteindre complétement elle peut s'accompagner de graves complications... (M. Robert, *Mal. vén.*, p. 90.)

Abandonnée à elle-même ou traitée méthodiquement, la blennorrhagie se termine rarement par la résolution franche ; elle a une grande tendance à passer à l'état chronique. (Id.)

La persistance de l'écoulement, la résistance opiniâtre qu'il oppose à tous les moyens thérapeutiques découragent profondément les malades. (Id., *Mal. vén.*, p. 135.)

Les écoulements résistent dans certains cas à tous les moyens que nous avons énumérés. (Id., *Mal. vén.*, p. 154.)

Relativement à la durée de l'uréthrite, le médecin soucieux de sa réputation doit être très-circonspect dans le pronostic qu'il peut être appelé à porter. Qu'il ait toujours présent à l'esprit cette maxime, dont tant de gens ont constaté la vérité à leurs dépens : « *Une chaudepisse commence, qui peut dire quand elle finira !* » (Langlebert, *Mal. vén.*, p. 37.)

Dans certains cas, quels que soient les moyens employés, avec quelque discernement qu'on les ait mis en usage, la maladie (blennorrhagie) passera à l'état chronique, et c'est alors que le traitement deviendra long, embarrassant, ennuyeux pour le malade et le médecin. (Maisonneuve, *Mal. vén.*, p. 70.)

La blennorrhagie est une des maladies qui se présentent le plus fréquemment à l'observation des médecins ; sa guérison n'est pas toujours facile à obtenir ; l'on voit, en effet, des malades qui conservent leurs écoulements pendant plusieurs mois, tout en ayant suivi, pour s'en débarrasser, les traitements les plus rationnels. La persistance de ces écoulements est très-fâcheuse, car elle devient une des causes les plus actives de ces rétrécissements opiniâtres de l'urèthre, dont le traitement long et pénible fait le désespoir des malades et des chirurgiens. (Cazalis, *Traité de la blennorrhagie*, p. 5.)

La blennorrhagie était réputée une des affections vénériennes les plus difficiles à guérir; telle était l'opinion générale parmi les praticiens, et le grand nombre de moyens proposés chaque jour pour ajouter à son traitement, et la fréquence des lésions organiques signalées comme la conséquence du travail morbide dont l'écoulement blennorrhagique est le symptôme, sont là pour témoigner combien cette opinion était fondée. (Debeney, *Gaz. méd.*, janvier 1866.)

La blennorrhée n'étant pas une maladie absolument grave, mais seulement importune, et dont le traitement est d'une désespérante longueur, la plupart d'entre nous, après avoir plus ou moins inutilement employé tous les moyens généralement usités, le *copahu* et le *cubèbe*, qui sont presque complétement inutiles; les *injections*, qui ne réussissent à peu près dans aucun cas; les mercuriaux et l'iodure de potassium, qui sont encore moins efficaces que le copahu et le cubèbe; les *toniques*, qui n'ont quelque utilité que dans des cas bien déterminés, etc., la plupart d'entre nous, dis-je, renvoient alors les malades; mais au préalable ils croient leur devoir un beau discours, où ils démontrent que leur mal est sans gravité et qu'ils peuvent le garder impunément toute leur vie; discours qui n'a, et il le mérite bien, que tout juste le succès de celui du maître d'école de la fable, et s'attire, au moins dans le cœur du malade, identiquement la même réponse. Aussi, en sortant de chez ce médecin, le patient en va-t-il trouver un autre, qui recommence le même traitement et obtient exactement le même résultat, terminé par le même discours. (Montanier, *Gaz. des hôpit.*, 1863.)

La blennorrhagie uréthrale est une maladie grave, moins

grave que la syphilis, mais beaucoup plus que le chancre simple. (Rollet, *Mal. vén.*, p. 267.)

Une blennorrhagie très-aiguë est, par elle-même, une maladie sérieuse. On peut en dire autant, à plus forte raison, de la blennorrhagie chronique. (Rollet, *Mal. vén.*, p. 267.)

En général, après la blennorrhagie vient une blennorrhée qui s'éternise, qui résiste souvent aux traitements les mieux dirigés... (Vidal, *Mal. vén.*, p. 108.)

La blennorrhagie, *en dépit des remèdes* et des précautions, se maintient généralement longtemps : dans nos climats, l'uréthrite à courte évolution est chose exceptionnelle. (Bertherand, *Mal. vén.*, p. 82.)

Quelle que soit la méthode à laquelle on a eu recours dans le traitement de l'inflammation vénérienne, soit qn'on ait employé les injections, soit qu'on ait fait usage de médicaments internes (mercuriaux, purgatifs ou astringents), il arrive souvent que la sécrétion du pus persiste. (Hunter — Ricord, *Mal. vén.*, p. 180.)

Si la blennorrhagie a résisté à tous ces agents thérapeutiques, il en est un, la cautérisation directe, qui en triomphe assez souvent. (Cullerier, *Affect. blenn.*, p. 78.)

On rencontre quelquefois des blennorrhées qui résistent à toutes les médications que nous avons passées en revue. (Cullerier, *Affect. blenn.*, p. 79.)

On n'accorde généralement pas assez d'attention à la blennorrhagie. Les accidents fâcheux dont on la voit suivie chaque jour, devraient cependant bien dessiller les yeux des médecins, amis de la vérité et de leurs semblables, et leur faire abandonner tout esprit de système dans le traitement de cette maladie, qu'il est beaucoup plus difficile de guérir qu'on ne le pense communément. Toutefois, je ne dirai pas avec nombre de praticiens très-recommandables d'ailleurs, et qui ont été frappés de cette difficulté, que *la gonorrhée est l'opprobre de l'art*. J'avancerai, au contraire, qu'elle peut concourir à sa gloire, lorsqu'une pratique raisonnée et dégagée de toute routine préside à son traitement. (Lagneau, *Mal. syphil.*, t. Ier, p. 150.)

Lorsqu'un écoulement vient de la prostate ou des environs, on peut, en général, le regarder comme presque incurable. (Lagneau, *Mal. syphil.*, t. Ier, p. 151.)

Quand on voit des hommes d'un mérite aussi réel que Melchior Robert, Ricord, Lagneau, Langlebert, etc., regarder la blennorrhagie comme une maladie souvent difficile à guérir, parfois incurable, on est bien forcé de reconnaître que ces Messieurs font fausse route, que si la blennorrhagie était toujours *une*, toujours identique à un type donné, toujours d'une nature unique et déterminée, on arriverait toujours, par les mêmes remèdes qui auraient réussi une fois, à guérir tous les cas qui se présenteraient. Or il n'en est pas ainsi, donc toutes les blennorrhagies ne sont pas de même nature et exigent des traitements différents.

Afin de faciliter le diagnostic des diverses variétés de blennorrhagies, quoique nous nous soyons longuement étendu sur ce point, nous avons cru devoir mettre sous les yeux dans un tableau parlant, pour ainsi dire, les caractères propres à chacune de ces variétés, de sorte qu'un simple regard suffira pour faire connaître à l'homme le moins exercé la nature du mal.

TABLEAU INDICATIF DES CARACTÈRES SPÉ

	BLENNORRHAGIE IRRITATIVE SIMPLE (ÉCHAUFFEMENT).	BLENNORRHAGIE PHLEGMONEUSE OU INFLAMMATOIRE RÉELLE	BLENNORRHA RHUMATISMAL
Causes.	Pas de prédisposition nécessaire. Irritations produites par des corps étrangers, des injections caustiques; excitations trop vives des organes génitaux; excès de coït; manœuvres opératoires, etc.	Prédisposition indispensable. Causes très-variables: refroidissement; ingestion de certains aliments et de certaines boissons, etc.	Prédisposition rhumatisme Causes diverse froidissement bru manœuvres opé res; émotions r les, etc.
Epoque de l'invasion.	L'échauffement commence aussitôt que la cause a été mise en jeu: au bout de quelques heures la maladie est bien établie, dans tous les cas.	Début dans les vingt-quatre heures qui suivent l'application de la cause.	Invasion à des ques indéterm souvent à la d'autres mani tions rhumatisr
Symptômes initiaux.	Changement de couleur des parties atteintes; écoulement séreux ou visqueux, puis laiteux, et, plus tard, purulent, si la cause jouit d'une action irritative ou caustique intense.	Souvent fièvre, frisson, courbature; douleur dans une région quelconque du canal, souvent la prostate, et précédant toujours l'écoulement; écoulement d'abord muqueux, puis purulent.	Fièvre, fris gonflement con rable, douleur, geur étendue: — écoulement sé séro-sanguinolen même purulent.
Durée.	Variable de trois jours à trois semaines.	Illimitée. Recrudescences ou récidives fréquentes.	De six à dix jc passage à l'état c nique très-rare.
Terminaison.	Guérison franche, en l'absence de toute prédisposition diathésique.	Tendance à passer à l'état chronique.	Presque toujou maladie aband brusquement les ganes génitaux se porter sur d'au régions.

CHAQUE VARIÉTÉ DE BLENNORRHAGIES

BLENNORRHAGIE SCROFULEUSE.	BLENNORRHAGIE DARTREUSE.	BLENNORRHAGIE GRANULEUSE OU VÉRITABLE CHAUDEPISSE
Prédisposition scrofuleuse. Causes souvent inappréciables.	Prédisposition dartreuse. Répercussion de dartres. Causes souvent inappréciables.	Contagion nécessaire.
Non fixée. Accidents scrofuleux antérieurs.	Non fixée. Accidents dartreux antérieurs sur d'autres régions.	La maladie commence réellement aussitôt après le contact du pus granuleux; au bout de quelques heures, le médecin attentif peut quelquefois constater des points rouges, grenus aux endroits contaminés; mais la maladie n'est généralement visible pour l'observateur, n'est bien établie, qu'après un laps de temps variabled e deux à quinze jours.
Rougeur violacée; écoulement purulent abondant. Peu de douleur.	Ecoulement peu abondant, séreux ou séro-sanguinolent; peu de douleur. Rougeur souvent ponctuée ou disposée par plaques. Eruption de boutons.	Granulations et écoulement purulent, augmentant d'abondance à mesure que la maladie gagne de l'étendue; fièvre et accidents généraux consécutifs et en rapport avec l'intensité de l'inflammation déterminée par les granulations.
Illimitée.	Illimitée.	Illimitée.
La maladie est essentiellement chronique.	Presque toujours chronique.	Passage à l'état chronique; écoulement toujours purulent et spécifiquement contagieux.

La nature intime du mal étant bien déterminée, la spécialité de la blennorrhagie bien établie, arrivons au traitement.

Le traitement varie selon l'intensité des phénomènes inflammatoires et l'époque de la maladie; mais il comprend toujours deux ordres de moyens, les uns destinés à modifier l'état spécifique de la muqueuse, les autres à combattre l'inflammation concomitante.

1° *Forme bénigne ou sub-aiguë.*

Si l'on se rappelle la description que nous avons donnée de la blennorrhagie granuleuse, on sait que la réaction inflammatoire peut être plus ou moins vive et même faire défaut; tout à fait au début, les granulations ne déterminent guère qu'un léger picotement; — chez certaines personnes la maladie peut envahir une grande étendue des organes, sans témoigner de sa présence autrement que par un écoulement sans douleur.

Quelle est la règle à suivre dans ce cas?... Modifier l'état granuleux de la muqueuse, détruire ce produit anormal, substituer une brûlure simple à une maladie de mauvaise nature : telle est l'indication à remplir. Voyons comment on y parviendra.

Nous avons fait connaître les propriétés éminemment contagieuses du pus granuleux ; nous avons montré les tendances envahissantes de l'élément spécifique, il est donc important de détruire d'une manière complète, absolue, jusqu'au moindre germe de la maladie, jusqu'à la dernière granulation. C'est des manœuvres imparfaites, d'une cautérisation inexacte, que viennent les insuccès, en dehors de toute complication due à une prédisposition individuelle.

On peut se servir comme caustique d'une des préparations suivantes :

SOLUTIONS CAUSTIQUES OU MODIFICATRICES.

1re formule.

℞	Azotate d'argent crist.	1 gr.
	Eau distillée.	30 gr.
	M. F. S. A.	

Cette préparation est d'un emploi assez facile ; elle n'exige pas de grandes précautions, mais les douleurs qu'elle détermine durent quelquefois jusqu'à dix-huit et même vingt-quatre heures et sont souvent atroces ; une ou deux injections suffisent généralement.

2e formule.

℞ Alcoolé de Guaco de M. Pascal. 60 gr.
Perchlorure de fer sec . . . . . 1 gr.
M. F. S. A.

Il est souvent nécessaire de réitérer cette injection trois ou quatre fois à deux jours d'intervalle : elle est modérément douloureuse.

3e formule.

℞ Alcoolé de Guaco. . . . . 100 gr.
Acide chlorhydrique . . . . . . 5 gr.
M. F. S. A.

4e formule.

℞ Acide phénique. . . . . 2 gr.
Alcool à 36°. . . . . 30 gr.
M. F. S. A.

Ces deux dernières préparations ne doivent être employées que par le médecin.

Quand la maladie est encore bornée à la fosse naviculaire ou lorsqu'elle siège sur le gland, le prépuce, chez l'homme, — sur les grandes et les petites lèvres, les parois du vagin, le col utérin, le canal de l'urèthre de la femme, il suffit de badigeonner les parties malades avec un pinceau de blaireau, imbibé d'une de ces préparations pour obtenir le résultat désiré; lorsque ces parties sont découvertes naturellement, ou lorsqu'elles sont accessibles à l'aide du spéculum, rien de plus facile; mais dans les cavités urèthrale ou utérine, il faut faire pénétrer le pinceau en exerçant un mouvement de rotation qui facilite son introduction. Un précepte qu'il ne faut jamais oublier, c'est qu'il vaut toujours mieux cautériser trop largement que trop peu; il ne faut jamais craindre d'empiéter sur les parties saines; c'est pour avoir négligé cette recommandation que souvent on n'est pas arrivé au but auquel on voulait atteindre...

Lorsque la maladie a envahi une certaine étendue du canal de l'urèthre, — plus de 2 à 3 centimètres, — il faut en venir aux injections.

Nous avons l'habitude, quand nous pratiquons ces sortes d'injections caustiques, d'introduire, au préalable, dans la vessie, — à l'aide d'une très-petite sonde en gomme, et d'une grosse seringue, — autant d'eau que cet organe en peut contenir. Ce procédé, qui a été imaginé par nous, offre les deux avantages suivants :

1° Si le liquide caustique pénètre dans la vessie, il vient se diluer, se perdre dans la masse de liquide que celle-ci contient, et ne possède plus de propriétés dangereuses : il ne peut plus cautériser les parois de cet organe, accident arrivé plus fréquemment qu'on ne pense et qui a déterminé souvent des désordres graves.

2° Immédiatement après l'injection, lorsque celle-ci a agi suffisamment, le malade urine, rend le liquide introduit dans la vessie ; celui-ci balaie le canal, entraîne le caustique encore adhérent aux parois de l'urèthre et, par là, permet de limiter exactement l'action modificatrice du médicament.

Ce n'est que depuis que nous avons eu l'idée de remplir ainsi la vessie, qu'on peut, pour ainsi dire, doser exactement l'action des caustiques sur les parties profondes du canal de l'urèthre ; les chirurgiens qui ne connaissent pas ce moyen agissent en aveugles et ne peuvent savoir quand s'arrêtera l'action d'une injection caustique qui reste dans le canal.

Aussitôt après l'injection le malade ressent

une sensation de douleur, de brûlure plus ou moins vive; les parties atteintes par le caustique ont pris une teinte blanchâtre ou grisâtre; au bout de quelques minutes le méat est rouge, tuméfié, ses lèvres sont écartées, luisantes; la douleur persiste pendant quelques minutes, rarement pendant quelques heures; lorsque l'inflammation présentait une moyenne intensité, le malade souffre moins après l'injection qu'auparavant; il ne ressent plus au même degré ces picotements, ces élancements, qui sont un des attributs de la blennorrhagie granuleuse; — un écoulement aqueux, séreux, séro-sanguinolent se produit bientôt et devient rapidement très-abondant; il tache le linge de grandes macules roussâtres; si l'injection a été bien faite, si la blennorrhagie était réellement spécifique, *s'il n'y avait pas chez le malade de prédisposition diathésique latente*, tout peut s'arrêter là; alors l'écoulement diminue très-vite et en une quinzaine de jours tout est terminé; mais généralement l'état séreux de l'écoulement continue jusqu'à ce que la muqueuse dépouillée de son épithélium par la cautérisation sécrète un véritable pus; *la maladie est alors constituée par une irritation simple* et réclame le traitement que nous avons formulé, p. 47 et 48 de ce livre : à une blennorrhagie spécifique on a substitué une blennorrhagie traumatique très-facile à guérir.

Lorsque la chaudepisse a pénétré dans les glandes sous-uréthrales ou dans les vulvo-vaginales, on y porte le caustique à l'aide de la petite seringue représentée p. 239 ; lorsqu'elle occupe la cavité utérine on la combat à l'aide des *crayons utérins* (p. 275) dont l'emploi doit être continué pendant un temps assez long.

Si le malade offre quelques prédispositions aux inflammations, la cautérisation détermine l'élément inflammatoire — *qui couvait encore dans le sang,* — à se porter sur les organes irrités, lésés, et à la blennorrhagie granuleuse succédera une blennorrhagie catarrhale ou phlegmoneuse, qui exigera les traitements propres à celle-ci. (*Voir* p. 66 et suivantes.)

Il en sera de même des diathèses herpétique, scrofuleuse, etc., qui profiteront de l'occasion fournie par la lésion chirurgicale ou modificatrice pour se porter sur les organes malades : on reconnaîtra ces concomitances, ces coïncidences à leurs caractères spéciaux, et on leur opposera les traitements qui conviennent à leur genre de spécialité.

2° *Forme aiguë.*

Nous avons supposé jusqu'à présent que la réaction était peu intense, les symptômes inflammatoires peu marqués, et nous avons établi comment il faut agir dans ces cas.

Lorsque l'inflammation est portée à un haut degré, nous ne conseillons jamais la cautérisation immédiate; nous faisons, avant de pratiquer l'injection modificatrice, tomber les symptômes de cet état suraigu à l'aide des préparations et des moyens dont nous avons donné les formules : tisane adoucissante ou sédative (p. 48); grands bains, solution ou pilules anaphrodisiaques (p. 66), etc.

Lorsque, sous l'influence de ces moyens, l'inflammation sera tombée, on pratiquera les injections caustiques, comme nous les avons décrites; on reprendra de nouveau le régime adoucissant; mais, comme il y a là une prédisposition inflammatoire manifeste, puisque les granulations avaient déterminé primitivement une vive réaction, on sera obligé de faire suivre au malade le traitement de la blennorrhagie catarrhale, tel qu'il a été exposé pages 66 et suivantes : copahu, cubèbe, etc.

Au reste, quelques exemples montreront mieux la marche à suivre que tous les préceptes généraux.

PREMIÈRE OBSERVATION (1).

Blennorrhagie granuleuse bénigne; cautérisation, guérison en six jours de traitement.

C., maître d'études, n'avait jamais eu de relations avec une femme avant le 10 avril. — Le 16, il constate un écoulement purulent par le canal ; le méat est rouge, enflammé ; la muqueuse du canal présente des granulations manifestes ; léger picotement en urinant et seulement à l'extrémité de la verge ; je pratique une cautérisation avec un pinceau imbibé de la solution n° 3 que j'introduis à un centimètre seulement de l'ouverture du canal. *Je prescris : prendre deux litres de tisane sédative* (p. 48).

Le 18, écoulement séro-sanguinolent ; — *même prescription* ainsi que le 19.

Le 20, écoulement tout à fait aqueux et presque nul, *continuer la tisane.* Le 22, guérison définitive.

DEUXIÈME OBSERVATION.

Blennorrhagie granuleuse; prédisposition inflamma-

(1) Les formules des injections ou solutions caustiques ou modificatrices 1, 2, 3, 4 se trouvent p. 373 et 374.

toire ; cautérisation unique ; phlegmon péri-uréthral ; anti-blennorrhagiques : guérison en treize jours de traitement.

M. X..., d'un tempérament très-sanguin, marié, n'a jamais eu de maladies vénériennes. — Au mois de mai, ses affaires l'appellent en Hollande ; après de copieuses libations, M. X... a la faiblesse de se laisser entraîner par des amis... ceci se passait le 17 mai.

Le lendemain, picotements à l'extrémité du canal ; rougeur et gonflement du méat.

Le 19, écoulement purulent mais en très-petite quantité ; petites taches jaunes-verdâtres sur le linge ; très-légère douleur en urinant.

Jusqu'au 28, la maladie gagne un peu en profondeur ; ce jour-là, M. X..., revenu exprès à Paris, accourt à mon cabinet. L'écoulement est très-abondant ; le canal présente une certaine sensibilité, jusqu'à deux centimètres en arrière du méat urinaire ; la miction est facile, peu douloureuse ; en entrouvrant les lèvres du canal, on constate une coloration violacée de la muqueuse et un état granuleux très-marqué. En l'absence de tous phénomènes inflammatoires, et vu le peu de profondeur du mal, j'introduis dans le canal un pinceau de blaireau imbibé de la solution n° 3 et, par un mouvement rapide de rotation, je le fais pénétrer à cinq ou six centimètres de profondeur...

Je prescris : *deux litres de tisane sédative* (p. 48), *grand bain.*

Le lendemain, écoulement séro-sanguinolent très-abondant ; douleur vive en urinant : *mêmes prescriptions.*

Le 30, l'écoulement est toujours abondant, les douleurs moins vives : — *mêmes moyens.*

Le 2 juin, il s'est formé un abcès péri-uréthral dans la rainure balano-préputiale ; cet abcès, qui ne paraît pas plus gros qu'un noyau de cerise, livre passage, après l'incision, à près d'une cuillerée à café de pus ! *mêmes prescriptions.*

Le 4 juin, la douleur a beaucoup diminué ; l'écoulement purulent continue. Comme il y a chez cet homme un état pléthorique, une prédisposition inflammatoire manifeste, je prescris : *Continuer les moyens précédents et prendre chaque jour* 10 *capsules de copahu au goudron n°* 2 (p. 76).

Le 6 et le 8 juin, amélioration : *porter graduellement la dose des capsules à quinze par jour ; prendre six injections par jour avec le mélange formule n°* 1, p. 96 ; *et le mélange n°* 2, p. 97, *de la manière indiquée.*

Le 10 juin, l'écoulement a disparu : *Continuer les capsules pendant* 8 *jours, en en diminuant graduellement la dose ; continuer les injections.*

Le 18 juin, la guérison s'était maintenue... on cesse tout traitement.

TROISIÈME OBSERVATION.

Blennorrhagie granuleuse datant de 9 *mois ; cautérisation unique ; guérison.*

Bar..., 25 ans, n'a jamais été atteint de maladies vénériennes. Le 3 août 1865, rapports sexuels suspects ; le 10, écoulement purulent, légers picotements à l'extrémité du canal; les jours suivants, l'écoulement augmente, une douleur vive se fait ressentir et gagne le fond du canal; les érections deviennent cordées. Bar... va à la consultation de l'hospice du midi : pendant 3 mois il prend des tisanes, de la potion de Chopart, des capsules de copahu, des prises de cubèbe, des injections astringentes de toutes sortes, etc.; —sous l'influence de ces moyens, la douleur cesse, l'écoulement diminue en quantité, mais reste toujours purulent : chaque matin, Bar... exprime une grosse goutte de pus de l'extrémité du canal.

Le 15 juin 1866, Bar... vient à ma consultation. Je constate un écoulement purulent assez considérable, la rainure balano-préputiale est rouge, enflammée et présente de nombreuses végétations ou plutôt des granulations très-développées; l'intérieur du canal offre une teinte violacée très-intense.

Je badigeonne le gland et le prépuce avec le caustique formule n° 4.

Je pratique une injection modificatrice (formule n° 3) après avoir rempli la vessie d'eau tiède; je laisse agir le caustique pendant deux minutes et fais uriner le malade. — *Je prescris : tisane sédative* (p. 48), *grand bain.*

Le 16, écoulement séro-sanguinolent : *mêmes prescriptions.*

Le 18, écoulement considérable de pus; douleurs vives en urinant : *mêmes prescriptions.*

Le 20 et le 21, l'écoulement diminue; la douleur commence à s'apaiser; nouveau badigeonnage de la rainure balano-préputiale : *mêmes prescriptions.*

Le 23, l'écoulement a presque disparu : *Injections d'eau blanche.*

Le 25, l'écoulement paraît complétement tari : *continuer les injections.*

Le 28, la guérison se maintient.

QUATRIÈME OBSERVATION.

Blennorrhagie granuleuse; constitution dartreuse; cautérisation unique, médication antidartreuse; guérison en un mois.

M. C., voyageur de commerce, a été atteint à diverses reprises d'éruptions dartreuses (eczéma, impétigo) et d'écoulements herpétiques. Depuis le mois de mars 1863, M. C... n'avait pas vu reparaître d'accidents de ce genre. En 1864, chancre du canal qui ronge le méat et détermine un hypospadias : pas de mercure, pas d'accidents secondaires.

Le 15 mai 1866, M. C... se présente à ma consultation et me raconte qu'étant de passage à Lyon, il s'est livré à des excès de coït... que deux jours après il a constaté un gonflement ganglionnaire dans l'aine droite; que cela ne l'a pas empêché de se livrer à de nouveaux excès le lendemain. Ceci se passait le 18 mai. Pendant 15 jours le bubon a continué à croître : M. C... n'a rien observé du côté du canal, vers lequel il n'a pas, du reste, porté son attention.

Lorsqu'il vient me voir, j'examine la verge pour me rendre compte de l'origine du bubon et je trouve, — à la grande surprise de M. C..., — un écoulement purulent assez abondant, la muqueuse du canal d'un rouge violacé et à surface très-manifestement granuleuse : le bubon est énorme mais peu sensible.

Je diagnostique : blennorrhagie granuleuse et adénite symptomatique.

Je pratique — après injection d'eau dans la vessie — une injection modificatrice formule n° 3, que je fais parvenir jusqu'à la racine des bourses ; je badigeonne avec le plus grand soin le prépuce et le gland et *je prescris tisane sédative* (p. 48), *grand bain.*

Pendant 8 jours, l'inflammation causée par le caustique suit sa marche ordinaire, puis commence à décroître ; *continuation des mêmes moyens.*

A partir de ce moment, *je prescris l'élixir ammoniacal antidartreux* (voir mon Traité des maladies de la peau) *et des injections soufrées* (p. 326) ; sous l'influence de ces moyens, de l'eau de goudron pour toute boisson, l'écoulement diminue graduellement et le 10 juin tout est terminé.

Le ganglion engorgé a été, pendant tout ce temps, traité par les badigeonnages à la teinture d'iode, et le gonflement a notablement diminué : on continuera le même moyen.

CINQUIÈME OBSERVATION

Blennorrhagie granuleuse intense ; traitement antiphlogistique ; deux cautérisations ; guérison en 25 jours.

M. L..., capitaine de vaisseau, contracte à Dieppe, le 12 mai, une chaudepisse granuleuse qui se déclare 5 jours après le coït; négligée, la maladie acquiert bientôt une intensité extrême; le 20, écoulement jaune-verdâtre d'une très-grande abondance, érections cordées, douleurs atroces en urinant; balano-posthite avec gonflement considérable; lymphite dorsale. Prescription : *tisane sédative* (p. 48); *solution anaphrodisiaque* (p. 66), *grands bains de deux heures matin et soir; envelopper la verge dans des cataplasmes de farine de lin; onction avec de la pommade belladonnée* (p. 144) *sur le dos de la verge; diète absolue*. Jusqu'au 26, *on continue ce traitement*; sous son influence les symptômes s'apaisent à tel point que, le 27, je puis pratiquer une injection modificatrice, formule n° 3.

Les jours suivants, vive réaction inflammatoire; écoulement purulent : prescription comme précédemment.

Le 30, écoulement moindre, mais toujours purulent, état granuleux des muqueuses : *nouvelle cautérisation, même médication adoucissante.*

Le 31, écoulement séro-sanguinolent, roussâtre, très-abondant; les douleurs en urinant sont moins vives qu'avant la première injection. *Mêmes prescriptions.*

Pendant huit jours les symptômes vont s'apaisant : *même prescription à laquelle j'ajoute*, à partir du 5 juin, *des capsules de copahu et goudron n° 2, dont on prendra dix ou douze en commençant, dont on augmentera la dose de trois ou quatre par jour.*

Le 13 juin, tout écoulement a disparu ; j'engage M. L... continuer le traitement pendant huit jours encore, en diminuant graduellement la dose des capsules. Sur son observation qu'il éprouve pour ce médicament un dégoût insurmontable, je lui conseille de le remplacer par *les capsules de copahu et cubèbe composées* (p. 85) aux mêmes doses décroissantes, ce qu'il me promet de faire. — La guérison s'est maintenue.

SIXIÈME OBSERVATION.

Blennorrhagie granuleuse datant de seize années; recrudescences fréquentes, végétations; trois cautérisations; traitements divers; guérison en deux mois.

Jean Lefebvre, cartonnier, a contracté, étant au service militaire, en 1850, une chaudepisse qui s'est déclarée onze jours après le dernier coït.

Traitée à l'infirmerie pendant près de trois mois, la maladie, après s'être compliquée d'une orchite qui dura trente-cinq jours, finit par disparaître presque complétement : il ne restait plus qu'une goutte le matin, blanche, épaisse, purulente; pendant dix années, Lefebvre n'a pu avoir de rapports avec une femme, ni se livrer à aucun excès, sans voir la chaudepisse revenir à l'état aigu. Des végétations se sont montrées à diverses reprises sur le gland et surtout à la rainure balano-préputiale. Les traitements que l'on faisait suivre à L..., ramenaient bien l'écoulement à l'état de goutte du matin, faisaient disparaître momentanément les végétations, mais celles-ci ne tardaient pas à repulluler et l'écoulement revenait à la suite du moindre écart de régime.

En 1860, après une longue marche, nouvelle orchite qui est traitée à l'hôpital d'Angers et dure vingt-neuf jours.

Jusqu'en en 1863, L... suit encore divers traitements : pendant deux mois on passe des sondes, des bougies médicamenteuses ; on cautérise la région prostatique avec le porte-caustique de Lallemand ; rebuté par tous ces insuccès, L... se refuse à tenter de nouveaux moyens, jusqu'en 1865. — Au mois de septembre de cette année, les végétations ont acquis un tel volume, elles donnent lieu à un écoulement si fétide que L... vient me trouver.

Avec des ciseaux courbes, j'excise les végétations, je cautérise leur base avec le chlorure de zinc liquide et panse avec de la charpie cératée.

Huit jours après les escarres étaient détachées et je pus constater que la cautérisation avait été assez profonde pour amener la guérison définitive des végétations. Je proposai alors à Lefebvre de le débarrasser de son écoulement ; ce ne fut pas sans peine que je parvins à le décider à se soumettre à un nouveau traitement : il avait été déjà cautérisé par le nitrate d'argent en injection à la dose de 0,30 centigr. pour 100 grammes d'eau...

Le 2 octobre je pratiquai une première injection avec la solution caustique n° 3, après avoir rempli la vessie d'eau tiède ; je maintins l'injection pendant environ deux minutes dans le canal, puis je fis uriner. *Tisane sédative* (p. 48), *bain, repos.*

Le 3, écoulement fort abondant, aqueux, roussâtre ; douleur peu vive en urinant. Les quatre jours suivants, même état ; l'écoulement devient tout à fait purulent : *mêmes prescriptions.*

Du 8 au 10, l'inflammation disparut un peu : je pratiquai une nouvelle cautérisation comme ci-dessus et pendant onze jours que dura la nouvelle inflammation déterminée par le caustique, je fis continuer la même médication.

Le 23, les symptômes étant apaisés, mais l'écoulement restant toujours purulent, je cautérisai pour la troisième fois.

Pendant les six premiers jours, *je ne prescrivis que la tisane sédative, des bains tièdes et un repos modéré.*

Le 29, j'ordonnai les capsules de copahu et goudron n° 2 (p. 76) à la dose de 12 par jour; le 31, le malade n'ayant pu supporter le copahu sous cette forme, je remplaçai ces capsules par celles au copahu et cubèbe composées (p. 85) qui furent parfaitement digérées.

Jusqu'au 5, continuation des mêmes moyens : suppression de la tisane.

Le 6, l'écoulement est aqueux, à peine laiteux ; plus de douleur en urinant ; je prescris les injections suivantes, concurremment avec les capsules de copahu et cubèbe composées :

Prendre le matin en s'éveillant une des injections suivantes :

Injection astringente.

2	Alcoolé de Guaco de M. Pascal,	1 partie
	Eau distillée	5 parties.

(J'aurais aussi bien pu formuler une des préparations de la page 96).

Une heure après, uriner autant que faire se pourra et prendre une injection isolante au carbonate de plomb (form. 1re, p. 97).

Dans la journée, et surtout après avoir uriné, prendre quatre ou cinq de ces injections isolantes.

Le soir avant de se mettre au lit, seconde injection astringente, suivie, au bout d'une heure, d'une nouvelle injection isolante.

A partir du 5 novembre, l'écoulement était à peu près tari ; à peine les lèvres du méat sont-elles collées le matin. Je fais supprimer le copahu et le cubèbe, pour lesquels le malade éprouve un dégoût invincible et prendre le sirop de citrate de fer et de tolu (p. 51) et les pilules de térébenthine et de goudron (p. 52).

Le 16, toute trace d'écoulement à disparu. Continuation du même traitement interne pendant une huitaine de jours; cessation des injections.

Le 28, l'écoulement n'a pas reparu ; les traces des végétations sont visibles, mais il n'en repousse pas de nouvelles.

Au mois de janvier suivant, je revois Lefebvre ; la guérison s'est maintenue.

SEPTIÈME OBSERVATION.

Blennorrhagie vulvo-vaginale et uréthrale datant de dix-sept jours ; abcès vulvo-vaginal ; cautérisation unique ; guérison en dix-huit jours.

Mme N..., lingère, a des relations avec son mari qui rentrait de voyage, le 15 janvier 1865. Les jours suivants elle n'observa rien d'insolite, jusqu'au 23 où elle remarqua que son linge offrait de petites taches jaunes...; en même temps elle commença à ressentir de légers picotements, des démangeaisons à l'orifice vulvo-vaginal. Du

26 au 28, Mme N... souffrait légèrement lorsqu'elle urinait ; l'urine, en se répandant sur les parties, déterminait une cuisson assez vive ; Mme N... ne se préoccupait pas de cet état lorsque, le 29, une douleur violente se fit ressentir dans la grande lèvre droite ; une tumeur s'y forma : Mme N... me fit appeler.

Le 1er février, je constate un abcès de la glande vulvo-vaginale (p. 240), et une blennorrhagie granuleuse des grandes et des petites lèvres. Il m'est, ce jour-là, impossible d'examiner le canal uréthral et le vagin. Prescription : *grand bain de son, à 28° ; cataplasmes de farine de lin arrosés de dix gouttes de laudanum ; diète et repos au lit.*

Le 2 février, j'incise l'abcès : il s'en écoule près de deux cuillerées de pus. *Continuation des mêmes moyens.*

Il en est de même jusqu'au 6, où je pratique avec le plus grand soin sur toute la surface du vagin, dans l'intérieur du col utérin, sur toutes les parties externes, dans le canal de l'urèthre, des badigeonnages avec la solution caustique n° 3. *Mêmes prescriptions.*

Le lendemain, l'épithélium se détache par lambeaux ; un écoulement roussâtre, séro-sanguinolent, très-abondant, existe ; les douleurs sont assez peu intenses, excepté au contact de l'urine. *Même prescription, ainsi que les huit jours suivants.*

Dès le 12, l'écoulement a presque complétement cessé ; l'état granuleux a disparu ; je prescris pour tout traitement l'emploi de la poudre d'amidon qu'on étend avec une houppe entre les replis des organes génitaux, et des injections astringentes selon la formule suivante :

Injection astringente.

2	Tannin.	40 grammes.
	Eau	1,000 —

Le 16, tout était terminé.

HUITIÈME OBSERVATION.

Blennorrhagie subaiguë, cautérisation unique, guérison en neuf jours.

M. X..., huissier, est marié depuis douze ans ; il n'avait jamais été atteint de maladies vénériennes, lorsque, à la suite d'un repas trop copieux, le 1er mars, il contracta une chaudepisse, dont il ne s'aperçut que 10 jours après le coït suspect ; pendant cet intervalle il avait eu à deux reprises des relations avec sa femme : on verra plus loin qu'il ne s'en était pas même tenu à celle-ci.

A peine effrayé de ce qu'il appelle un petit échauffement, M. X... vient me consulter le 12 mars avec un de ses amis, M. B... Il m'est adressé par un confrère, le docteur Godefroy.

Je constate un écoulement purulent très-considérable ; en pressant le canal depuis la racine des bourses, on amène près d'une demi-cuillerée d'un pus verdâtre très-épais ; l'intérieur du canal offre une coloration violacée et un aspect grenu très-marqué.

M. X... n'éprouve pas la moindre douleur au toucher ; le passage de l'urine lui fait à peine ressentir une légère cuisson. La rainure balano-préputiale est couverte d'un magma purulent et sa muqueuse offre une teinte d'un rouge-bleuâtre très-intense. M. X... ne présente pas de symptômes de scrofules, ni de dartres, ni d'aucune affection diathésique. — Je diagnostique : blennorrhagie spécifique subaigüe ; je badigeonne toutes les parties extérieures avec un pinceau de blaireau imbibé de la solution n° 4 et je pratique, après avoir rempli la vessie d'eau tiède, une injection caustique formule n° 3 ; je maintiens le liquide pendant deux minutes et demie dans le canal, en malaxant celui-ci dans toute son étendue avec les doigts, pour mettre bien le caustique en contact avec tous les points malades, puis je fais rendre l'eau de la vessie ; enfin j'isole le prépuce du gland avec un bourdonnet de charpie.

Prescription : *deux litres de tisane sédative dans la journée: grand bain à 28° de deux heures de durée.*

Je recommandai à M. X... de surveiller avec soin l'état de santé de sa femme, d'examiner son linge chaque jour, autant qu'il pourrait le faire, sans éveiller de soupçons, car je ne lui cachai pas les craintes que j'éprouvais pour elle ; on verra bientôt qu'elles n'étaient que trop fondées.

Le 13 mars, l'écoulement purulent est remplacé par une abondante sécrétion séro-sanguinolente ; douleurs assez vives en urinant ; je fais interposer de la charpie imbibée d'eau blanche légère entre le gland et le prépuce. *Même prescription générale.*

Le 14, même état ; *mêmes prescriptions.*

Le 15, l'écoulement est un peu plus laiteux ; douleurs peu vives en urinant ; *mêmes prescriptions.*

Le 16, l'écoulement a diminué d'abondance; il est toujours laiteux. *Mêmes prescriptions.*

M. X... craint que sa femme ne soit malade; elle se plaint d'éprouver une cuisson vive après avoir uriné, lorsque l'urine se répand sur les parties... M. X... n'a pu examiner le linge... Je lui conseille de m'amener au plus tôt sa femme.

Le 17, l'écoulement diminue de quantité; il est à peine coloré et légèrement filant. M. X... m'annonce qu'il m'amènera sa femme le lendemain.

Le 18, je ne vois ni M. X... ni sa femme; mais le lendemain on me prie de passer à leur domicile. — L'état de M. X... s'est encore amélioré; on ne trouve plus qu'un suintement muqueux, presque incolore et filant qui disparaît complétement à partir du 21 mars, sous l'influence d'un régime adoucissant seulement. — Madame X... fera l'objet de la neuvième observation.

Le 20, une personne se présente à ma consultation; elle me dit s'appeler mademoiselle Sophie L... et être la maîtresse de M. B... — celui-là précisément qui est venu chez moi avec M. X... Elle m'avoue avoir eu des relations avec ce dernier le 6 et le 8 mars, et comme elle a appris qu'il était malade, elle me prie de la visiter. —

La dixième observation aura trait à cette personne.

Le 23, M. B... vient à son tour me trouver; il est atteint d'une blennorrhagie suraiguë. Nous le retrouverons à la onzième observation.

NEUVIÈME OBSERVATION.

Blennorrhagie granuleuse suraiguë; bubon suppuré; cautérisation; guérison en vingt-cinq jours.

Mme X... avait eu avec son mari des relations le 3 et le 4 mars; dès le 7, elle avait ressenti quelques cuissons dans les parties extérieures et avait éprouvé des pertes jaunâtres assez abondantes qui l'avaient étonnée sans l'inquiéter. A partir du 10, les douleurs étaient devenues assez vives surtout au contact de l'urine; les règles étant survenues à cette époque, Mme X... attribua à leur influence ces symptômes inaccoutumés et espéra que tout se passerait avec elles.

Jusqu'au 17, l'écoulement sanguin continua; le 18, les douleurs étaient violentes, l'écoulement purulent très-abondant et très-fétide, les ganglions de l'aine droite s'étaient engorgés et étaient devenus douloureux. C'est ce dernier symptôme qui décida Mme X... à me faire appeler, la marche étant presque impossible.

A l'examen, je trouve les grandes lèvres fortement tuméfiées; la peau des cuisses est rouge, enflammée et excoriée en différents endroits; on ne peut découvrir l'ouverture du vagin qui baigne dans un flot de pus; un des ganglions de l'aine droite est dur, très-volumineux et très-sensible au toucher. — Je prescris : *grands bains réitérés matin et soir; bains de siége et lotions d'eau de guimauve répétés dans l'intervalle des grands bains; application de cataplasmes de fécule sur les parties, ainsi que sur les ganglions; changer les cataplasmes toutes les heures* ; *repos absolu au lit*, *les cuisses écartées et le siége relevé*, *tisane sédative*, *bouillons et potages*.

On continue ce traitement avec beaucoup d'exactitude jusqu'au 24 ; ce jour-là les parties extérieures sont moins enflammées; on parvient à introduire dans le vagin une canule à double courant ; je fais pratiquer des irrigations continues d'eau de guimauve et de pavots ; sous leur influence, l'inflammation s'apaise; dès le 26 , je puis faire pénétrer le spéculum dans le vagin et je pratique un tamponnement exact avec du linge imbibé d'alcoolé de guaco pur; ce tamponnement est répété trois fois dans la journée, ainsi que les trois jours suivants.

Le 30, j'introduis dans le canal de l'urèthre un pinceau imbibé de la solution n° 3 ; je pratique avec une seringue fine (fig. 63) des injections avec le même liquide dans les glandes sous-uréthrales (fig. 60, *e*) et je badigeonne toutes les parties extérieures avec le même mélange.

Le 31, l'écoulement a complétement changé de caractères; il est extrêmement abondant, mais il est aqueux, roussâtre et n'offre plus le moindre caractère de purulence. — *Tisane sédative* ; *bains de siége à l'eau de son*.

Le 1er avril, j'incise le bubon de l'aine ; il en sort plus de deux cuillerées de pus : — *Cataplasmes*, continuation des autres moyens.

Le 2, l'écoulement vaginal est fort peu abondant, légèrement blanchâtre ; je prescris des injections composées d'une cuillerée d'*alcoolé de guaco* dans trois cuillerées d'eau, que l'on pratiquera avec une seringue en verre.

Le 3, je constate que le canal de l'urèthre et les glandes sous-uréthrales donnent encore lieu à un écoulement purulent : je pratique une nouvelle injection caustique comme ci-dessus. — *Tisane sédative*; *un seul bain de siége par jour*; lotions fréquentes à l'alcoolé de guaco étendu d'eau.

Le 6, je prescris, — vu les prédispositions inflammatoires de Mme S.... — 12 capsules de copahu et goudron n° 1, en augmentant progressivement la dose.

Jusqu'au 11, le traitement est continué : — *Tisane sédative, un bain de siége par jour*, 15, 18, *puis* 20 *capsules par jour*; *injections et lotions fréquentes à l'acoolé de guaco au tiers.*

Le 12, on cesse la tisane sédative et les bains ; l'écoulement est insignifiant; *on continuera les capsules, les injections et les lotions.*

Le 15, tout était terminé, on continue le traitement jusqu'au 25, en diminuant chaque jour le nombre des capsules de copahu.

DIXIÈME OBSERVATION.

Blennorrhagie granuleuse indolore, cautérisation unique, guérison en huit jours.

Mlle Sophie L... avait eu avec M. X..., ami de son amant, des relations le 6 et le 8 mars; jusqu'au 15, elle n'avait constaté aucun symptôme de maladie; mais ce jour-là, en apprenant que M. X.. était atteint d'une chaudepisse, elle s'examina avec soin et s'aperçut que son linge présentait des taches jaunes insolites.....

Le 20, elle vint me consulter, je constatai que la muqueuse des grandes et des petites lèvres, que l'ouverture du vagin, que le canal de l'urèthre, présentaient une coloration d'un rouge plus foncé que la couleur normale de ces parties; en outre, ces dernières présentaient un état granuleux très-marqué. Mlle Sophie n'accuse aucune douleur, lors de l'examen au spéculum ; la cavité vaginale est remplie d'un pus épais, jaunâtre, semblable à celui qui baigne les parties extérieures; pas de douleur en urinant.

Je pratique un badigeonnage avec la solution n° 3 sur les parties extérieures et sur toutes les parois du vagin; le même liquide me sert à cautériser, à l'aide d'un pinceau, le canal de l'urèthre dans toute son étendue. — Je prends les précautions les plus minutieuses pour qu'aucun point des organes malades n'échappe à l'action du caustique. — Prescription : *tisane sédative*; *bains de siége d'eau de guimauve*; *lotions réitérées avec la même décoction*. Le lendemain, l'écoulement purulent est remplacé par un écoulement séro-sanguinolent très-abondant : *continuation de la même médication.*

Pendant huit jours ce traitement fut continué avec soin, et le 28 la guérison était complète.

ONZIÈME OBSERVATION.

Blennorrhagie granuleuse suraigüe; cautérisation unique, guérison en quatorze jours.

M. B... a eu avec Sophie L..., sa maîtresse, des rapports presque quotidiens jusqu'au 18 mars ; — Ce jour-là il a constaté un léger écoulement auquel il n'a pas fait grande attention, car il a eu autrefois des *échauffements* nombreux, nous dit-il, et dont il n'est guéri que depuis deux ans.... Jusqu'au 23 la blennorrhagie a continué ses progrès; les douleurs sont très-vives, les érections cordées, l'écoulement purulent considérable. — M. B... est un homme taillé en Hercule, très-sanguin, et menant une vie fort agitée. Prescription : *quinze sangsues à l'anus; grand bain, repos au lit; quatre litres de tisane sédative dans la journée et la nuit; solution anaphrodisiaque* (p. 66).

Le lendemain on continue les mêmes moyens : M. B... redemande une nouvelle application de sangsues, la première l'ayant fort soulagé.

Le 25, M. B... m'a dit qu'il s'est fait appliquer quarante sangsues au lieu de quinze et s'applaudit beaucoup de cette idée, car les douleurs sont bien moins vives et l'érection moins cordée.

Le 26 et le 27 les symptômes se sont encore améliorés : *mêmes prescriptions, excepté les sangsues.*

Le 28, j'introduis dans la vessie plus de deux litres d'eau et je pratique une injection caustique formule n° 3; je la laisse pendant trois minutes en contact avec les parois du canal, M. B... m'assurant, par forfanterie sans doute, qu'il ne la sent pas. *Même prescription que dessus.*

Le 29 et le 30 avril, un écoulement séro-sanguinolent a remplacé la sécrétion purulente. *Même prescription, en outre M. B... prendra dans les vingt-quatre heures, dix-huit capsules de copahu et de goudron n° 2.*

Le 1er mai et les deux jours suivants, M. B... suit exactement le traitement ; l'écoulement reste séreux.

Le 4, tout est presque terminé, mais M. B... ne peut plus tolérer les capsules de copahu et de goudron ; *je les remplace par les capsules de copahu et de cubèbe composées* (p. 85).

Le 7, toute trace d'écoulement a disparu. — On continue, par mesure de prudence, les capsules jusqu'au 15 mai : rien ne reparaît.

Ces quatre observations sont intéressantes à divers points de vue ; on y trouve la filiation de la maladie, son apparition à des époques diverses, des symptômes fort différents chez les quatre malades, lorsque pourtant la matière contagieuse était bien la même, puisqu'elle provenait toute de la source impure à laquelle M. X... était allé la puiser !!!

OPHTHALMIE GRANULEUSE OU BLENNORRHAGIQUE

L'ophthalmie blennorrhagique est une inflammation spécifique de l'œil, déterminée par le transport de la matière blennorrhagique granuleuse sur la muqueuse de cet organe : la con tagion est indispensable pour la produire; toutes les inflammations oculaires qui ne reconnaissent pas cette cause sont tout simplement irritatives ou catarrhales, mais ne revêtent jamais les caractères propres à notre maladie et que nous énumérerons bientôt.

L'ophthalmie granuleuse peut attaquer tous les âges : on la rencontre chez le nouveau-né qui l'a gagnée *au passage*, lorsque la mère était atteinte de vaginite granuleuse; chez le vieillard, après des attouchements impurs; mais c'est surtout chez l'adulte qu'on l'observe habituellement.

« Les phénomènes matériels qu'offre l'ophthalmie blennorrhagique sont bien tranchés : tantôt ils ont lieu dans un seul œil, tantôt dans les deux à la fois, ou successivement.

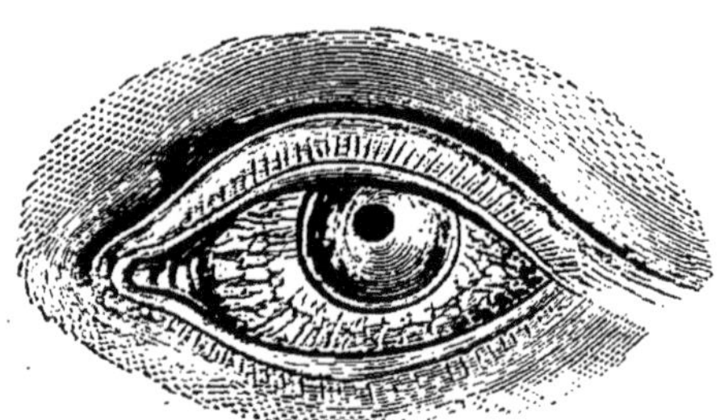

Figure 107.
Ophthalmie simple au début.

« La conjonctive oculaire, d'abord, rougit;

mais cela d'une manière uniforme, c'est-à-dire sans présenter de vaisseaux bien distincts, de vascularisation bien nette. Ses différents éléments paraissent confondus ; en même temps elle s'épaissit. Dans cet état, Rust la compare à une tranche de saumon fumé. Sa surface perd son poli et se couvre de granulations, dont la

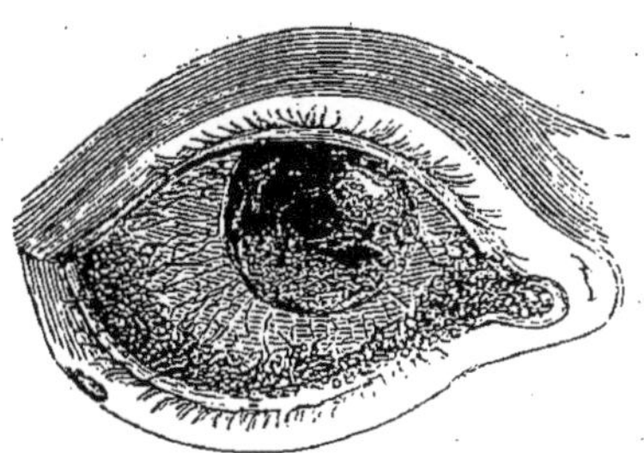

Figure 108.
Ophthalmie granuleuse au début.

couleur varie du pâle au pourpre foncé ; la grosseur, du sable très-fin au grain de millet et même plus, — confluentes ou très-discrètes.

« La conjonctive s'épaissit de plus en plus, se boursoufle, forme un bourrelet autour de la cornée, qui alors paraît plus ou moins enfoncée, et donne lieu ainsi à un chémosis de nature inflammatoire ou phlegmoneuse, lequel peut même complétement cacher la cornée.

« De la conjonctive oculaire, l'inflammation se propage très-vite à la conjonctive palpébrale,

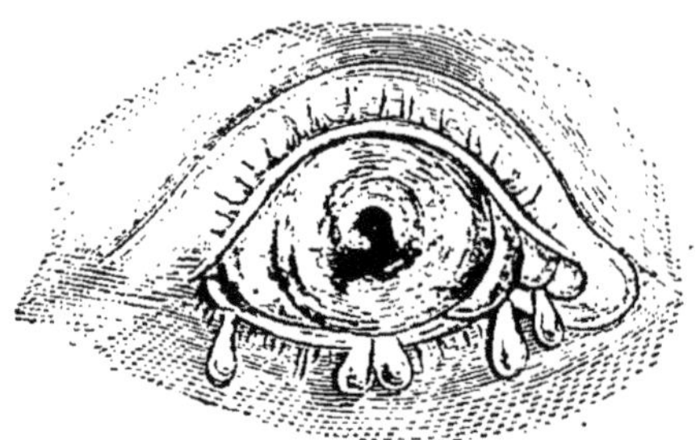

Figure 109.
Représentant un chémosis assez considérable.

qui présente alors toutes les altérations maté-

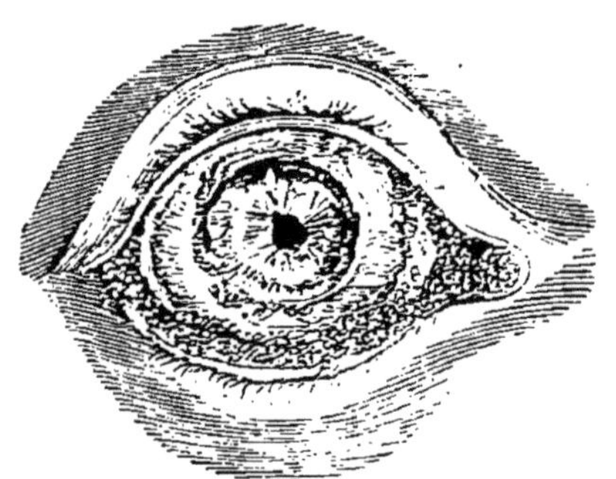

Figure 110.
Chémosis et granulations.

rielles dont je viens de parler; seulement les granulations sont beaucoup plus grosses.

« Les paupières se prennent en même temps que la conjonctive qui les revêt en arrière ; leur face interne devient rouge, chaude, très-douloureuse ; elles se gonflent, surtout la supérieure, qui peut venir recouvrir l'inférieure. Il

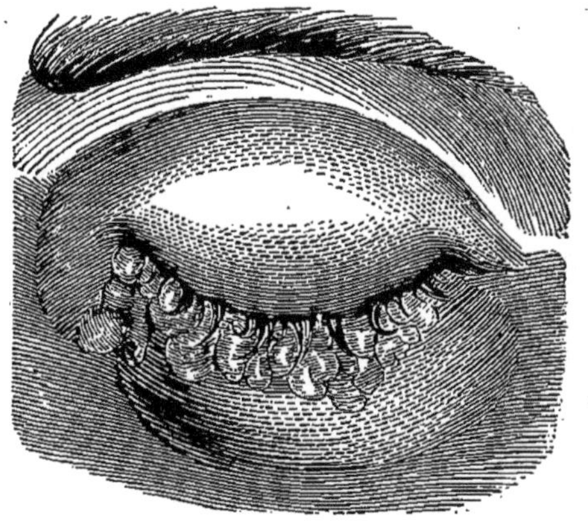

Figure 111.
Aspect des paupières dans l'ophthalmie granuleuse.

se peut que, par suite du gonflement des parties, la paupière soit renversée en dehors, qu'il y ait ectropion. C'est alors que l'on peut bien voir l'état fongueux et granuleux de la conjonctive.

« Pendant le développement de cette rougeur, de ce gonflement, de ces granulations, il s'est fait dans les sécrétions des changements très-importants à bien constater, car ils sont caractéristiques de la maladie. D'abord la sécrétion n'est altérée que sous le rapport de la quantité : écoulement d'un mucus liquide, transparent, abondant. Bientôt elle s'altère aussi dans ses qualités : l'écoulement devient de plus en plus épais; il perd sa transparence, prend une couleur jaune, verdâtre, finit par être tout à fait purulent et en tout semblable à celui qui provient de l'urèthre, du vagin, dans les cas de blennorrhagie des parties génitales. Ce pus, ordinairement inodore, quelquefois fétide, est souvent d'une abondance extraordinaire. Quand les paupières sont closes au point de mettre obstacle à sa sortie, il s'accumule, surtout dans la rainure oculo-palpébrale, et si on vient à les écarter, il s'échappe en large nappe et même en jet. Cette matière est souvent très-âcre et détermine sur la peau des joues, avec laquelle elle est en contact, de longues traînées inflammatoires (1). »

Pendant ce temps, le malade éprouve les ymptômes fonctionnels suivants :

(1) Guilbert, Thèse de Paris, 1845.

« Du côté de l'œil, nous avons des troubles dans la sensibilité : cuisson vive, démangeaison impérieuse, bientôt douleur réelle qui tend à se propager dans tout l'orbite, dans la tête et dans les tempes. Les phénomènes généraux sont peu importants, le plus souvent ils manquent, tant que les phénomènes matériels restent tels que nous les avons décrits : ainsi peu ou pas de fièvre ; rien du côté des organes digestifs, circulatoires, respiratoires, etc. La douleur de l'œil peut occasionner de l'insomnie. Cette absence presque complète de symptômes généraux est même très-remarquable ; nous la retrouvons aussi dans la plupart des cas de blennorrhagie des parties génitales ; mais il n'en est plus ainsi dans l'ophthalmie purulente des nouveau-nés : ici, en effet, il y a fièvre, différents troubles du côté du canal alimentaire, lesquels, surtout dans les hôpitaux, peuvent aller en s'aggravant et amener le marasme et même la mort.

« Le larmoiement peut être accru en raison de l'irritation et de la douleur, parce qu'aussi l'inflammation peut envahir les points et conduits lacrymaux, et les oblitérer. La photophobie est nulle ; mais elle pourra survenir : c'est suivant les parties de l'œil qui seront envahies par la maladie ; car la photophobie n'est pas un phénomène de conjonctivite (1). »

Voyons maintenant quelles altérations peut subir la cornée :

« La règle est que la cornée soit altérée d'une façon fort grave de différentes manières. Tantôt elle s'infiltre de lymphe plastique en très-peu de temps, vingt-quatre heures par exemple, de manière à simuler une plaque de lard ; dans d'autres circonstances, elle se vascularise très-promptement : on l'aperçoit alors rouge, fongueuse, comme un mamelon mollasse imbibé de pus, une sorte de cerise livide mêlée de points jaunes ou blanchâtres. L'épanchement de matière plastique peut se faire en zone, et en même temps en petites plaques, en macules, sur d'autres points. Dans deux cas, observés à la Maternité, la cornée, très-raréfiée, simulait une petite poire noire, brune, roussâtre, qui soulevait les paupières et proéminait entre elles, comme un gros staphylôme de l'iris, mollasse, insensible, comme striée ou semblable à une masse de mélanose, et il a paru que cet état était

(1) Guilbert, *loc. cit.*

venu très-promptement. Il peut se faire des abcès dans l'épaisseur de la membrane : ainsi, on a vu l'onyx ou suppuration en forme de plaque blanchâtre assez ordinairement rapprochée de la sclérotique : cet onyx peut devenir *exsiccatus*. On a constaté des ulcérations de toutes sortes, notamment l'ulcération en coup d'ongle :

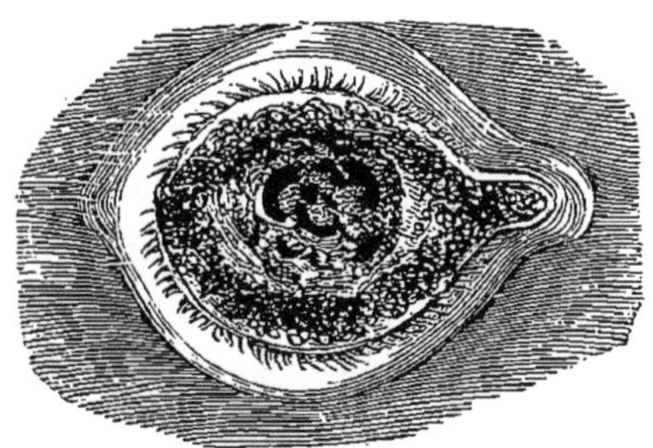

Figure 112.
Granulations, perforation de la cornée.

assez ordinairement ces ulcérations sont taillées à pic, et gagnent en profondeur jusqu'à perforation de la membrane. On a vu la perforation se faire par ce mécanisme : au centre de la cornée un point se ramollit, et passe à l'état de fonte purulente ; il se ternit, semble s'épaissir, proémine plus ou moins, et ne tarde pas à se rompre. La perforation peut être assez large pour livrer passage au cristallin. La cornée, dans d'autres circonstances, s'est gangrenée; car des trois causes de la gangrène, excès d'inflammation, arrêt de circulation, dissolution organique, les deux premières sont applicables, peut-être même la troisième. On a noté deux cas de fistules de la cornée, à la suite d'ophthalmie purulente : ce fut sur deux enfants chez lesquels il s'était fait une fonte purulente. Dans d'autres cas, la cornée s'est rompue, cédant alors à la distension du globe oculaire, etc.

« L'ophthalmie blennorrhagique débute brusquement et suit une marche très-rapide, très-aiguë; en vingt-quatre heures, l'œil peut être perforé; on cite même des cas où, en douze heures, cette terminaison fatale a eu lieu. Toutefois ce sont là des cas exceptionnels. Ordinairement la cornée reste quelques jours avant de s'altérer, et les lésions des parties plus profondes n'ont lieu qu'ensuite. Mais si l'on est appelé au début de la maladie, il ne faut pas se bercer de l'espoir que l'on peut rester quelques jours à temporiser; même alors on peut être impuissant à enrayer la marche de la maladie; il faut agir vite, très-vite, et songer que l'on a affaire à une maladie qui détruit la moitié des yeux qu'elle affecte. Chaque instant de perdu ôte une chance à la guérison.

« Cette maladie est susceptible de diverses sortes de terminaisons. La suppuration est fréquente; l'œil tombe alors en pleine fonte purulente, et bientôt il ne reste plus à sa place qu'un moignon, un noyau informe, où tout ce qui constituait auparavant l'organe est confondu ou détruit. Tantôt la terminaison se fait par résolution : alors tous les phénomènes, tant matériels que dynamiques, diminuent d'intensité; la sécrétion purulente fait place peu à peu à une sécrétion plus liquide, muqueuse, laquelle finit par disparaître tout à fait au bout d'un temps plus ou moins long; en même temps la conjonctive se dégorge, le chémosis diminue et disparaît; la rougeur persiste encore, c'est le phénomène le plus tenace; mais enfin, à la longue, elle peut complétement se dissiper. Tantôt la terminaison se fait par le passage à l'état chronique; c'est comme la blennorrhagie qui passe à l'état de blennorrhée; tous les symptômes si violents dont j'ai parlé plus haut se taisent; mais la conjonctive conserve de l'engorgement, de la rougeur, et les granulations persistent (1). »

(1) Guilbert, *loc. cit.*

Traitement.

Si le lecteur a bien compris ce que nous avons exposé en parlant du traitement de la blennorrhagie, il se rendra facilement compte des indications que présente l'ophthalmie granuleuse : détruire le principe spécifique, combattre l'inflammation, et il sait déjà par quels moyens on arrive à ce double résultat.

Le caustique dont nous nous servons dans l'ophthalmie purulente est toujours celui dont nous avons donné la formule sous le n° 3 ; nous l'appliquons à toutes les périodes de la maladie, pourvu qu'il n'y ait pas encore de commencement de perforation ; dans ce dernier cas, nous le remplaçons par l'alcoolé de guaco pur.

Il ne faut pas oublier que la cautérisation doit être parfaitement exacte, sous peine d'insuccès : on sera souvent forcé de la répéter à diverses reprises, car il est très-difficile de pénétrer dans tous les recoins lorsque les paupières sont gonflées et collées, et, en outre, les granulations sont quelquefois si volumineuses, qu'on est obligé de s'y reprendre à plusieurs fois pour les détruire.

Les accidents inflammatoires doivent être combattus par les saignées, les sangsues, les mouchetures de la conjonctive, l'excision partielle ou complète du chémosis, les bains de pieds, les purgatifs, les collyres à l'atropine et une foule d'autres moyens que nous ne pouvons signaler ici. Notre but, en écrivant ce chapitre, n'a pas été de donner au malade les moyens de se soigner lui-même; nous avons voulu montrer seulement les immenses dangers que présente cette ophthalmie, afin que, sans perdre de temps, on s'adresse au médecin habitué à soigner ces sortes de maladies.

L'homme du monde nous pardonnera de n'être pas plus explicite sur ce sujet, en nous tenant compte des efforts que nous avons faits pour le mettre, — sur tous les autres points de la pathologie blennorrhagique, — en état de se donner à lui-même, en l'absence de médecins spéciaux, les soins que peut réclamer sa position, quelle qu'elle soit, et la maladie dont il souffre, quelle qu'en soit la nature.

PRÉSERVATION.

Nous ne croirions pas avoir fait un travail complet, si, après avoir donné les moyens de guérir, nous n'indiquions succinctement les signes auxquels on peut reconnaître qu'une personne n'offre pas toutes les garanties désirables de sécurité.... Le terrain est brûlant : le lecteur nous pardonnera de ne pas nous appesantir sur les détails, et de présenter nos conseils sous la forme d'aphorismes :

1° Qu'il s'agisse d'un homme ou d'une femme, les relations sexuelles devront être évitées toutes les fois que l'on pourra constater, dans les aines, la présence de glandes ou de petites tumeurs plus grosses que des noyaux de cerises.

2° Tout écoulement blanchâtre, chez l'homme, blanc ou jaunâtre, chez la femme, en un mot, tout écoulement purulent ou même d'une nature indécise doit faire redouter des chances de contagion....

3° A la suite de lotions ou de soins de toilette récents, l'écoulement peut n'être pas perçu : la rougeur du méat, du gland, du prépuce, des grandes lèvres, du vestibule, etc., viendront, à défaut de l'écoulement, témoigner du danger des relations....

4° Une sensibilité anormale, se manifestant lors d'un contact peu ménagé, est toujours un indice d'un état maladif des parties.

5° Une odeur fétide, nauséabonde, *anormale*, est au moins la preuve d'habitudes de malpropreté..... et la malpropreté même seule est dangereuse.

6° Les condoms, ou capotes anglaises, ne sont préservatifs qu'à la condition de ne pas se trouer ni se déchirer; chez les filles soumises, ceux qu'on offre ont souvent déjà servi...

Si l'on n'avait tenu aucun compte des observations qui précèdent, et si l'on se croyait fondé à avoir des craintes sérieuses, on devrait immédiatement laver avec soin les parties; des ablutions avec de l'eau savonneuse suivies de lotions et d'injections avec un liquide assez fortement alcoolisé (Eau de Cologne, vinaigres de toilette, eau-de-vie, rhum, etc.). Tels sont les moyens qui nous paraissent mériter le plus de confiance, de ceux qu'on a habituellement sous la main...

Lorsqu'on le pourra... on emploiera avec plus de chances de sécurité *la lotion de Gowland*, modifiée d'après notre formule (1); cette préparation dispense du lavage à l'eau savonneuse; elle jouit d'une action toute spéciale et modificatrice sur les produits contagieux.... Son emploi n'offre rien de rebutant, et elle est assez inoffensive pour pouvoir être introduite impunément dans le canal de l'urèthre lui-même... ce qu'il faut toujours faire après un coït suspect.... Il n'est pas nécessaire d'injecter une grande quantité de liquide dans le canal, ni de le faire pénétrer profondément pour atteindre le but cherché; chez la femme les injections doivent être pratiquées à grande eau et à diverses reprises : une cuillerée d'alun dans une seringuée d'eau suffit.

Mais en dépit même des mesures de précaution ou de préservation que nous venons d'énumérer, il pourra se faire que la contagion ait lieu. C'est surtout chez les personnes atteintes de phimosis ou qui ne découvrent pas facilement le gland qu'on devra le plus craindre ce fâcheux résultat...

C'est pourquoi on devra examiner avec le plus grand soin les organes génitaux pendant une huitaine de jours et à diverses reprises chaque jour, pour s'assurer qu'il ne se présente aucun

(1) *La lotion de Gowland modifiée* se trouve chez M. Challonneau, pharmacien, 229, rue Saint-Denis.

phénomène insolite, afin de pouvoir apporter immédiatement remède au mal et l'arrêter à son début, par les moyens que nous avons fait connaître, — ce qui est toujours facile à cette période de la maladie.

Si nous avons été minutieux dans les détails, si l'on trouve des redites dans ces pages, c'est notre ambition d'être compris de tous qu'il faut accuser, c'est à notre vif désir d'être utile à tous qu'il faut s'en prendre.

C'est dans cette conscience du bien accompli que nous puiserons la sérénité nécessaire pour résister aux clabauderies, dont ne manqueront pas de nous accabler ceux qui croient que toute popularisation des idées médicales est mauvaise; au haro qui s'élèvera de la bouche de ceux qui, résistant aux entraînements du progrès, redoutent toute divulgation de leurs arcanes et qui craignent de perdre toute puissance et tout prestige, le jour où ils se trouveront en face de gens capables de les comprendre — ou plutôt de les discuter !...

Que le public juge entre eux et nous!

TABLE DES MATIÈRES

PARIS. — IMP. V. GOUPY, RUE GARANCIÈRE, 5.

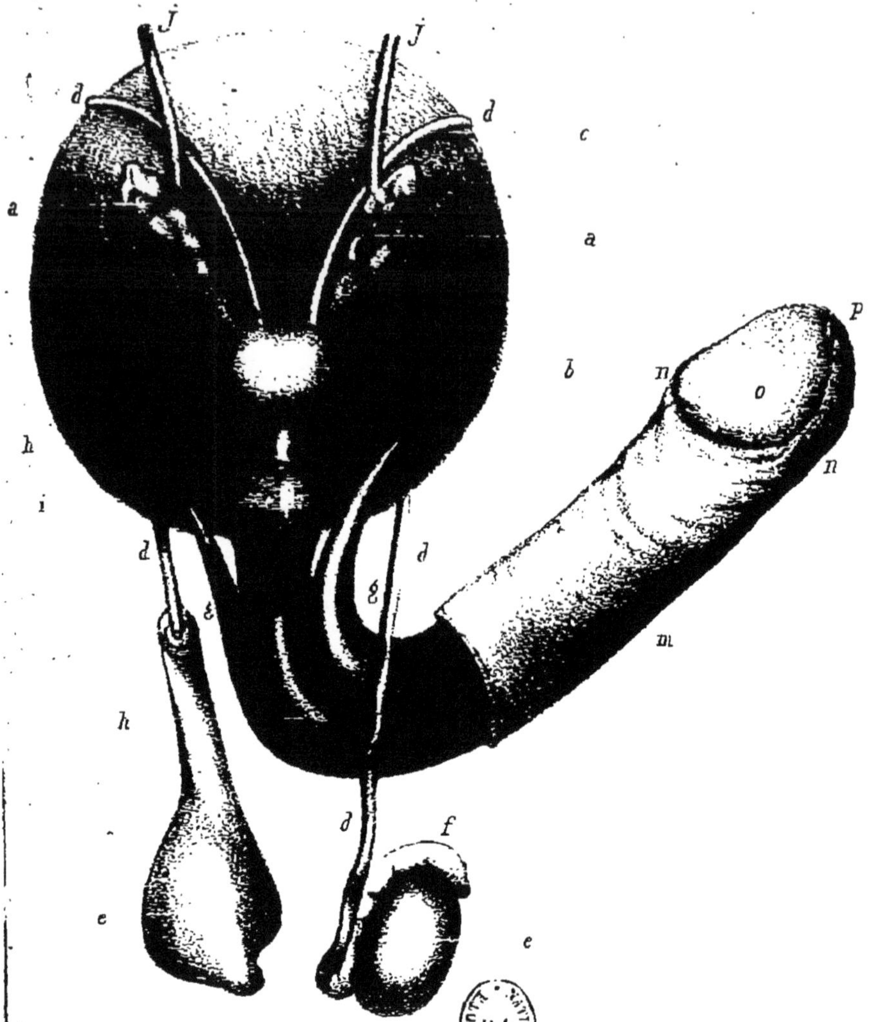

Vue d'ensemble (Idéale)

des organes génitaux de l'homme

a.	Vésicules séminales	hh.	Canal de l'Urèthre
b.	Prostate	i	Bulbe de l'Urèthre
c.	Vessie	J.J.	Uretères
dddd.	Cordon spermatique	m.	Corps de la verge
e.	Testicule dans ses enveloppes	nn	Rainure balano préputiale
e.	Testicule dénudé	o	Gland
f	Epididyme	p	Meat urinaire
gg	Corps caverneux		

Imp. Lanote r. des Boulangers, 13. Paris

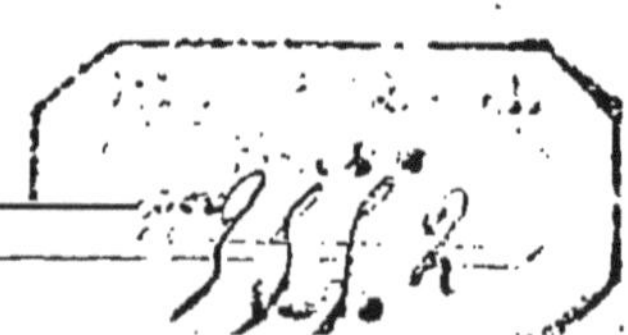

Pl. II

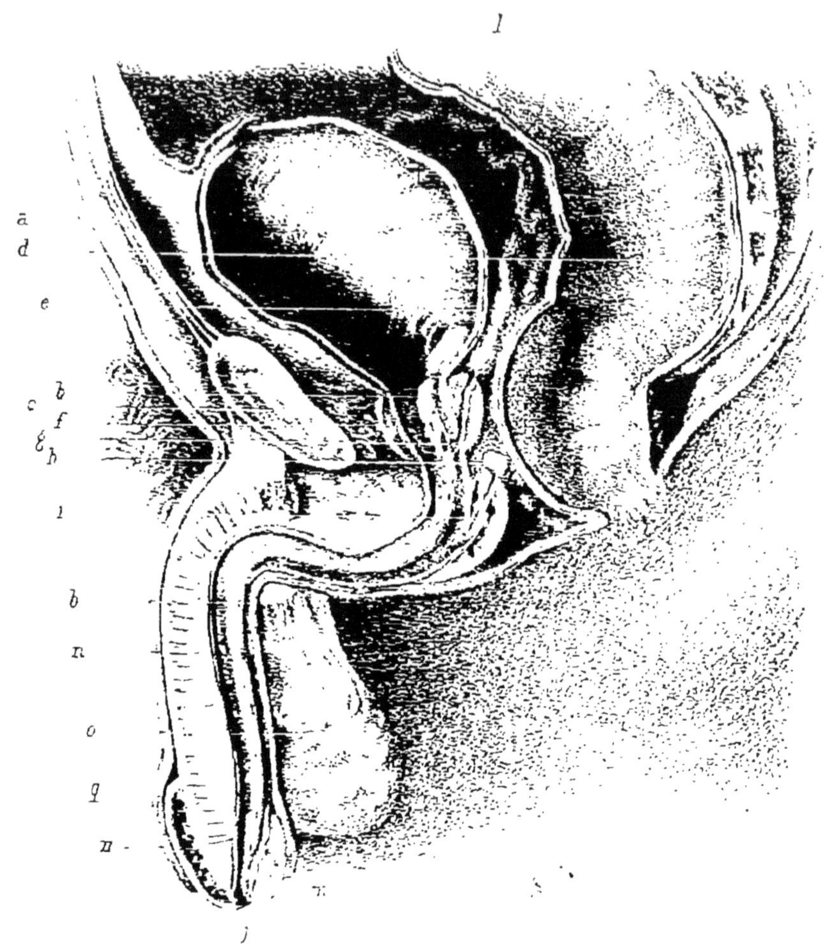

[illegible] des organes génito-urinaires de l'Homme

a	Cavité de la vessie	e	[illegible]
a b	Canal de l'urètre	f	[illegible]
c	[illegible]	g	Conduit éjaculateur
c	Méat urinaire	h	Glande de Cowper
d	Rectum [illegible]	i	Bulbe de l'urètre
e	Corps spongieux	n	Corps caverneux
o	Bourses ou scrotum	p	[illegible]

q Prépuce recouvrant le [illegible]

l Conduit déférent

Imp. Zanote Paris

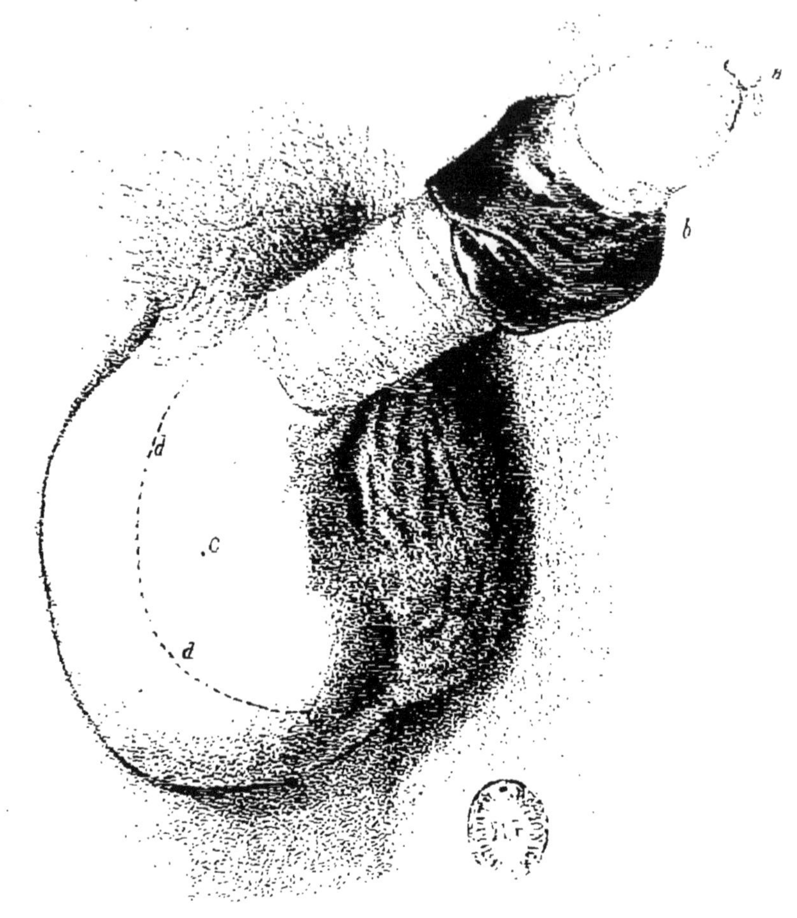

Chaudepisse Posthite Orchite

a Goutte de pus sortant du méat urinaire
b Prépuce violemment enflammé
c. Orchite à droite
d Ligne fictive montrant les dimensions normales des bourses

Imp. Zanote r. des Boulangers, 13 Paris

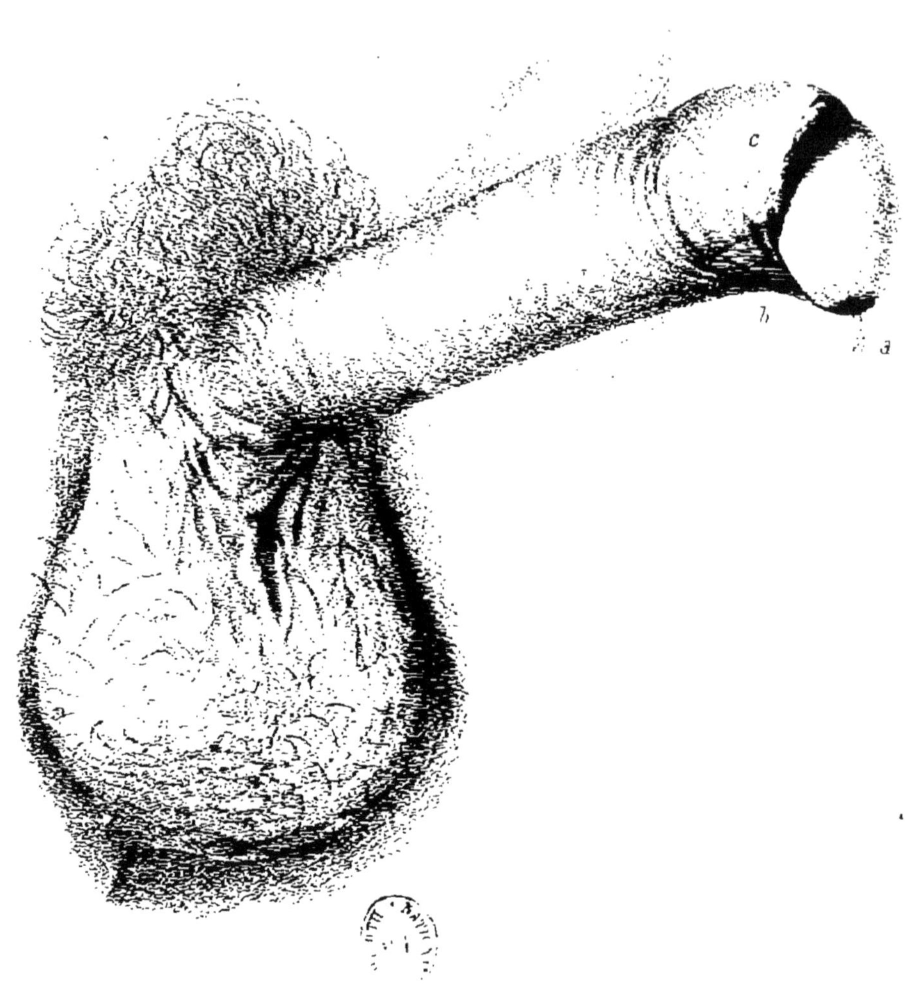

Chaudepisse cordée

a Goutte de pus s'échappant du méat urinaire

b Courbure de la verge au point enflammé

c Légère inflammation du prépuce

Imp. Zanote r. des Boulangers, 13. Paris

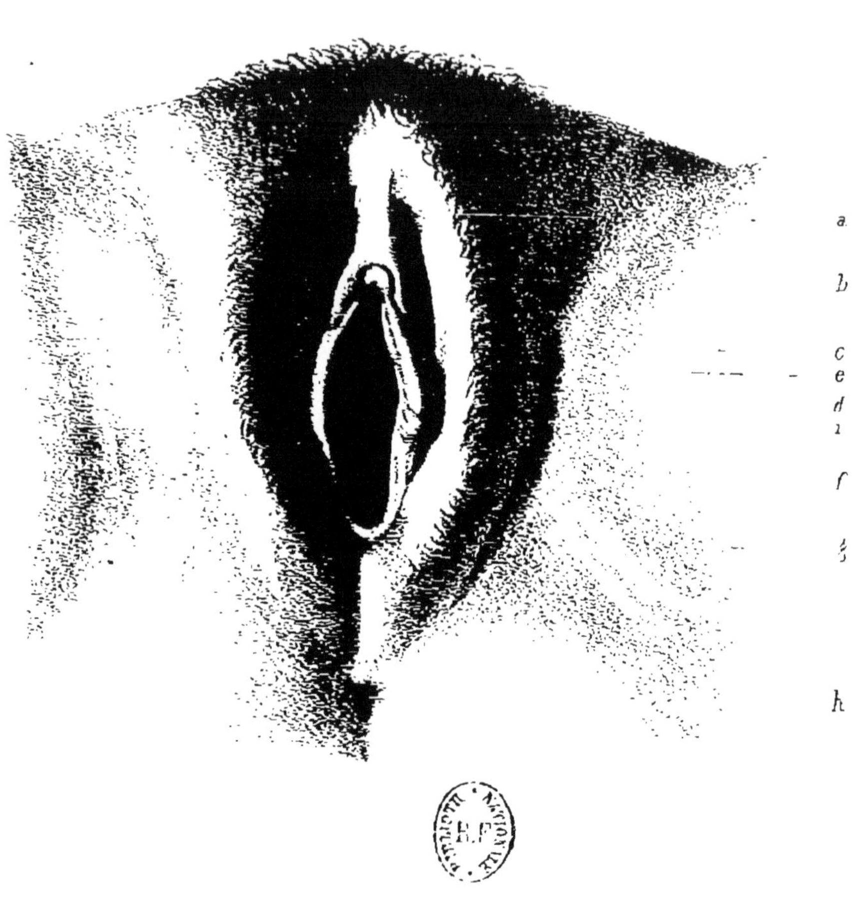

Organes génitaux de la fille adulte vierge

a	Grande lèvre gauche	*f*	Ouverture du vagin chez une fille vierge
b	Clitoris		
c	Vestibule	*g*	Fourchette de la vulve
d	Méat urinaire	*h*	Anus
e	Petite lèvre gauche	*i*	Glande sous-uréthrale

Imp. Zanote r. des Boulangers, 13, Paris

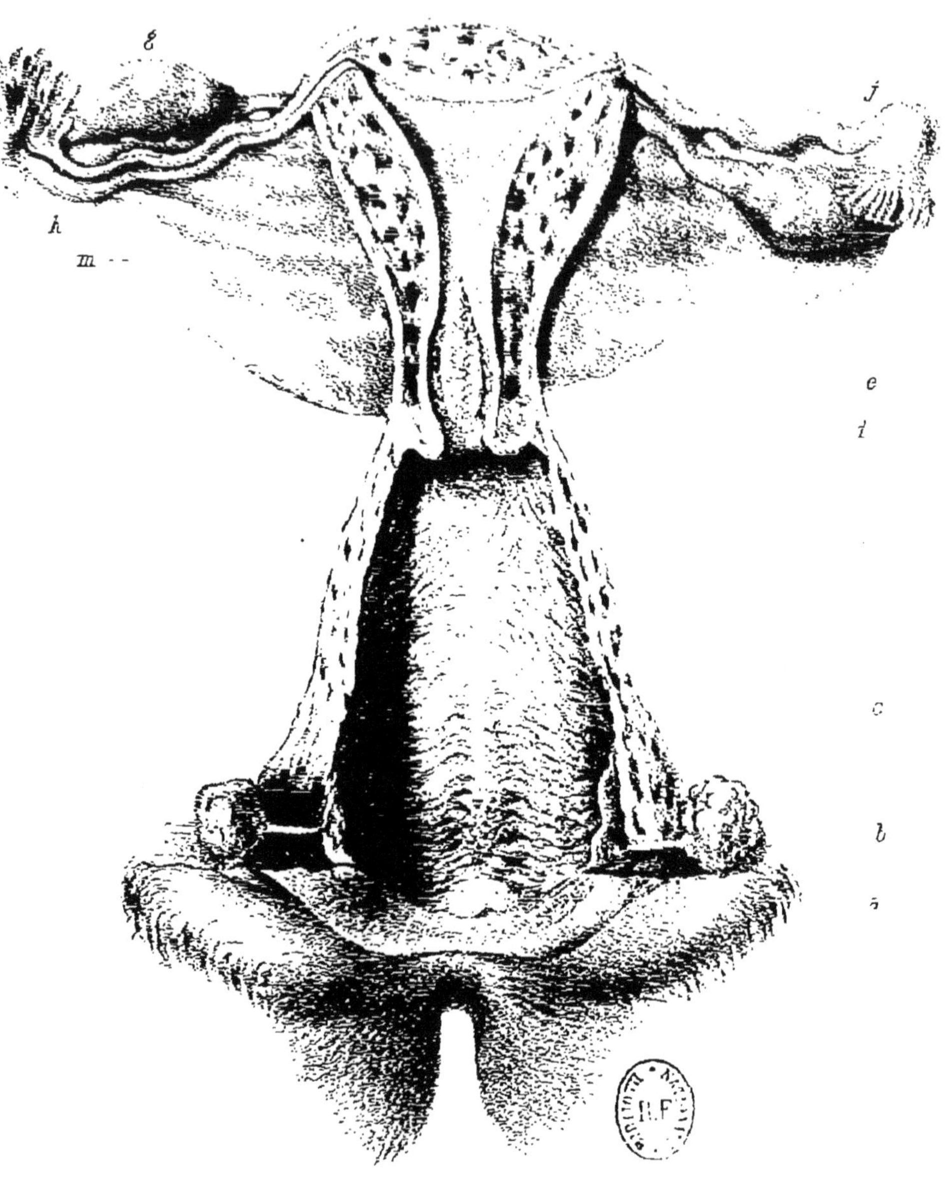

Vue des organes génitaux de la femme

Coupés transversalement

- a. Ouverture du vagin
- b Glande vulvo-vaginale
- c Vagin
- d Col de la matrice
- e Cavité du Col
- m, m, m Parois de la matrice
- f Cavité de la matrice
- g Ovaires
- h. Trompe droite ouverte dont le conduit débouche en dedans la matrice
- j Trompe gauche embrassant l'ovaire

[illegible] r. des Boulangers, 13, Paris

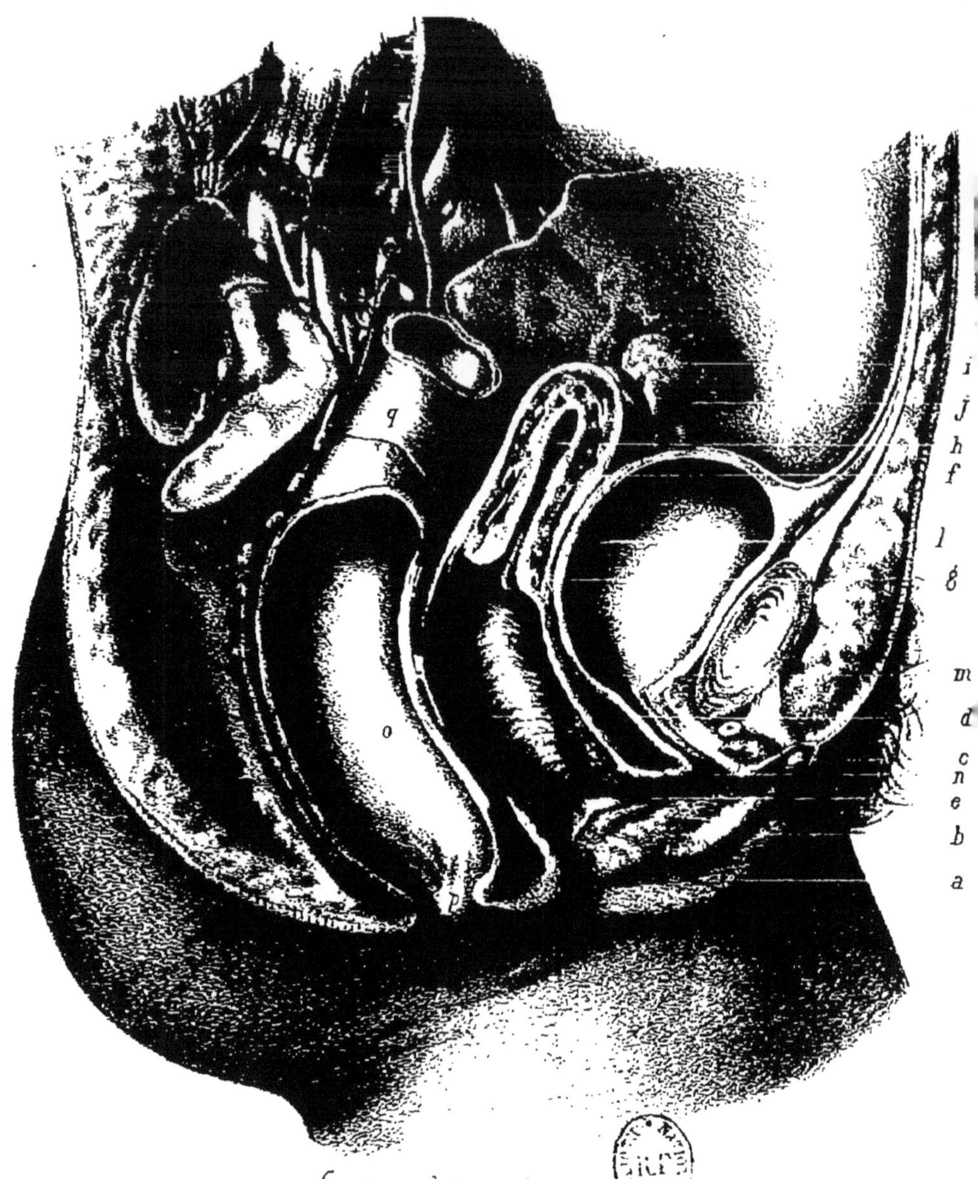

Coupe d'avant en arrière

des organes génito urinaires de la femme

a	Grande lèvre		h	Cavité de la matrice
b	Petite lèvre		i	Ovaire
c	Clitoris		j	Trompe de la matrice
d	Vagin		l	Vessie
e	Ouverture du Vagin et caroncules myrtiformes		m	Col de la vessie
			n	Méat urinaire
f	Corps de la matrice		o	Rectum ouvert
g	Col de la matrice		p	Anus

q Rectum recouvert de son péritoine

Imp Zanote F

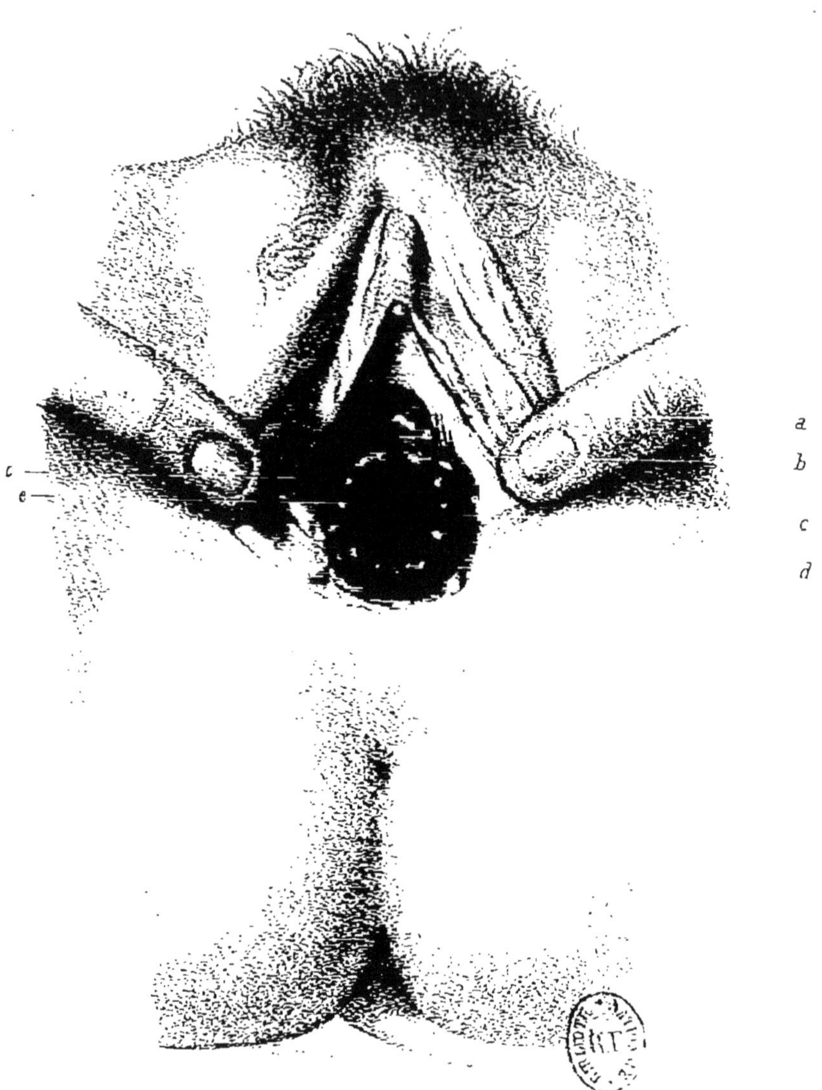

Chaudepisse violente chez la femme

a Pus sortant de l'Uréthre
b Pus sortant des glandes sous-Urethrales
c Caroncules enflammées
d Pus sortant des glandes vulvo-vaginales
e Ouverture du vagin

Imp. Zanote r des Boulangers, 13. Paris

www.ingramcontent.com/pod-product-compliance
Ingram Content Group UK Ltd.
Pitfield, Milton Keynes, MK11 3LW, UK
UKHW021841190726
13855UKWH00001B/89